全国中医药行业中等职业教育"十二五"规划教材

药物应用护理

（供中医护理、护理、助产专业用）

主　编　牛彦辉（甘肃省中医学校）

副主编　严秀芹（曲阜中医药学校）

　　　　袁海玲（兰州军区总医院安宁分院）

　　　　张晓红（云南省大理卫生学校）

编　委　（以姓氏笔画为序）

　　　　王祖华（甘肃省中医学校）

　　　　艾福花（山东省青岛卫生学校）

　　　　龙　怡（成都中医药大学附属医院针灸学校）

　　　　郭　允（郑州市卫生学校）

中国中医药出版社

·北　京·

图书在版编目（CIP）数据

药物应用护理 / 牛彦辉主编 .—北京：中国中医药出版社，2015.8 (2018.1重印)

全国中医药行业中等职业教育"十二五"规划教材

ISBN 978 - 7 - 5132 - 2564 - 9

Ⅰ . ①药… Ⅱ . ①牛… Ⅲ . ①药物—应用—中等专业学校—教材 Ⅳ . ① R97

中国版本图书馆 CIP 数据核字（2015）第 118703 号

中国中医药出版社出版

北京市朝阳区北三环东路 28 号易亨大厦 16 层

邮政编码　100013

传真　010 64405750

保定市西城胶印有限公司印刷

各地新华书店经销

＊

开本 787×1092 ˙1/16　印张 22　字数 494 千字

2015 年 8 月第 1 版　2018 年 1 月第 3 次印刷

书号　ISBN 978 - 7 - 5132 - 2564 - 9

＊

定价　45.00 元

网址　www.cptcm.com

全国中医药职业教育教学指导委员会

张美林（成都中医药大学附属医院针灸学校党委书记、副校长）

张登山（邢台医学高等专科学校教授）

张震云（山西药科职业学院副院长）

陈　燕（湖南中医药大学护理学院院长）

陈玉奇（沈阳市中医药学校校长）

陈令轩（国家中医药管理局人事教育司综合协调处副主任科员）

周忠民（渭南职业技术学院党委副书记）

胡志方（江西中医药高等专科学校校长）

徐家正（海口市中医药学校校长）

凌　娅（江苏康缘药业股份有限公司副董事长）

郭争鸣（湖南中医药高等专科学校校长）

郭桂明（北京中医医院药学部主任）

唐家奇（湛江中医学校校长、党委书记）

曹世奎（长春中医药大学职业技术学院院长）

龚晋文（山西职工医学院/山西省中医学校党委副书记）

董维春（北京卫生职业学院党委书记、副院长）

谭　工（重庆三峡医药高等专科学校副校长）

潘年松（遵义医药高等专科学校副校长）

秘　书　长　周景玉（国家中医药管理局人事教育司综合协调处副处长）

前　言

　　中医药职业教育是我国现代职业教育体系的重要组成部分，肩负着培养中医药多样化人才、传承中医药技术技能、推动中医药事业科学发展的重要职责。教育要发展，教材是根本，是提高教育教学质量的重要保证，是人才培养的重要基础。为贯彻落实习近平总书记关于加快发展现代职业教育的重要指示精神和《国家中长期教育改革和发展规划纲要（2010—2020 年）》，国家中医药管理局教材办公室、全国中医药职业教育教学指导委员会紧密结合中医药职业教育特点，适应中医药中等职业教育的教学发展需求，突出中医药中等职业教育的特色，组织完成了"全国中医药行业中等职业教育'十二五'规划教材"建设工作。

　　作为全国唯一的中医药行业中等职业教育规划教材，本版教材按照"政府指导、学会主办、院校联办、出版社协办"的运作机制，于 2013 年启动编写工作。通过广泛调研、全国范围遴选主编，组建了一支由全国 60 余所中高等中医药院校及相关医院、医药企业等单位组成的联合编写队伍，先后经过主编会议、编委会议、定稿会议等多轮研究论证，在 400 余位编者的共同努力下，历时一年半时间，完成了 36 种规划教材的编写。本套教材由中国中医药出版社出版，供全国中等职业教育学校中医、护理、中医护理、中医康复保健、中药和中药制药等 6 个专业使用。

　　本套教材具有以下特色：

　　1. 注重把握培养方向，坚持以就业为导向、以能力为本位、以岗位需求为标准的原则，紧扣培养高素质劳动者和技能型人才的目标进行编写，体现"工学结合"的人才培养模式。

　　2. 注重中医药职业教育的特点，以教育部新的教学指导意见为纲领，贴近学生、贴近岗位、贴近社会，体现教材针对性、适用性及实用性，符合中医药中等职业教育教学实际。

　　3. 注重强化精品意识，从教材内容结构、知识点、规范化、标准化、编写技巧、语言文字等方面加以改革，具备"精品教材"特质。

　　4. 注重教材内容与教学大纲的统一，涵盖资格考试全部内容及所有考试要求的知识点，满足学生获得"双证书"及相关工作岗位需求，有利于促进学生就业。

　　5. 注重创新教材呈现形式，版式设计新颖、活泼，图文并茂，配有网络教学大纲指导教与学（相关内容可在中国中医药出版社网站 www.cptcm.com 下载），符合中等职业学校学生认知规律及特点，有利于增强学生的学习兴趣。

　　本版教材的组织编写得到了国家中医药管理局的精心指导、全国中医药中等职业教育学校的大力支持、相关专家和教材编写团队的辛勤付出，保证了教材质量，提升了教材水平，在此表示诚挚的谢意！

我们衷心希望本版规划教材能在相关课程的教学中发挥积极的作用，通过教学实践的检验不断改进和完善。敬请各教学单位、教学人员及广大学生多提宝贵意见，以便再版时予以修正，提升教材质量。

国家中医药管理局教材办公室

全国中医药职业教育教学指导委员会

中国中医药出版社

2015 年 4 月

编写说明

　　《药物应用护理》是"全国中医药行业中等职业教育'十二五'规划教材"之一。本教材是依据习近平总书记关于加快发展现代职业教育的重要指示和《国家中长期教育改革和发展规划纲要（2010—2020年）》精神，为适应中医药中等职业教育的教学发展需求，突出中医药中等职业教育的特色，由全国中医药职业教育教学指导委员会、国家中医药管理局教材办公室统一规划、宏观指导，中国中医药出版社具体组织，全国中医药中等职业教育学校联合编写，供中医药中等职业教育教学使用的教材。

　　药物应用护理是中等职业教育中医护理、护理和助产专业的核心课程之一。本课程的主要任务是培养学生能正确地运用药物，使治疗达到最佳效果，并减少或避免药物不良反应的发生；在执行药物治疗的过程中，对患者进行评估，密切观察症状、体征及生化指标的变化，制订并实施护理计划。因此，本教材的编写打破了长期以来理论教学内容与实践内容二元分离的格局：以"过程为导向"，坚持"贴近实际、关注需求、注重实践、突出特色"的基本原则；以培养目标为依据，以中医护理专业教学标准和课程标准为纲领，结合国家护士执业资格考试大纲的"考点"和护理行业标准，体现"以用为本，够用为度，增强实效"的特点；注重思想性、科学性、先进性、启发性和适用性相结合，形成了"教－学－练"一体化。

　　本教材在编写过程中，贯穿了"一条主线"（以"工学结合、校企（院）合作"为主线），突出了"两个特点"（实用性和趣味性），实现了"三个对接"（教材内容与专业教学标准对接、与国家护士执业资格考试"考点"对接、与行业标准对接）。

　　全书共有16章，每一章均由内容及要求、理论与实践和同步训练三部分构成。其中内容及要求包括结构导图和教学要求：结构导图是将每章的知识点、技能点进行整合，以"过程为导向"设计结构导图，搭建知识、技能的"脚手架"，引导学生进入情境，合作学习；教学要求是结合课程标准，提炼知识目标、技能目标、情感目标，并用清晰、便于理解及可操作的行为动词描述具体要求。理论与实践包括理论部分和实践部分。理论部分紧紧围绕"内容及要求"，结合学生认知前提，依据完成实际工作任务的需要，精选理论教学内容，循序渐进，突出重点，化解难点。为增加学生学习的趣味性，理论部分穿插了案例分析、考点链接和课堂互动：案例分析选编岗位实际案例，增加综合性案例分析，模拟医疗卫生岗位工作过程，训练学生对所学知识的综合应用，从而加深学生对重点、考点内容的理解，加强能力培养；考点链接选编国家护士执业资格考试模拟试题进行解析，提高学生对重点、考点内容的实际应用；课堂互动则设计对岗位中所出现的实际问题进行讨论，促进"师生互动、生生互动"，创设课堂活跃氛围，增强课堂教学的实效性。实践部分以实际工作任务为中心，以某一项工作过程为实训内容，通过工作任务、引用标准、用物及器械、操作规范、注意事项、结果与讨论等过程进行实践教学，保证教学过程中的实践内容、过程与医疗卫生岗位的实际工作过程相对接。同步训练紧密结合教学过程、实际工作过程和国家护士执业资格考试所涉及的知识点、技能点、考点和素质要素，编制模拟测试试题进行同步训练。将重点放在通过完成工作过程所获得的成果，激发学生的成就动机；通过完成工作过程来提升职业能力，实现"教－学－练"一体化。

本教材第一章药物应用护理概论和第九章血液和造血系统药由牛彦辉编写；第十四章激素类药由严秀芹编写；第二章抗感染药、第三章抗恶性肿瘤药和第十六章生物制品由袁海玲编写；第四章传出神经系统药由张晓红编写；第八章心血管系统药由王祖华编写；第六章中枢神经系统药由艾福花编写；第五章局部麻醉药、第七章利尿药和脱水药、第十三章子宫收缩和引产药由龙怡编写；第十章抗变态反应药、第十一章消化系统药、第十二章呼吸系统药、第十五章维生素类及调节水、电解质和酸碱平衡药由郭允编写。本教材注重学生职业能力的培养和提高，理论联系实际，深入浅出，力求简明，重在导学，兼顾应试，对提高学生分析问题和解决问题的能力有所裨益；既是中等职业教育中医护理、护理和助产专业学生使用的教材，也可作为医疗卫生行业护理人员的培训教材。

本教材在编写过程中参考了部分教材和有关著作，从中借鉴了许多有益的内容，在此向有关的作者和出版社一并致谢。同时，本书也得到了甘肃省中医学校、曲阜中医药学校、兰州军区总医院安宁分院、云南省大理卫生学校、山东省青岛卫生学校、成都中医药大学附属医院针灸学校和郑州市卫生学校等参编学校及医院领导的大力支持，在此表示诚挚感谢。

为了探寻中医药职业教育的教材特色，我们在编写思路和形式上做了大胆改进和尝试。但由于编者水平有限、编写时间仓促，难免会有疏漏之处，敬请各位专家、同行及使用者提出宝贵意见，我们在修订时予以改正。

《药物应用护理》编委会

2015 年 2 月 28 日

目 录

第一章　药物应用护理概论

第二章　抗感染药

第三章　抗恶性肿瘤药

第一章　药物应用护理概论

📖 结构导图

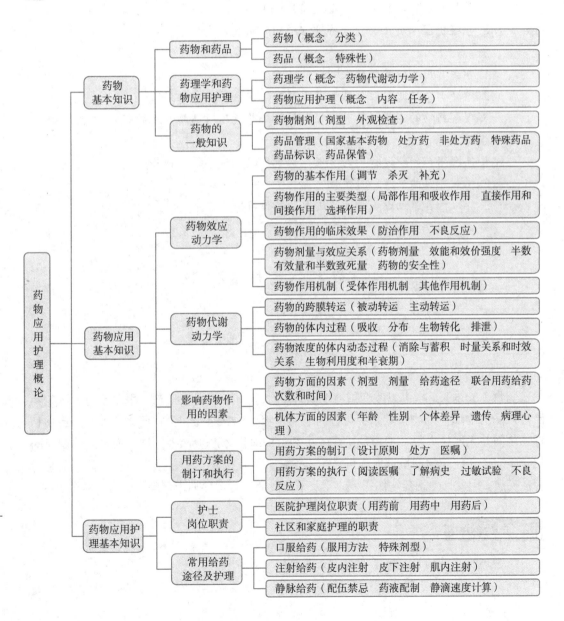

教学要求

知识目标

1. 理解药物、药理学和药物应用护理的概念。

2. 理解药物剂量的概念、量效关系和安全性评价。

3. 理解药物的作用机制、受体理论及相关概念。

4. 认识药物的基本作用、作用类型和药物作用的双重性。

5. 知道药物的体内过程及其影响因素。

6. 知道影响药物作用的因素以及联合用药、药物的相互作用。

7. 掌握常用药物制剂、剂型及药品使用的基本知识。

8. 掌握护理人员在药物治疗过程中的作用和注意事项。

技能目标

1. 学会常用实验动物的捉拿和给药方法。

2. 学会小白鼠腹腔注射法和家兔静脉注射法、肌内注射法。

3. 观察药物的剂量、给药途径和静脉给药速度对药物作用的影响。

情感目标

1. 体会用药护理过程中的责任，形成严谨、科学的工作作风。

2. 增强学习的兴趣和自主性。

3. 养成认真、细致、踏实、进取的工作习惯。

第一节 药物基本知识

一、药物和药品

（一）药物

药物（drug）是指可以改变或查明机体的生理功能及病理状态，用以预防、诊断和治疗疾病的物质。药物按其来源可分为天然药物、化学药物和生物药物三大类。药物和毒物之间并无严格界限，毒物是指在较小剂量即对机体产生毒害作用、损害人体健康的化学物质。任何药物剂量过大都可产生毒性反应，用药不当不仅损害机体，甚至引起药源性疾病。因此，熟悉药物作用、应用及不良反应，对指导临床合理用药是非常重要的。

课堂互动

举例说明药物按其来源是如何分类的。

（二）药品

药品（medicine）是指规定有适应证或功能主治、用法和用量的药物。药品是关系人民生命健康的特殊商品。其特殊性不仅在于其在治病救人方面的巨大作用，而且也体现在药物对用药者所产生的危害性方面。其质量的优劣不仅影响药品的疗效，而且与用药安全也有直接关系。所以，药品只有在符合国家药品质量标准时，才能保证临床用药的安全性和有效性。

二、药理学和药物应用护理

（一）药理学

药理学（pharmacology）是研究药物与机体（包括病原体）相互作用及作用规律的学科。其研究内容包括两个方面：一方面研究药物对机体的作用及作用机制，即药物效应动力学（pharmacodynamics），又称药效学；另一方面研究药物在机体的影响下所发生的变化及其规律，包括机体对药物的吸收、分布、生物转化、排泄过程及血药浓度随时间变化的规律，即药物代谢动力学（pharmacokinetics），又称药动学。

（二）药物应用护理

药物应用护理（application and nursing of drug）是以药理学理论和技能为基础，结合现代护理理论，阐述临床药物应用护理所必需的基本理论、基本知识和基本技能，指导护士正确实施药物治疗及护理工作，从而保障安全有效用药的一门应用学科。药物应用护理的主要内容包括药物应用护理的基本理论，药物的药理作用、临床应用、主要不良反应和用药护理措施等；主要任务是阐述护理人员在临床用药过程中，如何正确执行医嘱、合理使用药物、观察药物疗效和不良反应，指导护理人员更好地对患者用药前、用药中和用药后进行监护，以发挥药物的最佳疗效和减少不良反应，并对常见病的非处方药进行用药指导。

三、药物一般知识

（一）药物制剂和药物剂型

1. 药物制剂（drug product） 是指根据《中华人民共和国药典》（以下简称《药典》）或食品药品管理部门批准的药品质量标准，按照临床医疗或预防的需要，将药物经过适当加工制成的、可以最终提供给用药对象使用的药品。

2. 药物剂型（pharmaceutical dosage form） 是指为适应治疗或预防的需要而将药物制成适合患者应用的药物制剂的型态类型。适宜的剂型能调节药物作用的速度、强度和持续时间，也能减缓药物的不良反应。常用的药物剂型有：

（1）液体剂型：主要有溶液剂、注射剂、糖浆剂、混悬剂、酊剂、合剂等。

（2）固体及半固体制剂：主要有片剂、散剂、胶囊剂、颗粒剂、膜剂、滴丸剂、软膏剂、栓剂等。

3. 药物制剂的外观检查 是指对制剂用肉眼进行外观检查。护理人员向药房领取药品或使用制剂前，需要进行外观质量的一般检查。若发现药品有包装破损、标签不明、变质、超过保质期等不符合质量要求时，应及时更换。

（1）对固体制剂的检查：检查制剂的形态是否完好无损，有无霉变、潮解松软、粘连、变色、变硬等。

（2）对液体制剂的检查：检查液体是否有沉淀、霉团、变色、絮状物及异味等。注射剂的安瓿或药瓶标签必须清晰，外观清洁，无裂痕或破损，封口严密且无松动。

（3）对软膏剂的检查：检查软膏质地是否均匀，有无变色、霉变、酸败及异味等。

（二）药品管理

1. 国家基本药物 是指一个国家根据各自的国情，按照符合实际的科学标准，从临床各类药物中遴选出的临床必需、疗效确切、不良反应较轻、质量稳定、价格合理、使用方便，能保证患者基本治疗需要的药品。未被列入基本药物的药品则不属于医疗保险支付范围。国家对基本药物目录定期调整，以保证临床防治疾病和人民群众对卫生保健日益增长的基本需要。实施国家基本药物政策，保障基本药物的生产和供应，将有效地指导临床合理用药、杜绝药品的滥用和浪费，为实行医疗保险制度和药品分类管理奠定了基础。

2. 处方药和非处方药 为了保障人民用药安全、使用方便、降低医疗费用，并与国际接轨，我国自 2000 年 1 月 1 日起正式推行药品分类管理制度。

处方药与非处方药的分类管理是按照药品安全、有效、使用方便的原则，依照品种、规格、适应证、剂量及给药途径不同对药品进行的管理。

（1）处方药（Rp 或 Rx）：是指必须凭执业医师或执业助理医师处方才能购买和使用的药品。

（2）非处方药（OTC）：是指不经执业医师或执业助理医师处方即可自行判断、购买和使用的药品。非处方药具有使用安全、质量稳定、疗效确切、标签说明通俗易懂、应用方便等特点，可以在药品监督部门批准的普通商业企业零售。非处方药专有标识图案为椭圆形背景下的 OTC 三个英文字母的组合，即 Over The Counter 的缩写，是国际上对非处方药的习惯称谓。根据药品的安全性，非处方药又可划分为甲、乙两类。我国公布的非处方药标识，甲类为红色椭圆形底阴文，色标为 M100Y100（红底白字），乙类为绿色椭圆形底阴文，色标为 C100M50Y70（绿底白字）。

非处方药专有标识作为药品标签、使用说明书和包装的专有标识，也可用作经营非处方药企业的标志。

3. 特殊药品的管理 根据《中华人民共和国药品管理法》规定，对于麻醉药品、精神药品、毒性药品和放射性药品实行严格和特殊管理，既要保证医疗需要，又要防止因滥用而引起的严重后果。

（1）麻醉药品：是指连续使用后，易产生生理依赖性（成瘾）的药物，如阿片类镇痛药、可卡因类、大麻类、合成麻醉药品类等。使用麻醉药品的医生必须具有医师以上专业技术职务，经过考核证明能正确使用麻醉药品。麻醉药品处方：注射剂不得超过 1 次常用量，片剂、酊剂和糖浆剂等不得超过 3 天常用量，连续使用不得超过 7 天。处方应书写完整，字迹清晰，对医生的签字要严格核对，配方及核对人均应签名，处方保存 3 年，并建立麻醉药品处方登记册。按照麻醉药品及精神药品管理条例对麻醉药品实行严格管理，即专人负责、专柜加锁、专用账册、专用处方、专册登记。

（2）精神药品：是指直接作用于中枢神经系统，使之兴奋或抑制，连续使用后可产生精神依赖性的药物，如巴比妥类、地西泮、咖啡因等。经营企业、医疗单位应建立精神药品收支账目，做到定期盘点、账物相符。医生应根据病情需要合理使用精神药品，严禁滥用。处方必须写明患者姓名、年龄、药品名称、剂量和用法等。第一类精神药品，注射剂每张处方为 1 次常用量。第二类精神药品，每张处方不超过 7 日常用量。处方应留存 2 年备查。

（3）毒性药品：是指作用强烈、毒性巨大，极量与致死量比较接近，超过极量即可危及生命的药物，如洋地黄毒苷、硫酸奎尼丁等。毒性药品必须做到专人、专柜加锁保管，建立登记册，记载购进、使用、消耗等情况。医生处方每次不得超过 2 日极量，取药后处方保存 2 年备查。

（4）放射性药品：是指含有放射性元素，可放出射线供医学诊断或治疗的一类特殊药品。其生产、检验、使用应严格按照放射性药品管理条例的有关规定办理。

4. 药品标识

（1）批号：药品生产企业按照各批药品生产的日期而编排的号码，即用于识别"批"的一组数字或字母加数字，以保证药品的可追溯性。一般采用 8 位数字表示批号，前 4 位表示年，中间 2 位表示月，末 2 位表示日，如 2014 年 3 月 11 日生产的药品批号一般写为：20140311。但需注意的是，产品批号并不完全等同于生产日期，如 20101156、201202AD 等。

（2）有效期：是指在一定贮存条件下能够保持药品质量的期限。有的标明有效期的年限，则可从该药品的批号推算其有效期，如某药的批号 20140529，有效期 2 年，则该药可用至 2016 年 5 月 28 日；某药有效期至 2015 年 8 月 30 日，表明可使用到此日期，从 2015 年 8 月 31 日起不得使用。

（3）失效期：是指药品在规定的贮存条件下，质量开始下降，达不到原质量标准的时间。如某药的失效期为 2015 年 9 月，则表明该药只能用至 2015 年 8 月 31 日，9 月 1 日开始失效。

（4）批准文号：供医疗使用的药品必须要有国家药品行政管理部门批准生产的文号，这是药品生产、上市、使用的依据。其统一格式为："国药准字 +1 位字母 +8 位数字"。字母为：化学药品用"H"，中药用"Z"，保健药品用"B"，生物制品用"S"，进口分装药品用"J"，药用辅料用"F"，体外化学诊断试剂用"T"等。数字分别代表批准文号的来源代码、换发批准文号的公元年号及顺序号。

（5）药品说明书：除名称、批准文号、批号、有效期、失效期、包装外，药品说明书主要说明药品如何使用，即药物的作用、用途（或适应证）、不良反应、禁忌证、用药注意事项、用法用量、贮存条件、生产厂家等。

（三）药品保管

为了保证药品的质量，必须按药品质量标准或包装说明的规定妥善保管。常用药品保管的注意事项如下：

1.室温保存的药品，一般应置于避光、干燥、阴凉处，避免受热受潮及阳光直射。

2.需要低温保存的药品，要置于2℃~10℃的低温处；一些易潮解、升华、氧化、挥发的药物均应密封保存。

3.内服、外用和注射用药等不同类别的药品应分开存放，避免分发错误。

4.定期检查药物的使用期限和质量，并随时进行药品的外观检查。

5.患者个人专用的药品，应单独存放，标明姓名、床号，切忌混用。

课堂互动

说明下列药品的正确保管方法：阿司匹林片、乳酶生片、胰岛素注射液、人血白蛋白。

第二节　药物应用基本知识

一、药物效应动力学

药物效应动力学是研究药物对机体的作用、作用的方式、类型及其规律，阐释药物防治疾病机制的科学。

（一）药物的基本作用

药物作用（drug action）是指药物对机体原有功能活动的影响。其基本作用主要包括调节作用、杀灭作用和补充（补偿）作用。

1.调节作用

（1）兴奋作用（excitation action）：药物使机体原有功能活动增强的作用。如肾上腺素升高血压、呋塞米增加尿量的作用。

（2）抑制作用（inhibition action）：药物使机体原有功能活动减弱的作用。如阿司匹林退热、吗啡镇痛的作用。

2.抑制或杀灭作用　药物可抑制或杀灭病原微生物、寄生虫和肿瘤细胞。如抗微生物药、抗寄生虫药及抗肿瘤药。

3. 补充（补偿）作用　药物的作用在于补充体内某些必需物质的不足，以满足机体代谢或生理、生化功能正常进行的需要，如维生素、无机盐和激素类药物。

（二）药物作用的主要类型

1. 局部作用和吸收作用

（1）局部作用（local action）：药物被吸收进入血液循环之前，在用药部位所产生的作用。如用双氧水冲洗伤口的消毒作用、口服碳酸氢钠中和胃酸的作用、皮下注射盐酸普鲁卡因的局部麻醉作用。

（2）吸收作用（absorption action）：药物从给药部位被吸收进入血液循环后，随血液循环分布到机体相应的组织器官而产生的作用，又称全身作用。如口服对乙酰氨基酚所产生的解热镇痛作用、皮下注射胰岛素所产生的降低血糖作用、肌内注射青霉素治疗革兰阳性菌引起的呼吸道感染。

2. 直接作用和间接作用　药物在其分布的组织器官中直接产生的作用，被称为直接作用（direct action）或原发作用；而由直接作用引发的其他作用，称为间接作用（indirect action）或继发作用。如强心苷能选择性地作用于心肌，使心肌收缩力增强，增加衰竭心脏的排出量，为强心苷的直接作用；在增强心肌收缩力，增加心排出量的同时，可反射性提高迷走神经的兴奋性，使心率减慢，为强心苷的间接作用。

3. 选择作用　药物吸收后，通过血液循环分布于全身，并不是对所有器官组织都起同样作用。多数药物在治疗剂量时，常常只选择性地对某一个或几个组织、器官产生明显作用，而对其他组织、器官的作用不明显，甚至不产生作用，这种现象被称为药物的选择作用（selectivity）或药物作用的选择性。这是由于药物对这些细胞组织具有较大的亲和力，或是机体不同器官组织对药物敏感的差异所致。选择性高的药物针对性强、应用范围窄，但不良反应较少，如地高辛选择性作用于心肌，增强心肌收缩力，可用于治疗慢性充血性心力衰竭；选择性低的药物，针对性差，不良反应较多，但作用范围广泛，如阿托品有散瞳、口干、心跳加快等多种作用。

药物的选择作用是临床选择用药的基础，应根据药物选择作用规律，对不同疾病选择不同的药物，因此，药物的适应证取决于药物的选择性。大多数药物都具有各自的选择作用，各有其适应证和不良反应。在临床选择用药时，尽可能选用选择性高的药物。药物的选择作用一般是相对的，随着用药剂量的增加，其作用范围逐渐扩大，选择性则逐渐降低，如尼可刹米在治疗剂量时可选择性兴奋延髓呼吸中枢，剂量过大时可广泛兴奋中枢神经系统，甚至引起惊厥。所以，临床用药时，既要考虑药物的选择作用，还应考虑用药剂量。

（三）药物作用的临床效果

药物作用对机体产生的临床效果具有双重性，既有对机体有利的防治作用，又有对机体不利的不良反应，二者常同时存在。

1. 防治作用　用药的目的在于防病治病。药物的防治作用可分为预防作用和治疗作用。

（1）预防作用（prevention effect）：是指提前用药，以防止疾病或疾病症状发生的作用。如小儿接种卡介苗预防结核病、中老年人服用小剂量阿司匹林防止血栓性疾病形成等。

（2）治疗作用（therapeutic effect）：是指凡符合用药目的或能达到治疗疾病效果的作用。根据用药目的，可将其分为对因治疗（治本）和对症治疗（治标）。对因治疗是指针对病因用药的治疗，用药的目的是消除原发致病因子，彻底治愈疾病，如使用青霉素治疗革兰阳性菌感染。此外，补充营养物质或代谢物质的不足被称为补充治疗，又称替代疗法，都属于对因治疗的范畴。对症治疗是指用以缓解疾病症状、减轻患者痛苦的治疗，如阿司匹林可使发热患者的体温降至正常及失眠患者服用镇静催眠药、高血压患者服用降压药等。

一般情况下，对因治疗比对症治疗更为重要，临床上应首先选择对因治疗。但对于一些严重危及生命的症状如高热、休克、惊厥等，应积极采取对症治疗，以防病情恶化，为对因治疗争取时间。有些对症治疗还可延缓病程进展，预防并发症的发生。中医学所提倡的急则治标、缓则治本、标本兼治原则，仍然为临床用药所遵循。

2. 不良反应　是指由药物导致的、不符合用药目的，并给患者带来不适或痛苦的有害反应。多数不良反应是药物固有反应，一般是可以预知的，故在用药期间应采取有效措施，尽可能避免不良反应的发生。少数较严重的不良反应难以恢复，且可引起机体病理性改变，称为药源性疾病。根据用药目的、用药剂量大小或所发生反应的严重程度，不良反应按其性质可分为：

（1）副作用（side reaction）：是指药物在治疗剂量时出现的与治疗目的无关的作用。副作用产生的原因是药物作用的选择性低、作用广泛，其副作用一般较轻，危害不大。副作用与治疗作用可随用药目的不同而相互转化。如阿托品具有松弛平滑肌和抑制腺体分泌的作用，当用于麻醉前给药时，其抑制腺体分泌作用为治疗作用，而抑制胃肠平滑肌引起腹胀气则为副作用；当用于治疗胃肠绞痛时，松弛胃肠平滑肌作用为治疗作用，而抑制腺体分泌引起口干则成为副作用。副作用是药物固有的作用，是可以预知，虽不可避免，但可以设法纠正。因此，在用药护理过程中，对一些不适症状较明显的副作用应预先告知患者，以免引起患者不必要的恐慌，也可以采取相应措施预防。

 案例分析

患者，女，53岁，因风湿性关节炎长期服用阿司匹林（有机酸类药）。近日出现头晕、耳鸣、听力下降等症状。

诊断：有机酸类药物的毒性反应。

用药护理：

1. 立即停药，静脉滴注碳酸氢钠溶液以碱化尿液，加速药物排泄。

2. 根据患者症状给予对症治疗。

3. 嘱咐患者按医嘱用药，不要超剂量长期用药，症状控制后应逐渐减量。

（2）毒性反应（toxin reaction）：是指由于用药剂量过大、用药时间过长或机体对药物特别敏感而产生对机体有明显损害的反应。有时由于患者的病理状态、遗传缺陷或联合用药使机体敏感性增加，在治疗剂量时也可使患者出现毒性反应。常见的毒性反应有胃肠道反应、中枢神经系统反应、心血管系统反应、造血系统反应及肝、肾功能损害等。毒性反应又分为急性毒性和慢性毒性：用药后立即出现的毒性反应为急性毒性，多损害循环、呼吸和神经系统功能；长期用药，因药物在体内逐渐蓄积而缓慢出现的毒性反应为慢性毒性，多损害肝、肾、骨髓、内分泌等功能。毒性反应的危害较大，一般也是可以预知的，在用药护理过程中，要认真观察、及时发现，尽量避免毒性反应的发生。

有的药物影响遗传和变异的平衡调节，提高细胞突变率，称为致突变作用；当这种作用产生的变异细胞为癌细胞时，称为致癌作用；若此作用发生在胚胎期，造成畸胎，则称为致畸作用。致突变、致癌、致畸胎合称为"三致作用"，属于药物特殊的慢性毒性反应。

（3）变态反应（allergic reaction）：是一类免疫反应，又称过敏反应，是指少数过敏体质患者对某些药物产生的病理性免疫反应。与毒性反应不同，变态反应与用药剂量无关，多数不易预知，即使很小剂量也可造成严重的变态反应。变态反应常见于过敏性体质患者，不同药物、不同个体过敏反应的临床表现差异很大，症状轻重不一，尽管发生率低，但对机体危害却很大。结构相似的药物可发生交叉过敏反应。常见的过敏反应有药物热、皮疹、皮炎、血管神经性水肿、哮喘等症状，严重者可发生过敏性休克，如抢救不及时，可导致死亡。防治变态反应的主要措施是全面了解患者的过敏史及熟悉可能引起变态反应的药物。对于易引起变态反应的药物或过敏性体质者，用药前应详细询问患者有无用药过敏史，必要时进行皮肤过敏试验，如青霉素、链霉素等。凡有过敏史或过敏试验阳性者，禁用有关药物。

（4）后遗效应（residual effect）：是指停药后血药浓度已降至最低有效浓度以下时仍残存的药理效应。如睡前服用长效巴比妥类催眠药，经过一夜后，药物在体内虽已大部分清除，但次日清晨起床后仍可出现嗜睡、头脑不清醒、乏力、困倦等现象。

（5）继发反应（secondary reaction）：是指药物发挥治疗作用之后所产生的不良后果。如长期使用广谱抗生素后，因体内的敏感菌被抑制或杀灭，不敏感菌则乘机大量繁殖生长，导致菌群失调，引起新的感染，称为二重感染，如白色念珠菌或抗药葡萄球菌等引起的继发感染。

（6）特异质反应（idiosyncrasy）：是指少数特异体质的患者，对某些药物反应特别敏感，正常剂量即可产生超常的强烈药理效应，或产生异常的不良反应。如先天性血浆胆碱酯酶缺乏的患者在使用琥珀胆碱时，易出现外周性呼吸麻痹；先天性葡萄糖-6-磷酸脱氢酶（G-6-PD）缺乏的患儿服用磺胺药、阿司匹林、伯氨喹等药时，易引起溶血反应。

（7）药物依赖性（drug dependence）：是指由药物与机体相互作用而造成的一种精神状态，有时也包括身体状态，表现出一种强迫性或定期使用该药的行为和其他反应。

根据产生的依赖和危害程度，可分为精神依赖性和生理依赖性。

①精神依赖性：又称为心理依赖性或习惯性，是指中断用药后，患者表现为主观上不适和有继续用药的欲望，但无客观体征，对继续用药的欲望尚可自制。能引起精神依赖性的药物属于精神药品，如镇静催眠药地西泮、中枢兴奋药咖啡因等。

②生理依赖性：又称为躯体依赖性或成瘾性。是指患者用药时产生欣快感，停药后不仅会出现主观上不适，还会发生严重生理功能紊乱的戒断症状，且难以自制。戒断症状主要表现为烦躁不安、流泪、出汗、疼痛、恶心、呕吐、惊厥等，甚至危及生命。能引起生理依赖性的药物属于麻醉药品，如吗啡、哌替啶、可卡因等。

（四）药物剂量与效应关系

在一定范围内，给药剂量越大，药物作用越强。这种药物作用强弱与药物剂量大小之间的密切关系，称剂量–效应关系（dose-effect relationship），又称量–效关系。以药物的效应强度为纵坐标，药物剂量或药物浓度为横坐标作图，则为量–效曲线（图1-1）。

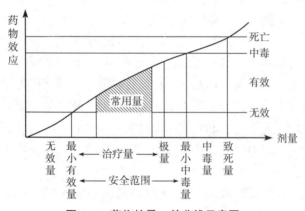

图 1-1 药物的量–效曲线示意图

药物效应按性质可以分为量反应和质反应。药物的效应随着药物剂量或浓度的增减，其强弱呈连续增减的变化，可用具体数量或最大反应的百分率表示者为量反应。如血压的升降、平滑肌的舒缩等，其研究对象为单一的生物单位。若药物的效应不是随着药物剂量或浓度的增减呈连续性量的变化，而表现为反应性质的变化，则称为质反应。质反应以阳性或阴性、全或无的方式表现，如死亡与生存、惊厥与不惊厥等，其研究对象为一群体。

1. 药物剂量 是指每次用药的分量，是决定血药浓度和药物效应的主要因素。从量–效曲线可知，药物剂量可分为：

（1）无效量（ineffective dose）：用药剂量过小，在体内达不到有效浓度，不能产生明显药理效应的剂量。

（2）最小有效量（minimal effective dose）：随着用药剂量增加，刚开始引起药理效应的剂量，又称为阈剂量。

（3）有效量（effective dose）：介于最小有效量和极量之间的用药剂量，又称治疗量（therapeutic dose）。

（4）极量（maximal dose）：能引起最大药理效应而不引起毒性反应的量，又称最大治疗量（maximum therapeutic dose）。

（5）最小中毒量（minimal toxic dose）：药物引起毒性反应的最小剂量。

（6）最小致死量（minimal lethal dose）：药物引起死亡的最小剂量。

（7）致死量（lethal dose）：用量大于最小致死量的剂量。

（8）中毒量（toxic dose）：介于最小中毒量和最小致死量之间的剂量。

在临床用药过程中，最小中毒量、最小致死量和致死量在临床上不能应用，仅用于动物实验中测定药物的毒性和疗效。

2. 效能和效价强度

（1）效能（efficacy）：随着药物剂量或浓度增加，药物效应也不断增强，当效应增强到一定程度后，继续增加药物剂量或浓度时则效应不再继续增强，这种药物所能产生的最大效应称效能。

（2）效价强度（potency）：指药效性质相同的药物达到相同的效应时所需要的剂量。

效能和效价强度可反映药物的不同性质。效能高的药物，效应强；效价强度高的药物，用药量小。高效能药物所产生的最大效应是低效能药物无论多大剂量也无法产生的。药物达到相同效应时所用剂量越大，效价强度越低；反之，剂量越小，效价强度越高。如吗啡的镇痛等效剂量是哌替啶的1/10，则吗啡的效价强度是哌替啶的10倍。在临床上，药物的效能和效价强度可作为选择药物和确定药物剂量的依据。

3. 半数有效量和半数致死量

（1）半数有效量（ED50）：指在量反应中能引起50%最大反应强度的药物剂量；在质反应中能引起50%实验动物出现阳性反应的药物剂量。

（2）半数致死量（LD50）：指在测定药物毒性的动物实验中，使50%实验动物死亡的药物剂量。

4. 药物的安全性　评价药物安全性的指标主要有：

（1）安全范围（margin of safety）：指最小有效量与最小中毒量之间的剂量范围。安全范围越大，药物毒性越小，用药越安全。

（2）治疗指数（therapeutic index，TI）：指药物半数致死量（LD50）与半数有效量（ED50）的比值。一般情况下，治疗指数越大，药物的安全性越高。

（3）安全系数（safety coefficient）：指药物的最小中毒量与最大治疗量的比值，又称安全指数。安全系数越大，说明用药越安全。

（五）药物的作用机制

药物的作用机制即药物作用原理，主要阐明药物为什么能起作用和如何起作用的相关理论。药物种类繁多，性质各异，其作用机制也多不相同。其中，大多数药物通过与受体结合而产生作用。

1. 受体作用机制

（1）受体与配体

受体是存在于细胞膜上、细胞质内或细胞核上的能识别、结合特异性配体并通过信息传递引起特定生物效应的大分子蛋白质。如胆碱受体、肾上腺素受体存在于细胞膜上，甾体受体存在于细胞质中，甲状腺受体存在于细胞核内。

配体是指能与受体特异性结合的化学物质。如神经递质、激素、自体活性物质（受体的内源性配体）和化学结构与内源性配体相似的药物（受体的外源性配体）等。

受体的特性：①特异性（受体能准确识别配体，配体–受体复合物类似锁与钥匙的互补关系）；②敏感性（受体能对微量的配体产生明显的效应）；③饱和性（受体的数量是相对恒定的，当配体达到一定量后，即使再增加用量，效应也不再增强）；④可逆性（配体–受体复合物可完全解离，解离后的配体、受体均可恢复原状）；⑤多样性（同一受体有不同亚型，可分布于不同的细胞，兴奋时产生的效应也各不相同）。

（2）药物与受体：药物作为外源性配体能否与受体结合，能否发生生物效应，需具备两个条件：一是药物与受体相结合的能力，即亲和力；二是药物与受体相结合时能激动受体的能力，即内在活性。作用性质相同的药物，亲和力大，与受体结合多，则作用强；内在活性大，激动受体的能力强，则效能高。

根据药物与受体结合后产生的效应不同，将药物分为受体激动药、受体阻断药和部分受体激动药。

①受体激动药（agonist）：是指与受体既有亲和力又具有内在活性的药物，又称受体兴奋药。如异丙肾上腺素是 β 受体激动药，可激动 β 受体而呈现兴奋心脏和扩张支气管的作用。

②受体阻断药（antagonist）：是指与受体有较强亲和力而无内在活性的药物，又称受体拮抗药。受体阻断药与受体结合后，不产生药理效应，但可阻碍受体激动药与受体结合，而呈现对抗激动药的作用。如普萘洛尔是 β 受体阻断药，可与异丙肾上腺素竞争 β 受体，呈现对抗肾上腺素的作用，产生心率减慢、支气管收缩等效应。

受体阻断药又可分为竞争性阻断药和非竞争性阻断药。竞争性阻断药与受体激动药竞争相同的受体，这种竞争性的结合是可逆的，增加受体激动药的用量可以使竞争性阻断药的作用减弱，直至达到原来受体激动药的最大效应。非竞争性阻断药与受体的结合是相对不可逆的，从而导致受体的反应性下降，使受体激动药难以或不能与受体结合。

③受体部分激动药（partial agonist）：是指药物与受体虽具有亲和力，但仅有较弱的内在活性，其产生的效应介于受体激动药和受体阻断药之间。受体部分激动药当与受体激动药合用时，则呈现对抗激动药的作用，即减弱激动药效应；单独使用时，则产生较弱的激动效应。如喷他佐辛单独使用时，则有较弱的镇痛作用；而与吗啡合用时，可减弱吗啡的镇痛作用。

（3）受体的调节：受体并非固定不变，而是不断地更新。在各种生理、病理及药物等许多因素的影响下，受体的数量、分布、亲和力和效应力不断变化，这种变化称为受体的调节。受体的调节是机体通过反馈机制，维持内环境相对稳定的重要因素。受体的调节包括向上调节和向下调节。

①向上调节：受体数目增多、亲和力增加或效应增强，称向上调节。受体向上调节后，对配体敏感性提高，效应增强，称受体超敏性。如长期应用 β 受体阻断药，可使 β 受体向上调节，一旦突然停药，因 β 受体数目增多而对体内去甲肾上腺素递质产生强烈反应，可引起心动过速、心律失常或心肌梗死。所以，向上调节也是造成某些药物停药后出现反跳现象的原因，临床用药护理时应予以注意。

②向下调节：受体数目减少、亲和力减低或效应减弱，称向下调节。受体向下调节后对配体反应迟钝，药理效应减弱，称受体脱敏。受体脱敏可因多次使用受体激动药引起，是产生药物耐受性的原因之一。如长期服用三环类抗抑郁药，其中枢去甲肾上腺素及 5-HT 浓度升高，易致 β 受体数目和 5-HT 受体减少，一旦突然停药，会产生抑郁及自杀倾向。

2. 其他作用机制　药物还可以通过改变细胞周围环境的理化条件、参与或干扰机体的代谢过程、影响酶的活性、影响细胞膜的功能或离子通道、影响免疫功能、影响核酸的代谢、影响神经递质的释放和激素的分泌等其他机制产生药物作用。

二、药物代谢动力学

药物代谢动力学是研究药物的体内过程及血药浓度随时间而变化的规律的科学。药物的体内过程包括药物的吸收、分布、生物转化和排泄等过程。药物对机体的作用取决于药物的吸收和分布，而药物在体内作用的消除则取决于药物的生物转化和排泄。

（一）药物的跨膜转运

药物在体内的吸收、分布和排泄过程中，药物分子要通过各种单层（如小肠上皮细胞）或多层（如皮肤）细胞膜。药物分子通过各种细胞膜进行转运到达作用部位的过程，称跨膜转运。药物跨膜转运主要有被动转运和主动转运两种方式。

1. 被动转运　是指药物由高浓度一侧向低浓度一侧的扩散过程，为不耗能的顺浓度差转运。药物依赖膜两侧的浓度梯度差由高浓度侧向低浓度侧转运，膜两侧的浓度差越大，药物转运速度就越快，当转运至细胞膜两侧的药物浓度达到平衡状态时，转运即停止。被动转运包括简单扩散、滤过和易化扩散三种方式。大多数药物以简单扩散方式在体内转运。被动转运的特点：①转运的作用力来自细胞膜两侧的浓度梯度，是顺浓度差转运；②不需要载体；③不消耗能量；④相对分子质量小、脂溶性大、极性小、非解离型的药物容易通过生物膜而实现被动转运，反之不易实现被动转运。

2. 主动转运　是指药物从低浓度一侧向高浓度一侧转运的过程，为耗能的逆浓度差转运。药物通过与细胞膜上的载体（又称泵）结合，逆膜两侧浓度梯度差由低浓度侧向高浓度侧转运，释放药物后，载体又回到原侧。主动转运主要在神经元、肾小管和肝细胞内进行，对少数药物的转运较为重要。如肾上腺素能神经末梢对去甲肾上腺素的再摄取和一些具有重要生理作用的离子转运属于主动转运。主动转运的特点：①逆浓度差转运；②需要载体协助，载体对药物具有特异性和选择性；③消耗能量；④具有饱和性；⑤两种药物需要相同载体转运时，药物之间存在竞争性抑制现象。

（二）药物的体内过程

1. 药物的吸收 药物自给药部位进入血液循环的过程，称吸收（absorption）。只有经过吸收，药物才能发挥全身作用。除静脉给药外，其他给药途径均需通过吸收过程才能进入血液循环。药物吸收速度的快慢和吸收量的多少，直接影响药物作用出现的快慢和强弱。吸收快而完全的药物，血浆中药物浓度升高快，显效快，作用强；反之，吸收慢的药物，则显效慢，作用弱，维持时间长（图1-2）。影响药物吸收的因素较多，常与给药途径、吸收部位、药物的理化性质、吸收环境和药物剂型等因素密切相关。

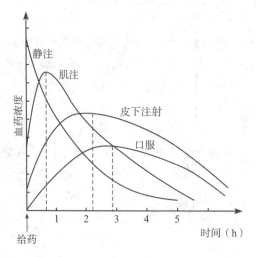

图1-2 不同给药途径的药-时曲线

（1）给药途径及特点：常用给药途径的药物吸收速度从快到慢依次为：气雾吸入、腹腔、舌下含服、黏膜、直肠、肌内注射、皮下注射、口服给药、皮肤给药。

①口服给药：这是最常用、最安全和最便捷的给药途径。由于胃的吸收面积小，排空速度较快，仅有少数弱酸性药物如阿司匹林等，可在胃内部分吸收，绝大多数药物主要在小肠吸收。小肠具有黏膜吸收面积大、血流丰富、蠕动缓慢、pH为4.8～8.2等特点，适合于大多数药物的溶解和吸收，是药物吸收的主要部位。药物经消化道吸收后，再经门静脉到达肝脏，进入体循环。某些药物在首次经过肠壁和肝脏时，即发生转化灭活，使进入体循环的药量减少、药效降低，称首关消除，又称首关效应。首关消除率高的药物，如硝酸甘油口服后，约90%被首过消除，故不宜口服给药，而采用舌下含服。

②舌下给药：舌下黏膜血流丰富，药物吸收后直接进入全身血液循环，可避免首关消除，且起效迅速，给药方便。但吸收面积较小，适用于脂溶性较高、用量较小的

药物。

③直肠给药：药物经肛门灌肠或使用栓剂置入直肠或结肠后，直接由直肠或结肠黏膜吸收，起效快，并可避免首关消除。

④注射给药：静脉注射药物，可迅速准确地进入体循环，没有吸收过程，起效快；皮下或肌内注射药物，可沿结缔组织或肌纤维扩散，并经毛细血管壁吸收进入体循环，其吸收完全且速度较快。皮下或肌内注射后，药物的吸收速度主要与局部组织血流量及药物制剂有关。由于肌肉组织血流量较皮下组织丰富，故肌内注射比皮下注射吸收快。当患者休克时，因周围循环不良，皮下和肌内注射吸收速度均大大减慢，需静脉注射才能达到急救的目的。注射给药还可将药物注射到身体某个部位发挥局部作用，如局部麻醉药的注射给药。

⑤吸入给药：吸入给药主要由肺泡吸收。肺泡表面积较大，血流量丰富，当血液流经肺泡时，药物可被迅速吸收。凡气体、挥发性药物或气雾剂等均可通过肺泡壁而被迅速吸收。

⑥经皮给药：完整的皮肤吸收能力较差，外用药物时主要发挥局部治疗作用。由于皮肤角质层为脂质双分子层结构，可阻止水溶性药物的经皮吸收，但脂溶性大的药物易通过角质层，故脂溶性药物容易经皮吸收，如硝酸甘油可制成缓释贴剂以预防心绞痛发作。

（2）影响药物吸收的因素：影响药物吸收的因素较多，除给药途径外，尚有以下诸多因素。

①药物的理化性质：药物的分子量、脂溶性、解离度和 pH 等理化因素都会影响药物吸收。药物的分子越小、脂溶性越高、解离度越小，则越容易被吸收；反之，则难被吸收。

②药物的剂型：药物剂型不同，给药途径不同，药物吸收速度也不尽相同。如片剂的崩解、胶囊剂的溶解等均可影响口服给药的吸收速度；油剂和混悬型注射液可在给药局部滞留，使药物吸收缓慢而持久。近年来，随着药动学的发展，生物药剂学为临床研制了许多新的药物剂型。缓释制剂利用无药理活性的基质或包衣，阻止药物迅速溶出以达非恒速缓慢释放的效果。控释制剂可以控制药物按零级动力学恒速或近恒速释放，以保持药物恒速吸收，既保证疗效的持久性，又保持血药浓度的稳定性，避免了因血药浓度过高引起的毒副作用或血药浓度过低而不能达到治疗效果。

③吸收部位的环境：口服给药时，胃的排空速度、肠蠕动的快慢、pH 的高低、肠内容物的多少和性质均可影响药物的吸收。如胃排空延缓、肠蠕动过快、肠内容物过多等均不利于药物吸收。

2. 药物的分布　药物吸收后从血液循环向组织器官转运的过程被称为分布（distribution）。药物在体内的分布是不均匀的，有些组织器官分布浓度较高，有些组织器官分布浓度较低，存在明显的选择性，所以药物对各组织器官的作用强度不同。影响药物分布的主要因素有：

（1）药物与血浆蛋白结合：多数药物吸收进入血液循环后，能不同程度地与血浆蛋白结合，从游离型药物转变为结合型药物。结合后药物分子量大，不易透过血管壁，暂时"存储"在血液中，限制了药物的跨膜转运。药物一旦与血浆蛋白结合，则暂时失去药理活性。当血药浓度降低时，结合型药物可被释放出来呈现游离型，发挥药理作用。结合型药物占血液循环中药物含量的比率，被称为药物的血浆蛋白结合率。血浆蛋白结合率是影响药物在体内分布的重要因素，结合率高的药物不易转运到组织，显效慢，作用维持时间长；反之显效快，维持时间短。

药物与血浆蛋白结合后具有的特点：①可逆性，即药物与血浆蛋白结合是可逆的；②暂时性，即药物与血浆蛋白结合失去活性是暂时的；③限制性，即药物与血浆蛋白结合后，由于分子体积增大，不易透过血管壁，限制了药物的转运；④竞争性，即药物与血浆蛋白结合的特异性低，同时应用两种与血浆蛋白同一位点结合的药物，可发生竞争性置换现象。如当抗凝血药华法林和解热镇痛药双氯芬酸同时应用时，血浆中游离的华法林将明显增多，导致抗凝血作用增强或自发性出血。新生儿、婴幼儿、老年人体内血浆蛋白含量少，游离型药物多、药物作用强、持续时间短。因此，新生儿、婴幼儿、老年人的用药量要适当减少。

（2）药物与组织的亲和力：药物进入体内后，与各组织器官的亲和力不同。有些药物对某些组织有特殊的亲和力，使药物在该组织中浓度较高，表现出药物分布的选择性。如抗疟药氯喹在肝中浓度比血浆浓度高约 700 倍；碘主要集中在甲状腺，其浓度比血浆中浓度高约 25 倍。药物与组织的高亲和力成为药物对组织作用具有选择性的重要原因。

（3）药物的理化性质：脂溶性药物或水溶性小分子药物易透过毛细血管壁，由血液分布到组织；水溶性大分子药物或解离型药物难以透过毛细血管壁进入组织，如甘露醇由于分子较大，不易透过血管壁，静脉滴注后，可提高血浆渗透压，使组织脱水。

（4）体液的 pH：多数药物为弱酸性或弱碱性，进入体内分布时受到体液 pH 影响。生理情况下，细胞内液的 pH 约为 7.0，细胞外液 pH 约为 7.4，弱碱性药物易进入细胞内，在细胞内浓度较高；而弱酸性药物则不易进入细胞内，在细胞外液中浓度较高。因此，通过改变体液的 pH，可改变药物的分布。如抢救苯巴比妥（弱酸性药物）中毒时，可用碳酸氢钠碱化血液和尿液，促使脑细胞中的苯巴比妥迅速向血浆转移，并通过减少肾小管重吸收量，加速药物自尿液排出。

（5）组织器官血流量：药物分布的快慢与组织器官血流量有关。高灌注量的心、肝、肺和肾等组织，药物分布速度快，药量多；而低灌注量的肌肉、皮肤、脂肪等组织，药物分布速度慢，药量少。

（6）体内特殊屏障

①脑屏障：是血-脑、血-脑脊液及脑脊液-脑三种屏障的总称。水溶性、大分子或解离型的药物较难透过血-脑脊液屏障，而脂溶性高、非解离型、分子量小的药物易透过血脑屏障进入脑组织。此外，在脑部炎症时，血-脑屏障的通透性可增加，药物易进入脑组织。

②胎盘屏障：是指胎盘绒毛与子宫血窦间的屏障。胎盘屏障由数层生物膜组成，其

通透性与生物膜相似，几乎所有能通过生物膜的药物都能穿透胎盘屏障。只是到达胎盘的母体血流量少，药物进入胎儿血液循环相对较慢。因此，妊娠期间用药应谨慎，禁用对胎儿发育有影响的药物。

③血眼屏障：是血－视网膜、血－房水、血－玻璃体屏障的总称。全身给药时，药物在房水、晶状体和玻璃体等组织难以达到有效浓度，这是血－眼屏障造成的。所以，眼科用药多采取局部滴眼或眼周边给药，如结膜下注射、球后注射及结膜囊给药等，可提高眼内药物浓度，减少全身不良反应。

3. 药物的生物转化　药物在体内代谢酶的作用下，使其化学结构发生改变的过程，称生物转化（biotransformation），又称代谢（metabolism）。大多数药物经生物转化后，因失去药理活性而成为代谢产物排出体外，称灭活；有些药物经生物转化后，其代谢产物仍然具有药理活性；也有的前体药物进入机体后，需要经过生物转化，才能成为有活性的药物；而有的药物经过生物转化后，甚至产生有毒的代谢产物；也有的药物在体内几乎不被转化，以原形经肾排出体外。但大多数药物经生物转化后失去活性，并转化为极性高的水溶性代谢物，以利于排出体外。

（1）生物转化的方式：药物在体内的生物转化方式可分为两类，或称两相。

①Ⅰ相反应：包括氧化、还原和水解反应。通过Ⅰ相反应，大部分药物失去药理活性，少数药物被活化作用增强，甚至形成毒性代谢产物。

②Ⅱ相反应：即结合反应。药物及代谢产物在酶的作用下，与内源性物质如葡萄糖醛酸、硫酸等结合成无活性的、极性高的、水溶性大的代谢物经肾脏排出。

（2）生物转化的酶：大多数药物的生物转化主要在肝脏，部分药物的生物转化在其他器官进行，如胃肠、肾、肺等。药物进行生物转化需要酶的参与，体内药物转化酶主要有特异性酶和非特异性酶两大类。

①特异性酶：是存在于血浆、细胞质和线粒体中的多种酶系，能催化特定底物的代谢，如胆碱酯酶水解为乙酰胆碱。

②非特异性酶：主要存在于肝细胞的内质网中，为特异性较低的、具有混合功能的酶系，可转化为数百种化合物，是促进药物生物转化的主要酶系统，又称肝药酶。其主要特点是选择性低、活性和数量有限、个体差异性大、影响因素多。

（3）影响生物转化的因素

①药酶诱导剂和药酶抑制剂：有些药物可以改变肝药酶的活性，而影响药物代谢的速度，进而改变药物的作用强度和维持时间的长短。凡能增强药酶活性或促进药酶生成的药物，为药酶诱导剂，如苯巴比妥、苯妥英钠、利福平等。药酶诱导剂可以加速某些药物和自身生物转化，使药物疗效降低，这是药物产生耐受性的原因之一。凡能降低药酶活性或减少药酶生成的药物为药酶抑制剂，较常见的有异烟肼、西咪替丁等。药酶抑制剂能抑制某些药物和自身的代谢，使血药浓度增高、药效增强，甚至诱发毒性反应。因此，在联合用药时应予以注意（表1-1）。

表 1-1 常见的药酶诱导剂和药酶抑制剂对药物的影响

药物种类		受影响的药物
药酶诱导剂	苯巴比妥	苯妥英钠 甲苯磺丁脲 氢化可的松 地高辛 氯丙嗪 氨茶碱 多西环素 香豆素类药物 口服避孕药
	水合氯醛	双香豆素
	保泰松	氨基比林 可的松
	卡马西平	苯妥英钠
	苯妥英钠	可的松 甲苯磺丁脲 口服避孕药
	灰黄霉素	华法林
药酶抑制剂	利福平	华法林 甲苯磺丁脲 口服避孕药
	乙醇	苯巴比妥 苯妥英钠 甲苯磺丁脲 氨茶碱 华法林
	氯霉素	苯妥英钠 甲苯磺丁脲 香豆素类药物
	泼尼松龙	环磷酰胺
	甲硝唑	乙醇 华法林
	红霉素	氨茶碱
	环丙沙星 依诺沙星	氨茶碱
	阿司匹林 保泰松	华法林 甲苯磺丁脲
	吩噻嗪类药物	华法林
	异烟肼 对氨基水杨酸	华法林

②影响药酶的其他因素：影响药酶活性的其他因素主要有患者的生理因素、遗传因素、病理因素和环境因素等，会使药物的生物转化速度发生变化。

4. 药物的排泄 药物以原形或代谢产物经排泄器官或分泌器官排出体外的过程，称为排泄（excretion）。药物排泄的快慢可直接影响药物作用维持时间长短，排泄快的药物在体内停留时间短、作用维持时间也短；反之则长。药物及其代谢产物主要经肾脏从尿液排泄，其次经胆汁从粪便排泄。挥发性药物主要经肺随呼出气体排泄。药物也可经汗液和乳汁排泄。

（1）肾排泄：肾脏是最重要的排泄器官。除与血浆蛋白结合的药物外，游离型药物及其代谢产物均可经过肾脏排出体外。药物及其代谢产物经肾脏排泄的方式主要是肾小球滤过，其次是肾小管分泌。

①肾小球滤过：经肾小球滤过进入肾小管的药物，在肾小管可有不同程度的重吸收，重吸收量越多，其排泄速度越慢。重吸收的多少与药物的脂溶性、解离度、尿液量和尿液的 pH 有关。a.脂溶性高、非解离型药物重吸收多，排泄慢；水溶性药物则重吸收较少，排泄快。b.尿量增多，尿液中药物浓度降低，肾小管的重吸收减少，可加快

药物的排泄。c.尿液的 pH 可影响弱酸、弱碱性药物的解离度，从而也影响药物在远曲小管的重吸收。弱酸性药物在碱性尿液中的解离度增大，重吸收减少，排泄快；而在酸性尿液中的解离度减小，重吸收增多，排泄慢。弱碱性药物与之相反。临床可利用这一规律，通过改变尿液 pH 的方法以改变药物的排泄速度。如弱酸性药物苯巴比妥中毒时，可静滴碳酸氢钠以碱化尿液，促进苯巴比妥的解离，以加快排泄，达到解救中毒的目的。

在肾小管内，药物随着尿液的浓缩，其浓度逐渐升高，有的药物如链霉素，虽在肾小管内浓度比血液中浓度高几十倍，有利于泌尿系感染的治疗，但也增加了对肾的毒性作用；有的药物如磺胺类药物，在肾小管的浓度超过了其溶解度，可在肾小管内析出结晶，引起肾损害。所以，肾功能不全时，应禁用或慎用对肾有损害的药物。

②肾小管分泌：有些药物是在近曲小管由载体主动分泌进入肾小管。这些载体的选择性不高，同类药物之间有竞争性抑制现象，如丙磺舒和青霉素同用时，两药可竞争肾小管细胞上的有机酸载体转动系统，丙磺舒可抑制青霉素的主动分泌，提高青霉素的血药浓度，增强抗菌作用。

（2）胆汁排泄：有些药物及其代谢产物以主动转运的方式随胆汁排入肠道，再随粪便排出。经胆汁排泄的药物，胆道内药物浓度较高，可用于治疗胆道疾病，如红霉素、多西环素、头孢哌酮钠等治疗胆道感染。有些药物在肝细胞中与葡萄糖醛酸等结合后排入胆汁中，随胆汁排泄到小肠，在肠道内被水解为游离药物，又被小肠上皮细胞重新吸收进入门静脉，形成肠肝循环（enteral-hepatocirculation）。肠肝循环是药物在消化道内的重吸收，使药物作用时间延长。

（3）其他途径排泄：因乳汁较血液偏酸性，又富含脂质，所以脂溶性强或弱碱性药物易由乳汁排泄，如吗啡、氯霉素、阿托品等，故哺乳期妇女用药应予注意。此外，有些药物也可通过肺、汗腺、唾液腺和泪腺等器官排泄。

（三）药物浓度的体内动态过程

药物的体内过程是一个吸收、分布、生物转化和排泄交织在一起的、连续变化的动态过程，药物的血药浓度和作用强度随时间变化而动态地发生着变化。药物作用的产生与血药浓度有密切关系，每次用药量的多少、给药间隔时间等对药物作用都产生较大影响。

1. 消除与蓄积

（1）药物的消除：是指进入体内的药物，经过分布、生物转化和排泄，使血药浓度不断衰减的过程。药物消除的方式主要有恒比消除和恒量消除两种类型。

①恒比消除：是指单位时间内，体内药量以恒定的比例消除，又称一级消除动力学。血液中药物的消除速率与血药浓度成正比，即血药浓度高，单位时间内消除的药量多；当血药浓度降低后，药物消除速率也成比例下降。机体消除功能正常，体内药量未能超过机体的最大消除能力时，如大多数药物在治疗量时的消除呈恒比消除。

②恒量消除：是指单位时间内，体内药量以恒定的速率消除，又称零级消除动力

学，即单位时间内消除的药量相等。血液中药物的消除速率与血药浓度无关。机体消除功能低下或用药剂量过大超过机体的最大消除能力时，机体恒比消除达饱和，此时药物按恒量消除，待血药浓度下降至较低浓度后则转为恒比消除。

（2）药物的蓄积：是指连续多次给药，当药物吸收的速率大于消除速率时，体内药物不能及时消除，而使血药浓度逐渐升高的过程。临床用药时，可利用药物蓄积，使血药浓度达到有效水平，达到理想的治疗效果。但药物在体内蓄积过多、血药浓度过高时，则会引起药物的蓄积中毒，在用药护理过程中应当加以注意。

2. 时量关系和时效关系　药物进入体内，随着吸收、分布、生物转化和排泄的进行，血药浓度及药物作用强度也会随之变化，这种变化可用时量关系和时效关系来表示。

（1）时量关系：是指体内血药浓度随时间变化的动态过程。给药后不同时间采集血样，测定血药浓度，以时间为横坐标，血药浓度为纵坐标，得到体内血药浓度随时间变化的曲线，为时－量关系曲线。

（2）时效关系：是指药物的作用强度随时间变化的动态过程。以时间为横坐标，药物的作用强度为纵坐标，得到的药物作用强度随时间变化的曲线为时－效关系曲线。以非静脉一次给药为例，药物时量关系和时效关系经历以下三个阶段（图1-3）。

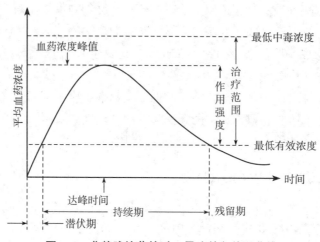

图1-3　非静脉给药的时－量（效）关系曲线

潜伏期：给药后，血药浓度逐渐上升，形成曲线的上升部分，即药物的吸收分布过程。在达到最低有效浓度、出现疗效前的一段时间，称为潜伏期。主要反映药物被吸收并分布到达作用部位的过程，即反映药物的起效快慢。在紧急抢救时，更要考虑药物的起效时间。

持续期：当药物的吸收速度和药物的消除速度相等时，血药浓度达到峰浓度；从给药时间至峰浓度的时间，称达峰时间。随着药物吸收量的减少，血药浓度逐渐下降而形成曲线的下降部分，此为药物的消除过程，即生物转化和排泄过程。当达到最低有效浓度时，药物作用开始消失。从药物疗效出现到作用基本消失，是维持有效浓度或基本疗效的时间，称持续期。持续期的长短与药物的吸收和消除速率有关，主要反映药物的吸收与消除速度。

残留期：将体内药物浓度已降低至有效浓度以下，但又未从体内完全消除的时间，称残留期。虽无疗效但可出现残存效应，残留期的长短与消除速率有关。因此，在临床用药时，为了更好地发挥药物的疗效，防止蓄积中毒，应测定患者的血药浓度，以便确定合理的给药剂量和给药间隔时间。

3. 生物利用度和药物半衰期

（1）生物利用度：是指给药后药物制剂实际吸收进入血液循环的药量占所给总药量的百分率。即

$$生物利用度 = \frac{吸收进入体循环的药量}{给药剂量} \times 100\%$$

静脉注射给药时，药物全部进入血液循环，生物利用度为100%。生物利用度是评价药物吸收率、药物制剂质量或生物等效性的一个重要指标。

（2）药物半衰期（$t_{1/2}$）：是指血浆药物浓度下降一半所需要的时间，反映了药物在体内的消除与蓄积情况。对于符合恒比消除的药物来说，其半衰期是恒定的，不随血药浓度的高低和给药途径的变化而改变。但肝、肾功能不良时，药物的半衰期可能延长，易发生蓄积中毒，用药护理过程中应加以注意。

半衰期在用药护理过程中的意义：①药物分类的依据。根据药物的半衰期，将药物分为短效类、中效类和长效类。②作为确定给药间隔时间的参考值。一般以一个半衰期为给药间隔时间。半衰期长，给药间隔时间长；半衰期短，给药间隔时间短。③预测药物达稳态血药浓度的时间。以半衰期为给药间隔时间，分次恒量给药，经4~5个半衰期后可达稳态血药浓度。④预测药物基本消除的时间。停药4~5个半衰期后，即可认为药物基本消除（表1-2）。

表1-2　恒比消除药物的消除和蓄积

半衰期数	一次给药		连续恒速恒量给药后体内蓄积药量（％）
	消除药量（％）	体存药量（％）	
1	50.0	50	50.0
2	75.0	25	75.0
3	87.5	12.5	87.5
4	93.8	6.2	93.8
5	96.9	3.1	96.9
6	98.5	1.6	98.4
7	99.2	0.8	99.2
8	99.7	0.4	99.7

4.稳态血药浓度 恒比消除的药物，以半衰期为给药间隔时间，连续恒量给药后，体内药量逐渐累积，经5个半衰期，血药浓度达到的稳定有效的血药浓度水平，称为稳态血药浓度（图1-4），又称为坪值或坪浓度。此时，药物的吸收量与消除量基本相等，不会发生药物在体内的继续蓄积。但稳态血药浓度不是一个绝对的稳定值，而是在一定的范围内波动，其影响因素包括每次用药剂量的大小、用药间隔时间等。如临床需要血药浓度立即达到坪值时，口服给药可采取首次剂量加倍的方法，只需要一个半衰期，血药浓度即可达到坪值，首次给药剂量称为负荷剂量。

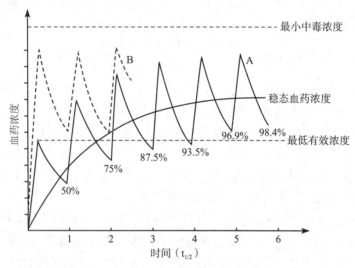

图1-4 以半衰期为间隔给药的药–时曲线
A：剂量D，间隔$t_{1/2}$ B：首次剂量2D，间隔$t_{1/2}$

三、影响药物作用的因素

（一）药物方面的因素

1.药物的剂型 同一种药物可有多种不同的剂型，如片剂、胶囊剂、冲剂、乳剂等，不同药物剂型的生物利用度不同，作用维持时间不同，所产生的疗效也可能不同。如胶囊剂比片剂吸收快，缓释制剂和控释等药效维持时间更长。

2.药物的剂量 药物的剂量就是药物的用药分量。用药剂量的大小是影响血药溶液高低的重要因素之一，在一定范围内，剂量越大，血药浓度越高，则作用越强。但当血药浓度超过一定范围时，则可能发生中毒，甚至死亡。故临床用药时，应严格掌握用药剂量，充分发挥药物的疗效，减少不良反应的发生。

3.给药途径 给药途径影响药物的吸收、药物作用产生的速度和维持时间，甚至不同的给药途径产生性质不同的药物作用，如硫酸镁溶液口服时产生导泻作用，而注射给药时则产生降压和抗惊厥作用。

4.联合用药 是指两种或两种以上的药物同时或先后序贯使用，又称配伍用药。联合用药的目的是为了提高疗效、减少不良反应或防止耐受性发生。但不合理的多药联用，也常导致药物间不良的相互作用，从而降低疗效、加重不良反应甚至产生药源性疾病。因此，多药联用时，应注意可能发生的药物不良相互作用。两种或多种药物合用或先后序贯使用时所引起的药物作用和效应变化，称药物的相互作用。药物的相互作用可使药效加强，也可使药效降低或不良反应加重。因此，用药护理过程中要予以注意。

（1）配伍禁忌：是指药物在体外配伍时所发生的物理、化学变化，降低疗效，甚至产生毒性反应而影响药物的使用。因此，在用药护理过程中，若多种药物联合用药时，应认真核对药物的配伍禁忌表，尤其是注射剂在混合使用或大量稀释时容易产生化学或物理变化，故静脉滴注时尤其应注意配伍禁忌，避免发生严重后果。

（2）药效学方面的相互作用：联合用药时，表现为药物效应增强的，称协同作用。如吗啡与阿托品合用治疗胆绞痛，前者具有镇痛作用，后者可解除胆道痉挛，两药合用，可使疗效增强；联合用药时，表现为药物效应减弱的，称拮抗作用，如沙丁胺醇的扩张支气管作用可被普萘洛尔所拮抗，两药合用，可使前者的作用减弱。

（3）药动学方面的相互作用：联合用药时，一种药物影响到另一种药物的吸收、分布、生物转化和排泄，而使其作用或效应发生变化。如青霉素与丙磺舒合用时，丙磺舒可使青霉素排泄减慢而使青霉素作用增强。

5.给药的次数和时间 每日给药的次数应根据具体药物在体内的消除速度和病情需要而定，药物半衰期是给药间隔的基本参考依据。大多数药物给药可按 3～4 次 / 天，在体内消除快的药物，其半衰期短，应增加给药次数；而半衰期长的药物可适当减少给药次数，如 1～2 次 / 天。这样可较好维持有效血药浓度，且不会引起蓄积中毒。

在临床用药中，给药的时间需根据具体药物而定。如催眠药应在睡前使用；助消化药需在饭前或饭时服用；刺激性较大的药物应在饭后服用，可减少对胃肠道的刺激。此外，机体在昼夜 24 小时内的不同时间对药物的敏感性不同，呈现昼夜节律性变化，如驱虫药在清晨空腹或半空腹时服用效果最好。

考点链接

患者，男，61 岁。患有多种慢性病，同时服用下列几种药物，宜饭前服用的药物是（　　）

A.阿司匹林　　　B.布洛芬　　　C.氨茶碱　　　D.健胃消食片　　　E.红霉素

解析：助消化药需在饭前或饭时服用，故答案为 D。

（二）机体方面的因素

1.年龄 机体的某些生理功能，如肝肾功能、体液与体重的比例、血浆蛋白结合率等，可因年龄而异。年龄对药物作用的影响，在小儿和老年人方面体现得尤为突出。《中国药典》所规定的药品常用量是适用于 18～60 岁的成人用量。儿童、成年人及老年人的生理特点不同，对药物的反应不同，因此用药剂量也应有所区别。

儿童正处于生长发育阶段，各种生理功能及自身调节功能尚未发育完全，对药物的反应比较敏感。如儿童的血－脑屏障发育不完善，一些药物易于透过血脑屏障而引起不良反应，肝肾功能发育不充分，对药物的代谢和排泄能力弱，骨骼和牙齿生长迅速，易受到药物的影响等。因此，儿童用药必须谨慎遵守儿科用药原则，加强用药护理。

老年人由于各组织器官功能逐渐减退，肝肾功能逐渐减弱，对药物的生物转化和排泄能力下降；血浆蛋白量较低，脂肪在机体中含量增高，导致药物分布发生变化；动脉硬化、心血管反射减弱，应用心血管药物导致血压异常、心律失常等。因此，老年人应慎重用药，一般给药剂量为成人剂量的 3/4。在敏感性方面，老年人与成年人也有不同。老年人对中枢神经抑制药、心血管系统药、非甾体抗炎药等药物的反应很强烈，易致严重不良反应，应当慎用。此外，老年人的记忆力大多有所减退，用药依从性较差，在用药护理过程中，应当详细向老年患者讲解服药方法，并进行监护，防止因错误使用而致无效或产生毒性。

2. 性别 一般情况下，除性激素外，性别对药物反应通常无明显差异。但也有例外，如男性对阿司匹林的清除率高于女性 60%。女性在特殊生理期的用药应慎重，如月经期不宜使用泻药和抗凝血药，以免引起盆腔充血、月经增多；妊娠期慎用各种药物；哺乳期因药物可通过乳汁影响乳儿，故必须用药时，应酌情停止哺乳。

3. 个体差异 在年龄、性别、体重相同的情况下，大多数人对药物的反应是相似的，但少数人用药也存在质和量的差异。其中，量的差异表现为高敏性和耐受性。如有的患者对某些药物特别敏感，应用较小剂量即可产生较强的作用，称为高敏性；也有患者对药物敏感性低，必须使用较大剂量才能产生治疗作用，称为耐受性。耐受性分为先天耐受性和后天耐受性：先天耐受性是指首次用药时就引起的药物反应性下降；后天耐受性是指长期反复用药后引起的药物反应性下降，但停药一段时间后，其敏感性可以恢复。质的差异有变态反应和特异质反应。

4. 遗传因素 遗传因素是影响药物反应个体差异的决定性因素之一。遗传变异可使部分药物的药效、药动学发生变化，如患者体内葡萄糖 6-磷酸脱氢酶缺乏时，当使用阿司匹林、伯氨喹、维生素 K、磺胺类药等药物时，可引发溶血反应；当患者肝脏内维生素 K 环氧化物还原酶发生变异时，与香豆素类抗凝血药的亲和力降低，使其药效下降而产生耐受性。

5. 病理因素 病理因素能影响机体对药物的敏感性及药物的体内过程，从而影响药物的作用。如解热镇痛药可使发热者的体温下降，而对正常人的体温无影响。患者在中枢系统抑制的病理状态下，能耐受较大剂量的中枢兴奋药而不惊厥。病理因素也能改变机体处理药物的能力，如肝肾功能低下时，会影响药物的生物转化和排泄，使药物的清除速率降低、半衰期延长、血药浓度增高、效应增强以及产生严重的不良反应。此外，一些药物可诱发或加重疾病，如糖皮质激素可诱发或加重溃疡病和糖尿病等。因此，病理状态下进行用药护理时，应高度重视并密切观察。

6. 心理因素 患者的心理因素与药物的疗效密切相关。焦虑、恐惧、悲观失望的消极情绪，可影响药物的治疗效果；而乐观、主动的积极状态，则可提高药物疗效；对药物的信任、依赖程度也可以提高药物的疗效。为此，用药护理过程中，要给予患者同情和理解，从社会和心理角度分析患者的用药心理，运用各种手段帮助患者解除精神压力，鼓励患者战胜疾病，积极配合药物治疗，以便使药物发挥更好的疗效。

四、用药方案的制订和执行

（一）用药方案的制订

1. 用药方案设计的原则 用药方案是医生在明确诊断之后，根据患者的病情需要所制订的药物治疗方案，门诊患者采用处方形式，住院患者采用医嘱形式。用药方案设计应当遵循以下原则：明确诊断，谨慎用药；科学遴选，合理用药；因人而异，个体化用药；对因治疗和对症治疗并重；根据病情变化及时调整药物治疗方案。

2. 处方

（1）处方的结构：现行处方的基本结构由前记、正文和后记三个部分构成。

①前记：主要包括医疗机构名称、门诊或住院病历编号、处方编号、科别或病区和床位号、患者姓名、性别、年龄、临床诊断和开写处方日期等。

②正文：以 Rp 或 R（拉丁文 Recipe "请取" 的缩写）标示开头，分列药物名称、剂型、规格、数量和用法用量。

③后记：主要包括医师签名或专用签章、药品金额及调配、审核、核对、发药药师签名或专用签章。

（2）处方的书写要求

①处方必须在专用处方笺上用钢笔或圆珠笔书写，亦可用打印机打印。要求字迹清晰、内容完整、剂量准确，不得随意涂改，若有涂改，医师必须在涂改处签名或签章并注明修改日期，以示负责。

②处方中药品或制剂名称一般以《中国药典》规定的中文或英文名书写，《中国药典》未收录的药品可用通用名，不得用自行编制的缩写名或代号。书写药品名称、剂量规格、用法用量要准确规范，不得使用 "遵医嘱" 或 "自用" 等含糊不清的字句，用法可使用规范的外文缩写词（表 1-3）。

③处方中每一种药物名称各占一行，制剂规格和剂量写在药名后面，用药方法另起一行写在药名下面。若开两种以上药物制剂时，应按主药和辅药的顺序来书写。

④处方中药物剂量的单位应采取国际衡量公制单位，固体或半固体药物以克（g）为单位；液体药物以毫升（mL）为单位。在开写处方时可省略 "g" 或 "mL" 字样，如 10g（mL）可写成 10.0。除此以外，其他计量单位如毫克（mg）、微克（μg）、单位（U）、国际单位（IU）等不能省略，必须写明如 "10 毫克" 应写成 "10mg"。

表 1–3　常用处方外文缩写词

外文缩写	中文译意	外文缩写	中文译意	外文缩写	中文译意
a.m.	上午	p.o.	口服	q.d.	每日 1 次
p.m.	下午	ID	皮内注射	b.i.d.	每日 2 次
12n	中午 12 时	H	皮下注射	t.i.d.	每日 3 次
12mn	午夜 12 时	IM 或 i.m.	肌内注射	q.i.d.	每日 4 次
a.c.	饭前	IV 或 i.v.	静脉注射	q.o.d.	隔日 1 次
p.c.	饭后	IV/gtt	静脉输液	b.i.w.	每周 2 次
Hs	临睡前	g	克	q.m.	每晨 1 次
stat!	立即	mL	毫升	q.n.	每晚 1 次
cito!	急速地	gtt	滴剂	q.h.	每小时 1 次
DC	停止	Inj	注射剂	q.2h.	每 2 小时 1 次
Prn	必要时（长期）	Tab	片剂	q.3h.	每 3 小时 1 次
SOS	需要时（限用 1 次）	Caps	胶囊剂	q.6h.	每 6 小时 1 次
ad	加至	Ung	软膏剂	q.2d.	每两日 1 次
aa	各	Mist	合剂	pr.dos	顿服，一次量

⑤处方中药物剂量一律用阿拉伯数字表示，写在药物制剂名称后面。制剂浓度常用百分浓度表示。

⑥处方中药物应用的剂量应是常用量，一般不应超过极量，如因病情需要超过极量时，医生应在所用剂量旁加"！"并加盖章，以示对患者的用药安全负责。

⑦处方中开写的药物总量一般以 3 日为宜，7 日为限。慢性病或特殊情况可适当增加。

⑧急诊处方应在处方笺左上角写"急"或"cito"字样，以便优先发药。

⑨处方只限当日有效，过期需经医师更改日期并签字方能生效。

⑩处方中任何差错和疏漏都必须经医师修改，如缺药建议代用品，必须通过医师重新开方或修改后签字方可调配。

（3）处方的颜色：①普通处方为白色；②急诊处方为淡黄色，右上角标注"急诊"；③儿科处方为淡绿色，右上角标注"儿科"；④麻醉药品和一类精神药品处方为淡红色，右上角标注"麻"或"精一"；⑤二类精神药品处方为白色，右上角标注"精二"。

（4）处方示例

×××市人民医院处方笺

患者编号：1000417122

姓名：边尚明	性别：男	年龄：33 岁	工作单位：
收费类别：自费	就诊科室：内科		医嘱日期：2014 年 10 月 9 日　10：21

诊断：

 Rp

  ①青霉素 G 钠注射剂　　　　　　80 万 U×6

   sig：一次 80 万 U　　i.m.　　　b.i.d.　　（皮试）

  ②氨茶碱片　　　　　　　　　　0.1g×18 片

   sig：0.1g　　　　　p.o.　　　t.i.d.

医师签名：	审核：	调剂：
核　对：	发药：	

注：处方当日有效，涂改无效！

---

3. 医嘱　医嘱是医师为住院患者制订各种诊疗护理和膳食的具体措施，而医嘱单是医师拟订诊疗计划的记录和护士完成诊疗计划核查的依据。医师书写医嘱必须写在医嘱单上，然后由护士按医嘱种类分别转抄至护理执行（治疗）本上。医嘱必须经医师签名后方能生效，护士一般不执行口头医嘱，在抢救或手术过程中医师下达的口头医嘱，护士必须复诵一遍，双方确认无误后方可执行并应及时补记。

（1）医嘱的种类：主要有长期医嘱、临时医嘱和备用医嘱。

（2）医嘱的内容：包括医嘱的日期，护理常规与级别，隔离种类，饮食，体位，各种检查及治疗，药物的名称、剂量和用法，医师、护士签名。

（3）医嘱中药品书写的基本格式：书写格式依次为剂型名、药名（药物浓度）、每次用药量、给药次数、途径、时间和部位等。医嘱与处方书写格式的不同点是医嘱无 Rp 或 R（请取）、Sig（用法）字样；无需写出规格量、总量，其余相同。

（二）用药方案的执行

医师根据诊断在确定用药方案后，护士要认真执行用药方案，在执行过程中具体做到：

1. 认真阅读医嘱，了解使用的药物、药物剂型、用药剂量和用药方法等。

2. 了解是单独用药还是联合用药，若是联合用药，则需要检查药物之间是否有配伍禁忌，药物之间是否有不良的相互作用。

3. 了解患者的病史、用药史、过敏史等，分析用药是否合理，若有疑问及时与医师沟通，经医师同意后方可调整用药方案。

4.需要做过敏试验的药物，必须按照要求规范操作，认真观察，明确判断，并密切观察患者的变化，防止发生过敏反应。

5.掌握所用药物可能引起的不良反应，不良反应发生的时间、早期症状和体征，以及减轻和防止不良反应的措施等；注意观察，做好记录，并主动询问和检查有关症状，以便能及时发现和处理，避免药源性疾病的发生。

第三节　药物应用护理基本知识

一、护士在药物应用护理过程中的岗位职责

药物治疗是临床医疗的基本措施，是应用最广泛的治疗方法。药物治疗涉及医师、护士和药师，三者各司其职、密切配合，共同负责对患者的治疗。护士是医嘱的直接执行者，理想的药物治疗效果不仅要依靠医师和临床药师制订合理的用药方案，更要依赖护士科学、严格地执行用药方案以及良好的用药护理。在临床药物治疗过程中，护士既是药物治疗的实施者，也是药物治疗的监护人。因此，护士在药物治疗过程中有着重要的作用和地位。

课堂互动

护士在药物应用护理中的职责有哪些？

（一）医院护理岗位的职责

1.执行用药医嘱前（用药前）

（1）按照护理程序对患者进行护理评估，了解患者的病情和医生的诊断、辅助检查有关的结果（如营养状况，心、肺、肝、肾功能及血象等），以及心理状态、社会支撑等各方面的情况。

（2）了解患者的病史和用药史，包括患者近期使用过的药物和正在使用的药物及对药物的反应等，特别要注意用药禁忌证和药物过敏史。对可能发生严重过敏反应的药物，通过皮肤过敏试验等方法确定是否可以使用。

（3）熟悉所用药物的药理作用、应用、给药途径、剂量、用法、不良反应、注意事项、相互作用和禁忌证等，并明确医生用药的目的。若对用药医嘱有疑问时，应及时与医生沟通。

（4）注意检查注射剂的外观、有效期等，避免医疗差错和事故的发生。

2.执行用药医嘱时（用药中）

（1）严格按照医嘱给患者用药，并指导患者正确用药。

（2）严格执行"三查、七对、一注意"的原则，即用药前、用药中和用药后都要核对床号、姓名、药名、药物剂量、药物浓度、用药方法和用药时间。

（3）注意观察药物的疗效和不良反应，并做好记录。同时，主动询问和评估患者有无不适反应，特别注意老年人、儿童用药时的不良反应。若药物反应剧烈，如发生过敏性休克等严重不良反应，应及时向患者解释并报告医生，采取临时性的护理措施。

（4）注意正确分配服药时间和指导患者服药。同时，在用药期间，应向患者介绍有关饮食注意事项，指导患者正确配合治疗，以提高药物疗效，减少毒副反应。

（5）加强与患者的心理沟通，以缓解用药时的紧张情绪，增强患者坚持用药和战胜疾病的信心。同时，结合用药的实际情况，主动向患者讲解药名，解释用药目的、药物作用与用途、药物用法、用药注意事项、可能发生的不良反应及处理措施等，使患者在心理上有所准备，从而提高患者用药的依从性，增强其对药物不良反应和药源性疾病的防范意识，成为用药护理的主动合作者。

3. 执行用药医嘱后（用药后）

（1）密切观察用药后患者的病情变化，观察药物是否发挥疗效。

（2）根据药物可能出现的不良反应，做出护理诊断，制订相应护理措施。

（3）根据医嘱对患者进行用药指导，不得擅自调整用药方案，使患者能够合理使用药物，确保用药安全有效。

（二）社区和家庭护理的职责

1. 指导患者正确选择药物，并告知用药剂量、用法、药物配伍、药物与食物禁忌、药物的保管方法、疗效观察，以及可能出现的不良反应和防治措施等用药护理知识。

2. 对社区和家庭出现的紧急情况，能根据病情进行初步药物应急处理，为进一步抢救治疗争取时间。

3. 宣传药物的预防保健作用，指导人们正确使用预防保健药物，提高机体防病、抗病能力。

二、常用给药途径及护理

（一）口服给药

口服给药方法简便安全，用药时视具体药物和病情而定，需要吞服的药物通常应用40℃ ~ 60℃温开水送下，不要用茶水服药；有刺激性的液体药，应用吸管吸服后漱口，以保护牙齿；缓释片、肠溶片、胶囊吞服时不可嚼碎；舌下含片应放舌下或两颊黏膜与牙齿之间待其溶化。

（二）注射给药

皮内注射主要用于过敏试验，注射后注意观察局部红肿等反应；皮下注射和肌内注射应注意缓慢注射药物，如遇刺激性强的药物宜深部注射，并常更换注射部位，以免引起疼痛、局部炎症和硬结。

（三）静脉给药

静脉注射时的推注速度宜慢，且严密观察患者反应；静脉点滴时，要认真核对"静脉药物配伍禁忌表"，只有在药物没有配伍禁忌时方可配伍；注意调整静脉点滴速度，不同的药物静脉点滴速度不同，如氯化钾滴速宜慢、甘露醇滴速宜快等；静脉点滴过程中，应30分钟观察患者一次，随时了解情况，以便及时发现不良反应；需要避光的静脉点滴药物，应在输液瓶上用黑布或输液用避光布罩遮光。

1. 静脉给药的配伍禁忌 当两种或两种以上药物同时静脉给药时，如注射剂混合在同一注射器内静脉推注或不同药物相继加入同一输液瓶内静脉点滴或不同溶剂溶解粉针剂等，可能会出现浑浊、沉淀、变色、产生气体等现象，多使药物失效、减效或毒性增强。外观正常而药物性质已经改变或效价降低亦属于静脉给药的配伍禁忌。发生配伍禁忌的原因与药液的 pH、注射液溶剂的改变等多种因素有关。

（1）药液的 pH：药物溶液保持稳定，常需一定的 pH。如 pH 升高，可使去甲肾上腺素（pH3.5～4.5）、毒毛花苷 K（pH5.0～6.0）作用减弱或消失；pH 降低，可使氨茶碱（pH8.6～9.3）作用减弱或消失。pH 相差较大的注射液配伍时易发生变化，如弱酸性的维生素 C（pH5.8～6.9）与弱碱性的氨茶碱溶液混合时，外观无变化，但药效降低，不能配伍。

考点链接

患者，女，37岁。诊断为急性肠炎。按医嘱0.9% 氯化钠溶液500ml IV/gtt。患者从上午8点30分开始输液，输液器点滴系数为20。护士根据情况把输液速度调整至40滴/分，预计输液完成的时间为（　　　）

A. 上午10时56分 　　　B. 上午11时30分 　　　C. 中午12时40分

D. 下午1时30分 　　　　E. 下午2时30分

解析：根据：静滴速度＝输入液体总量（mL）/ 输液时间（min）× 静滴系数

则：输液时间（min）＝输入液体总量（mL）/ 静滴速度 × 静滴系数＝

500mL/40×20 ＝ 250min

故答案为 C。

（2）注射液溶剂的改变：注射液的溶剂改变后，也可发生沉淀。注射液的溶剂大多为注射用水，作为稀释用的输液也为水溶液。某些药物因水溶性小，其注射液常采用非水溶剂，如乙醇、丙二醇和甘油等。因此，不同溶剂的注射液混合时，可出现沉淀，如氢化可的松注射剂（乙醇溶液）与氯化钾注射剂（水溶液）混合时，可产生氢化可的松的沉淀。

2. 药液配制注意的问题 药液配制须在光线充足的条件下配制；须注意力高度集中；须查对标签三次（取注射液时、配液时、放空瓶或安瓿时）；须检查失效期，弃去过期药品；须检查澄明度，若出现变色或异常沉淀，则不可使用；所用消毒器材，须严格无菌操作；须用指定的溶液稀释，剂量准确，浓度适当；粉末药须充分溶解后吸取，稠厚油类药液须加温融化后再吸取；药液必须充分混匀，输液内不得有不溶物存在；当加入药物时，须记录药名、剂量、日期及加药时间，并在输液瓶、袋上注明；弃去空瓶及其中剩余药液；用过的针头及注射器必须放在适宜容器内；对于水溶液不稳定的药物如青霉素，必须使用时新鲜配制，并在规定时间内用完。

3. 静脉点滴速度的计算

静滴速度（滴数 / 分）＝输入液体总量（mL）/ 输液时间（min）× 静滴系数

静滴系数：为每毫升输液的滴数（滴数 / 毫升）。根据墨菲管的粗细及输液特点而定，一般输液为 15 ~ 20 滴 / 毫升，全血为 10 ~ 12 滴 / 毫升。

实践 1 常用实验动物的捉拿和给药方法

【工作任务】

1. 观察常用实验动物的习性。
2. 学会常用实验动物的捉拿和给药方法。

【用物及器械】

1. 动物 小白鼠 3 ~ 4 只，家兔 2 只。

2. 药品 0.9% 氯化钠注射液。

3. 器材 婴儿秤、1mL 注射器（5 号针头）、2mL 注射器（6 号针头）。

【操作规范】

1. 小白鼠的捉拿方法和给药方法

（1）捉拿方法：用右手捉住小白鼠尾巴将尾提起，放置于鼠笼上或其他易攀抓处，轻轻向后牵拉鼠尾，趁其不备，用左手拇指和食指捏住其两耳间及头部皮肤，使腹部向上，屈曲左手中指使鼠尾靠在上面，然后以无名指及小指压住鼠尾，使小鼠完全固定，并保持头颈部平直（图 1-5）。

（2）腹腔注射法：以左手固定小白鼠，使腹部在上面，头部下倾，右手持注射器，从其一侧（左侧或右侧均可）后腿根部与腹壁成 45° 角刺入皮下，并向其头端推进针头的 2/3 刺入腹腔（图 1-6）。此时，应有落空感，回抽无物，即可推入药液（0.9% 氯化钠注射液）。注射量一般为每次 0.1 ~ 0.2mL/10g，每只不超过 0.5mL。

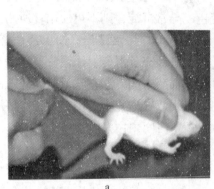
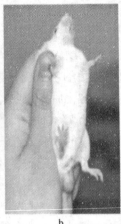

a
b

图 1-5　小白鼠的捉拿方法

2.家兔的捉拿方法和给药方法

（1）捉拿方法：用左手抓住颈背部皮肤将兔提起，以右手托住其臀部，使兔呈坐位姿势（图 1-7）。

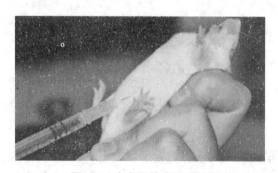

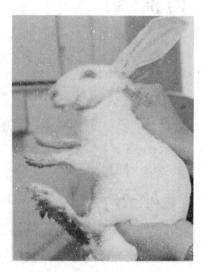

图 1-6　小白鼠的腹腔注射方法

图 1-7 家兔的捉拿方法

（2）给药方法

①耳缘静脉注射法：将家兔置于兔固定器中，剪去耳壳外缘的毛，选择一条比较明显的耳缘静脉，用酒精棉球涂擦皮肤，使血管显露。用左手拇指和中指捏住家兔的耳尖，食指垫于耳下拟进针的部位，右手持注射器，从近耳尖处将针头刺入血管（图 1-8）。如无阻力并见全条血管立即发白，表明针头已进入血管内，可将药液缓慢注入。若有阻力或见局部发白隆起，系针头未刺入血管，应拔出针头，移向前面部分重新穿刺。注射完毕后，用干棉球压住针眼，拔出针头，继续压迫数分钟，以防出血。家兔的

静脉注射量，一般药液为 0.2 ~ 2.0mL/kg，等渗药液可达 10mL/kg。

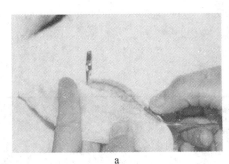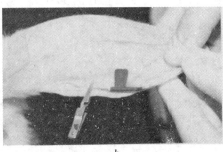

图 1-8 家兔的耳缘静脉注射方法

②肌内注射法：由两人合作进行。一人固定家兔，一人将注射器针头刺入家兔后肢外侧肌内注入药液。药液注射量为 1.0mL/kg。

【注意事项】

1. 小白鼠腹腔注射进针部位不宜过高、针头刺入不宜过深，以免伤及内脏。
2. 捉拿家兔时，不宜单手提其双耳、四肢或腰部，以免造成这些部位的损伤。

实践 2　药物剂量对药物作用的影响

【工作任务】

1. 观察药物在不同剂量时，对药物作用的影响。
2. 学会小白鼠的捉拿和腹腔注射法。

【用物及器械】

1. 动物　小白鼠 3 只。
2. 药品　2%、4%、6% 尼可刹米注射液。
3. 器材　烧杯（1000mL），1mL 注射器（5 号针头）3 支。

【操作规范】

1. 取小白鼠 3 只，称重，编号，分为 3 组，分别放入烧杯（1000mL）内。
2. 观察并记录 3 组小白鼠的正常活动情况。
3. 按 0.1mL/10g 的剂量，3 组小白鼠分别腹腔注射给药。1 号小白鼠注射 2% 尼可刹米注射液；2 号小白鼠注射 4% 尼可刹米注射液；3 号小白鼠注射 6% 尼可刹米注射液。
4. 将给药后的小白鼠放回烧杯（1000mL）内，分别观察 3 组小白鼠给药后的活动情况，有无兴奋、竖尾、惊厥等，甚至出现死亡，并记录药物作用的现象和产生作用的时间，比较 3 组小白鼠反应的程度和发生的快慢。

【结果与讨论】

1. 结果

小白鼠	体 重	药物及剂量	给药前情况	用药后反应	发生时间
1 号					
2 号					
3 号					

注：惊厥是指四肢、躯干和颜面骨骼肌非自主的强直与阵挛性抽搐，常为全身性、对称性，伴有或不伴有意识丧失。

2. 讨论　依据实验结果，分析剂量不同对药物作用的影响，说明用药护理过程中，严格掌握用药剂量的重要性。

实践 3　药物给药途径对药物作用的影响

【工作任务】

1. 观察不同的给药途径对药物作用的影响。
2. 学会家兔的捉拿和耳缘静脉注射法、肌内注射法。

【用物及器械】

1. 动物　家兔 2 只。
2. 药品　5% 异戊巴比妥钠注射液。
3. 器材　婴儿秤、注射器（5mL）2 支、5 号针头和 7 号针头各 1 个。

【操作规范】

1. 取家兔 2 只，编号，称重，观察并记录正常活动情况。
2. 按 1mL/kg 的剂量，分别注射 5% 异戊巴比妥钠注射液。1 号家兔耳静脉注射；2 号家兔肌内注射。
3. 将给药后的家兔置于笼中，记录给药时间，并观察给药后两家兔翻正反射消失时间及呼吸抑制程度，记录反应现象和发生时间，比较两兔反应的程度和发生的快慢。

【结果与讨论】

1. 结果

家兔	体重	药物及药量	给药途径	用药后反应	发生时间
1号			静脉注射		
2号			肌内注射		

注：翻正反射是指动物可保持正常姿势，若呈仰卧状态，动物会立即翻正过来。中枢神经受到抑制后，动物的翻正反射消失。

2. 讨论 依据实验结果，联系临床实际，说明根据病情选择不同给药途径的现实意义。

实践 4 静脉给药速度对药物作用的影响

【工作任务】

1. 观察不同静脉注射速度对药物作用的影响。
2. 学会家兔的捉拿和耳缘静脉注射法。

【用物及器械】

1. 动物 家兔 2 只。
2. 药品 5% 氯化钙注射液。
3. 器材 婴儿秤、兔固定器 2 个、注射器（20mL）2 支、7 号针头和婴儿头皮输液针头各 1 个。

【操作规范】

1. 取家兔 2 只，编号，称重，观察并记录其正常活动，特别是呼吸、心跳和肌张力。
2. 按 5mL/kg 的剂量，由耳缘静脉注射 5% 氯化钙注射液，1 号兔快速静脉注射（5 ~ 10 秒内推注完）；2 号兔缓慢静脉注射（4 ~ 5 分钟内推注完）。
3. 观察并记录两只家兔活动、呼吸、心跳的变化，特别注意是否有心脏停搏。

【结果与讨论】

1. 结果

家兔	体重	给药前家兔情况	药物及剂量	给药速度	用药后家兔反应
1号					
2号					

2. 讨论 依据实验结果，联系临床实际，说明根据病情选择不同静脉给药速度的现实意义。

同步训练

【A1 型题】

1. 药物是指（　　　）
   A. 预防、诊断疾病的物质 　　　 B. 预防、治疗疾病的物质
   C. 治疗疾病的物质 　　　 D. 诊断疾病的物质
   E. 改变或查明机体的生理功能及病理状态，用以预防、诊断和治疗疾病的物质

2. 药物应用护理的主要内容有（　　　）
   A. 药物的药理作用、临床应用、主要不良反应和用药护理
   B. 药物的药理作用、临床应用
   C. 药物的临床应用和不良反应
   D. 药物的作用和用药护理
   E. 药物的不良反应和用药护理

3. 药效学是研究（　　　）
   A. 药物的疗效
   B. 药物在机体的影响下所发生的变化及其规律
   C. 药物对机体的作用及作用机制
   D. 影响药效的因素
   E. 药物的作用规律

4. 药动学是研究（　　　）
   A. 药物作用的客观动态规律 　　　 B. 药物对机体的作用及作用机制
   C. 药物在体内的动态变化
   D. 药物作用的强度，随着剂量、时间变化而出现的消长规律
   E. 药物在机体的影响下所发生的变化及其规律

5. 青霉素治疗肺部感染是（　　　）
   A. 对因治疗 　　　 B. 对症治疗 　　　 C. 局部治疗
   D. 全身治疗 　　　 E. 直接治疗

6. 药物的毒性反应是（　　　）
   A. 一种严重的过敏反应
   B. 在使用治疗用量时所产生的与治疗目的无关的反应
   C. 用药剂量过大、用药时间过长或机体对药物特别敏感而产生的对机体有明显损害的反应
   D. 一种遗传性生化机制异常所产生的特异反应

E. 指毒剧药所产生的毒性作用

7. 作用选择性低的药物，在治疗量时往往呈现（　　　）

    A. 毒性较大　　　　　　　　B. 副作用较多　　　　　　　C. 过敏反应多发

    D. 容易产生耐药性　　　　　E. 容易成瘾

8. 吸收是指药物进入（　　　）

    A. 胃肠道过程　　　　　　　B. 靶器官过程　　　　　　　C. 血液循环过程

    D. 细胞内过程　　　　　　　E. 细胞外液过程

9. 药物的首关效应发生于（　　　）

    A. 舌下给药后　　　　　　　B. 吸入给药后　　　　　　　C. 口服给药后

    D. 静脉注射后　　　　　　　E. 皮下给药后

10. 药物与血浆蛋白结合（　　　）

    A. 是永久性的

    B. 对药物的主动转运有影响

    C. 是可逆的

    D. 加速药物在体内的分布

    E. 促进药物排泄

11. 药物的体内过程是指（　　　）

    A. 药物在靶细胞或组织中的浓度

    B. 药物在血液中的浓度

    C. 药物在肝脏中的生物转化和肾脏排出

    D. 药物的吸收、代谢和排泄

    E. 药物吸收、分布、生物转化和排泄交织在一起的连续变化的动态过程

12. 药物作用的两重性是指（　　　）

    A. 既有对因治疗作用，又有对症治疗作用

    B. 既有副作用，又有毒性作用

    C. 既有治疗作用，又有不良反应

    D. 既有局部作用，又有全身作用

    E. 既有原发作用，又有继发作用

13. 首次剂量加倍的原因是（　　　）

    A. 为了使血药浓度迅速达到有效血药浓度

    B. 为了使血药浓度保持高水平

    C. 为了增强药物的药理作用

    D. 为了延长半衰期

    E. 为了提高生物利用度

14. 药物的治疗量是指（　　　）

    A. 最小中毒量和最小致死量之间的用药剂量

    B. 最小有效量和最小中毒量之间的用药剂量

C. 最小有效量和极量之间的用药剂量

D. 最小有效量和最小致死量之间的用药剂量

E. 最小有效量和常用量之间的用药剂量

15. 安全范围是（　　　）

A. LD50 / ED50　　　　　B. LD5 / ED95　　　　　C. LD1 / ED99

D. LD1 ~ ED99 之间的距离

E. 最小有效量和最小中毒量之间的范围

16. 对心肌疾病患者进行长期用药指导的内容不包括（　　　）

A. 药物的名称、剂量、用法

B. 教会患者或家属观察药物的不良反应

C. 教会患者或家属观察药物的疗效

D. 根据药物疗效调整药物剂量

E. 指导患者时间药效的观点

17. 下列外文缩写正确的是（　　　）

A. 每日 1 次 q.o.d　　　　B. 隔日 1 次 q.d.　　　　C. 每晚 1 次 b.i.w.

D. 每晨 1 次 q.m.　　　　E. 每周 1 次 q.n.

18. 长期应用降压药突然停药，可引起（　　　）

A. 耐受性　　　　　　　B. 反跳现象　　　　　　C. 继发反应

D. 过敏反应　　　　　　E. 不良反应

【A2 型题】

19. 患者，男，56 岁，患顽固性失眠症伴焦虑，长期服用地西泮，开始每晚服 5mg 即可入睡，半年后每晚服 10mg 仍不能入睡，这是因为机体对药物产生了（　　　）

A. 耐受性　　　　　　　B. 依赖性　　　　　　　C. 继发反应

D. 个体差异　　　　　　E. 副作用

20. 患者，男，43 岁，患冠心病，近期心绞痛频发，医生给予硝酸甘油，并特别嘱其要舌下含服，而不采用口服，这是因为（　　　）

A. 可使毒性反应降低　　B. 防止耐药性产生　　　C. 可使副作用减小

D. 避开首关消除　　　　E. 防止产生耐受性

21. 患者，男，18 岁，患急性扁桃体炎就医，医生处方中的抗菌药为甲基异噁唑，并嘱其首次剂量加倍服用，这是因为（　　　）

A. 在一个半衰期内可达到有效稳态血药浓度而发挥治疗作用

B. 可使毒性反应降低　　C. 可使副作用减小

D. 可使半衰期延长　　　E. 可使半衰期缩短

22. 患者，男，37 岁，因过食生冷后出现腹泻、腹痛就诊，医生给予解痉药阿托品 0.3mg，服药后腹痛、腹泻缓解，但患者感视物模糊、口干等，这属于药物的（　　　）

A. 毒性反应　　　　　　B. 依赖性　　　　　　　C. 耐受性

D. 副作用　　　　　　　　　　E. 变态反应

23. 患儿，男，6 岁，因风湿热入院，肌注青霉素、口服阿司匹林后，出现食欲下降、恶心等胃肠道不适，护士可以给予的正确指导是（　　　　）

A. 饭后注射青霉素　　　B. 两餐间用阿司匹林　　　C. 两餐间注射青霉素

D. 饭后服用阿司匹林　　　E. 阿司匹林与维生素 C 同服

24. 患者，男，同时口服下列药物时，宜最后服用的是（　　　　）

A. 地高辛　　　　　　　　B. 止咳糖浆　　　　　　　C. 维生素 C

D. 维生素 B_1　　　　　　E. 复方阿司匹林

25. 患者，男，67 岁。患有多种慢性病，同时服用下列几种药物，宜饭前服用的药物是（　　　　）

A. 红霉素　　　　　　　　B. 布洛芬　　　　　　　　C. 健胃消食片

D. 氨茶碱　　　　　　　　E. 阿司匹林

26. 患儿，女，15 岁。以"胆道蛔虫病"入院治疗，经解痉止痛后病情缓解，给予驱虫药哌嗪治疗，指导患儿正确服用驱肠虫药的时间为（　　　　）

A. 清晨空腹或晚上临睡前　B. 进餐时服用　　　　　　C. 餐前半小时

D. 餐后 1 小时　　　　　　E. 腹痛时

【A3 型题】

（27 ~ 28 题共用题干）

患者，女，66 岁，患 2 型糖尿病 8 年。胰岛素 6U 治疗，餐前 30 分钟，H t.i.d.。

27. "H"译成中文的正确含义是（　　　　）

A. 皮内注射　　　　　　　B. 皮下注射　　　　　　　C. 肌内注射

D. 静脉注射　　　　　　　E. 静脉点滴

28. 每日给药次数（　　　　）

A. 每日 1 次　　　　　　　B. 每日 2 次　　　　　　　C. 每日 3 次

D. 每日 4 次　　　　　　　E. 每晚 1 次

（牛彦辉）

第二章　抗感染药

结构导图

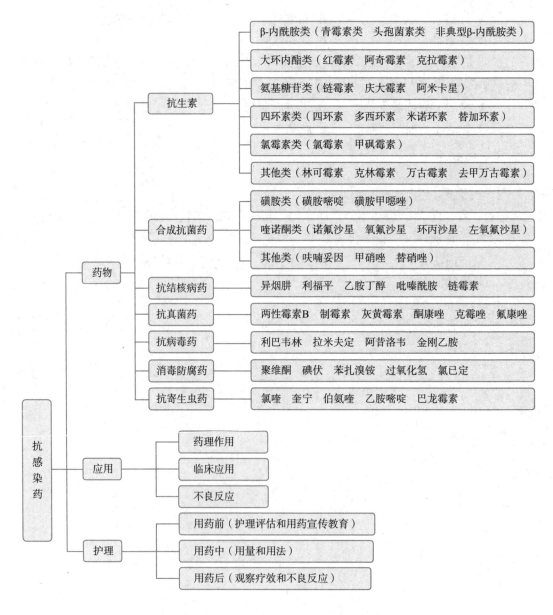

📖 教学要求

知识目标

1.知道化学治疗、化疗药、抗菌谱、抗菌活性、化疗指数、抗生素后效应等基本概念。

2.知道引起感染性疾病的常见病原体、临床常见病原微生物标本的采集方法。

3.掌握 β－内酰胺类抗生素、大环内酯类、氨基糖苷类、四环素类和氯霉素类抗生素的作用、抗菌谱、应用和不良反应。

4.掌握磺胺类、喹诺酮类合成抗菌药和抗结核病药的作用、抗菌谱、应用和不良反应。

5.知道消毒防腐药和抗寄生虫药的作用特点、应用和不良反应。

技能目标

1.学会临床常用抗感染药的用药护理。

2.学会正确合理执行用药方案的基本知识和基本方法。

3.通过分析抗菌药物滥用现象，认识滥用抗菌药物的危害性及合理使用抗菌药物的重要性。

情感目标

1.体会患者的病痛和护士在用药护理过程中的责任。

2.增强学习的兴趣和自主性。

第一节 概 述

抗感染药物包括用于治疗各种病原体（病毒、衣原体、支原体、立克次体、细菌、螺旋体、真菌、原虫、蠕虫等）所致感染的各种药物。此类药物选择性地作用于病原体，产生抑制或杀灭病原体的作用。在应用抗感染药物治疗感染性疾病的过程中，应注意机体、药物和病原体三者之间的相互关系（图 2-1）。

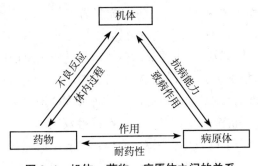

图 2-1　机体 - 药物 - 病原体之间的关系

感染性疾病是病原体与机体相互作用的过程，虽然病原体在感染性疾病的发生中起着重要作用，但机体的抗病能力，即免疫状态和反应性，对疾病的发生、发展与转归也有重要作用。当机体抗病能力强时，就能战胜病原体的致病作用，使病原体不能致病或发病后迅速康复。抗感染药物的作用是机体免遭致病和促进疾病康复的外来因素，为机体彻底消灭病原体和机体痊愈创造有利条件。但在某种条件下，原来对药物敏感的病原体可以变得不敏感，甚至对多种药物不敏感，即产生耐药性，使药物失去效果。在抗感染治疗中，药物的防治作用是主要的，但也可产生不良反应，严重者影响患者健康，甚至危及生命。因此，在抗感染治疗过程中，应合理使用抗感染药物，充分发挥药物的治疗作用，尽量避免或减少药物的不良反应及病原体耐药性的产生。

一、基本概念和常用术语

1. 抗微生物药物 基本同抗感染药物，但抗蠕虫药物不包括在内。

2. 抗菌药物 指具有杀菌或抑菌活性的各种抗感染药物，包括抗生素（如青霉素类、氨基糖苷类）和人工合成的抗菌药（磺胺类、喹诺酮类等）。抗菌药物不包括因毒性强不可内服或注射、仅供局部使用的消毒杀菌药，如甲酚皂、碘酊等。

3. 抗生素 由各种微生物（细菌、真菌、放线菌等）在生长繁殖过程中所产生并能抑制或杀灭其他病原微生物或肿瘤细胞的药物，分为天然抗生素和人工半合成抗生素。

4. 抗菌谱 指抗菌药物的抗菌范围。对多种菌属均有效者，称广谱抗菌药；仅对单一菌种有效者，称窄谱抗菌药。抗菌谱是临床选用抗菌药物的重要依据。

5. 抗菌活性 指抗菌药物抑制或杀灭病原微生物的能力。评价抗菌药物体外抗菌活性大小（或作用强度），可采用最低抑菌浓度（MIC）或最低杀菌浓度（MBC）来表示。能抑制或杀灭培养基内细菌生长的最低药物浓度，称 MIC 或 MBC。浓度越低，抗菌药物的抗菌活性越强。

6. 抑菌药和杀菌药 仅能抑制病原菌生长繁殖而无杀灭作用的抗菌药物称抑菌药，如大环内酯类、磺胺类、四环素类等；对病原菌有杀灭作用的抗菌药物称杀菌药，如青霉素类、氨基糖苷类等。

7. 抗生素后效应（PAE） 指细菌在与抗生素短暂接触后，虽然抗生素浓度下降至低于 MIC 或消失，但细菌生长仍受到持续抑制的效应。具有明显 PAE 的药物包括氨基糖苷类及喹诺酮类，这类药物又称浓度依赖性抗菌药，即药物浓度越高，其抗菌活性越强；无明显 PAE 的药物主要是 β-内酰胺类抗菌药，其抗菌效力与药物浓度在一定范围内超过 MIC 的持续时间有关。当药物浓度达到 4~5 倍 MIC 时，抗菌活性达到饱和，即使增加药物剂量，其杀菌效力也无明显改变，这类药物又称时间依赖性抗菌药。

8. 首次接触效应 指抗菌药物在初次接触细菌时有强大的抗菌效应，再度接触或连续与细菌接触，并不能明显地增强或再次出现这种强大效应，需要间隔相当时间后才能再次起作用。氨基糖苷类抗菌药物具有明显首次接触效应。

9. 耐药性 指反复应用化疗药物导致病原体或肿瘤细胞对药物敏感性降低，疗效减弱或消失的现象。当病原体对某种药物产生耐药性后，对其他药物也耐药时，称交叉耐药性。长期滥用抗菌药物是导致细菌产生耐药性的主要原因。

10. 抗菌药物的附加损害　指由于抗菌药物治疗所引起的细菌生态学损害及不良反应，主要包括选择出耐药菌株、造成体内菌群失调和二重感染。

11. 化学治疗　指对细菌、真菌、病毒、寄生虫及恶性肿瘤细胞所致疾病的药物治疗过程，简称化疗。

12. 化学治疗药物　指用于治疗细菌、真菌、病毒、寄生虫和恶性肿瘤细胞所致疾病的药物，简称化疗药。

二、引起感染性疾病的常见病原体

（一）寄居在人体各部位的正常微生物

在正常人体体表与外界相通的腔道如口腔、鼻咽腔、肠道及泌尿生殖道等部位存在着各种微生物，这些微生物在人体免疫功能正常条件下对人体有益无害，称正常微生物群，主要以细菌和真菌为主，简称"正常菌群"。正常菌群对人体生态平衡及内环境稳定有重要作用，如果破坏菌群间的平衡，将会导致菌群失调，并可能引起感染性疾病的发生。当机体抵抗力降低时，原来正常寄居或致病力很低的微生物就有可能侵入机体的其他部位，引起感染性疾病，这些微生物称条件病原微生物（或机会致病性微生物）。寄居在人体各部位的正常微生物见表 2-1。

表 2-1　寄居在人体各部位的正常微生物群

部位	主要微生物
皮肤	葡萄球菌属、八叠球菌、JK 群棒状杆菌、痤疮丙酸杆菌等
口腔	α 型溶血或非溶血链球菌、肺炎链球菌、奈瑟菌属、卡他莫拉菌、嗜血杆菌属、类白喉杆菌、拟杆菌属、厌氧革兰阳性和阴性球菌、念珠菌属等
鼻咽腔	葡萄球菌属、α 型或 β 型溶血链球菌、肺炎链球菌、奈瑟菌属、嗜血杆菌属、大肠埃希菌、腺病毒、念珠菌属等
眼结膜	表葡菌、JK 群棒状杆菌、丙酸杆菌属等
肠道	大肠埃希菌、产气肠杆菌、变形杆菌属、铜绿假单胞菌、葡萄球菌属、产气荚膜梭菌、拟杆菌属、双歧杆菌、念珠菌属、腺病毒等
前尿道	表葡菌、JK 群棒状杆菌、非致病性抗酸杆菌、肠球菌属等
阴道	乳酸菌、JK 群棒状杆菌、大肠埃希菌、拟杆菌属、肠球菌属、奈瑟菌属、厌氧球菌等

（二）临床常见致病菌

临床常见致病菌包括外界环境中的病原微生物及人体内环境中的条件病原微生物。

1. 革兰阳性需氧球菌　如金葡菌、表葡菌、α 型溶血链球菌、β 型溶血链球菌、非溶血链球菌、肺炎链球菌、肠球菌属等。

2. 革兰阴性需氧球菌 如脑膜炎奈瑟菌、淋病奈瑟菌、卡他莫拉菌等。

3. 革兰阴性需氧杆菌 如鲍曼不动杆菌、铜绿假单胞菌、粪产碱杆菌、百日咳杆菌、军团菌属等。

4. 革兰阴性厌氧杆菌 脆弱拟杆菌、具核梭杆菌等。

5. 革兰阴性兼性厌氧菌 大肠埃希菌、肺炎克雷伯菌、变形杆菌属、肠杆菌属、伤寒沙门菌、志贺菌属、鼠疫杆菌、流感嗜血杆菌等。

6. 形成芽孢的细菌 炭疽芽孢杆菌、破伤风梭菌、产气荚膜梭菌、艰难梭菌等。

7. 其他 霍乱弧菌、李斯特菌、白喉棒状杆菌、结核分枝杆菌、放线菌属、立克次体属、支原体属、衣原体属、各种病毒、某些原虫（疟原虫、弓形虫等）、各种真菌。

三、临床常见病原微生物标本的采集

临床常见病原微生物标本的采集见表 2-2。

表 2-2 临床常见病原微生物标本的采集

标本类型	采集方法	采集容器、最小采集量	转送时间及温度	储存时间及温度	重复送检最少次数	说明
血液	①用 70% 乙醇棉拭子清洁穿刺部位；②以 10% 聚维酮碘或 1%~2% 碘酊，从穿刺点由内向外呈同心圆样擦拭，至消毒区域达 3cm 以上，待干；③在手指不接触穿刺部位的情况下穿刺采血；④采血后用 70% 乙醇脱碘	细菌培养：血培养瓶，成人：10~20mL；儿童 1~5mL。真菌培养：双相血液培养瓶	≤ 2 小时，室温	≤24 小时，室温或按说明	24 小时取 3 次	采血培养尽量在使用抗菌药物之前进行，通常在 24 小时内采集 2~3 份血培养，多次采血时宜更换部位
痰	①患者先漱口以除去过量的口腔细菌；②嘱咐患者应深咳嗽，以咳出来自下呼吸道的痰	无菌容器，>1mL	≤ 2 小时，室温	≤24 小时，4℃	每日 1 次	①痰标本的采集以清晨为宜；②咯痰时尽量防止唾液及鼻咽部分泌物混入；③标本采集后及时送检，做真菌培养的痰液如不能立即送检，应放入冰箱储存

标本类型	采集方法	采集容器、最小采集量	转送时间及温度	储存时间及温度	重复送检最少次数	说明
尿液	①用肥皂水彻底清洁尿道周围；②用湿纱布清洁周围；③排尿几毫升后，收集中段部分尿液	无菌广口容器，≥1mL 或尿转送器皿	非特殊保存尿≤2小时，室温	≤24小时，4℃；特殊保存者≤24小时，室温	每日1次	最好留取早晨清洁中段尿
脓肿（开放）	①以无菌生理盐水或70%乙醇棉拭子擦去表面渗出物；②尽可能抽取脓液或将棉拭子擦入脓肿深部边缘采样	拭子采样系统	≤2小时，室温	≤24小时，室温	同一脓肿每日1次	
喉	①用压舌板压住舌头；②用无菌拭子在咽喉部扁桃体炎症部位取样	拭子转送系统	≤2小时，室温	≤24小时，室温	每日1次	对会厌部有炎症的患者禁忌喉部培养

四、抗菌药物合理应用原则

近年来，由于人们对抗菌药物的过分依赖，造成了抗菌药物的滥用，导致抗菌药物不良反应增多、细菌耐药性增加，以及治疗失败等。抗菌药物的不合理应用表现在诸多方面，如无指征的预防及治疗用药，抗菌药物品种、剂量的选择错误，给药途径、给药次数及疗程不合理等。因此，为保障患者用药安全、减少抗菌药物不良反应的发生，应当合理使用抗菌药物。

（一）尽早确定病原菌

应尽早从患者的感染部位、血液、痰液等取样培养分离致病菌，并对其进行体外抗菌药物敏感试验，从而针对性地选用抗菌药物。如果患者感染症状很重，可在临床诊断的基础上预测最可能的致病菌，并根据细菌对各种抗菌药物的敏感度及耐药性的变迁，选择适当药物进行经验性治疗。

（二）按适应证选药

各种抗菌药物均有各自不同的抗菌谱，即使有相同抗菌谱的药物还存在药效学及药动学的差异，因此，各种抗菌药物的临床适应证亦有所不同。选择抗菌药物时，除考虑药物的抗菌谱外，还要考虑细菌耐药性、药物的组织浓度与不良反应、药物的价格、患者全身状况及肝肾功能等多方面因素，然后再制订出科学、合理的个体化用药方案。

（三）抗菌药物的预防使用

预防使用抗菌药物的目的是为了防止细菌可能引起的感染。不适当的预防用药可诱导病原菌高度耐药，甚至导致激发感染而难以控制，因此，临床使用预防用药要合理。

（四）抗菌药物的联合应用

联合用药的目的是为了提高药物抗菌疗效，降低药物毒性，扩大抗菌谱，延缓或减少抗药性的产生。联合用药的适应证如下：

（1）病原菌尚未查明的严重感染：为扩大抗菌范围，可选择联合用药，待细菌诊断明确后即调整用药。

（2）单一抗菌药物不能控制的混合感染：如腹腔穿孔所致的腹膜感染。

（3）单一抗菌药物不能有效控制的感染性心内膜炎或败血症等重症感染。

（4）需长程治疗，但病原菌易对某些抗菌药物产生耐药性的感染：如结核病、深部真菌病等。

（5）利用联合用药产生的协同抗菌作用可减少毒性大的抗菌药物剂量，从而减少药物的毒性和不良反应：如两性霉素 B 与氟胞嘧啶联合治疗隐球菌脑膜炎时，前者的剂量可适当减少，从而减少其毒性反应。

联合用药时宜选用具有协同或相加抗菌作用的药物联合，通常采用两种药物联合；三种及三种以上药物联合仅适用于个别情况，如结核病的治疗。此外，必须注意联合用药后药物的不良反应及药物之间的相互作用。

课堂互动

抗菌药物合理应用原则包括哪些内容？如何防止抗菌药滥用？

（五）防止抗菌药物的不合理使用

1. 抗菌药物对病毒感染无效，除非伴有细菌感染或激发感染，一般不应使用抗菌药物治疗病毒感染。

2. 对于原因未明的发热患者，最重要的是查找病因，如无感染一般不用抗菌药物治疗，否则会掩盖典型的临床症状或难以确定病原菌而延误正确的诊断和治疗。

3. 为防止细菌耐药和变态反应的发生，尽量避免抗菌药物的局部应用。

4. 抗菌药物使用剂量和疗程要适宜。剂量过小达不到治疗目的且易产生耐药性，剂量过大易产生严重不良反应；疗程过短易导致疾病复发或转为慢性感染，疗程过长易引起激发感染。

第二节　抗生素

一、β–内酰胺类

β–内酰胺类抗生素（β–lactams）是指化学结构中含有 β–内酰胺环的一类抗生素，包括青霉素类、头孢菌素类、非典型 β–内酰胺类和 β–内酰胺酶抑制剂及其复方制剂。此类抗生素具有抗菌活性强、毒性低、临床疗效好的优点，且药物品种多，因此在临床使用广泛。

（一）青霉素类

青霉素类抗生素是临床应用最早且至今仍广泛使用的一类抗生素，可由青霉菌的培养液提取（天然青霉素，如青霉素 G），或利用其母核进行化学改造合成（半合成青霉素）。按照其抗菌谱及耐药性的不同，可分为 5 类：

1.窄谱青霉素类　注射用青霉素 G（penicillin G）和口服用青霉素 V（penicillin V）。

2.耐酶青霉素类　苯唑西林（oxacillin）、氯唑西林（cloxacillin）、氟氯西林（flucloxacillin）等。

3.广谱青霉素类　氨苄西林（ampicillin）、阿莫西林（amoxycillin）等。

4.抗铜绿假单胞菌广谱青霉素类　羧苄西林（carbenicillin）、哌拉西林（piperacillin）等。

5.抗革兰阴性菌青霉素类　美西林（mecillinam）、匹美西林（pivmecillinam）等。

青霉素 G

青霉素 G 又名苄青霉素（benzyl penicillin），是天然青霉素，常用其钠盐或钾盐。其干燥粉末在室温中稳定，易溶于水；但其水溶液在室温中不稳定，放置 24 小时后大部分降解失效，且可生成具有抗原性的降解产物，故应在临用时现配。

【抗菌作用】

青霉素 G 在细菌繁殖期低浓度时抑菌，较高浓度时杀菌。其作用机制主要是作用于细菌菌体内的青霉素结合蛋白（PBP_S），抑制细菌细胞壁黏肽的形成，导致菌体膨胀、变形，最终裂解而死亡。此外，青霉素还可触发细菌的自溶酶活性，促进细菌自溶而产生抗菌作用。青霉素 G 属于窄谱抗生素，其抗菌谱如下：

1.革兰阳性球菌　溶血性链球菌、肺炎球菌、敏感金黄色葡萄球菌、草绿色链球菌及表皮葡萄球菌等。

2.革兰阳性杆菌　白喉棒状杆菌、炭疽杆菌、产气荚膜杆菌、破伤风杆菌、乳酸杆菌等。

3.革兰阴性球菌　脑膜炎奈瑟菌和敏感淋病奈瑟菌等。

4. 少数革兰阴性杆菌　流感杆菌、百日咳鲍特菌等。

5. 螺旋体、放线杆菌　梅毒螺旋体、钩端螺旋体、回归热螺旋体、牛放线杆菌等。

青霉素对大多数革兰阴性杆菌作用较弱，对肠球菌不敏感，对真菌、立克次体、病毒、原虫无作用。金黄色葡萄球菌、淋病奈瑟菌、肺炎球菌、脑膜炎奈瑟菌等对青霉素极易产生耐药性。

【临床应用】

青霉素 G 主要作为治疗革兰阳性球菌和杆菌、革兰阴性球菌及螺旋体等敏感菌感染的首选药。如溶血性链球菌引起的蜂窝织炎、丹毒、猩红热、咽炎、扁桃体炎、心内膜炎等；肺炎球菌引起的大叶性肺炎、脓胸、支气管肺炎等；因青霉素对外毒素无作用，故对革兰阳性杆菌如白喉、破伤风、气性坏疽等所致感染治疗时，应加用相应的抗毒素，以中和游离毒素；对草绿色链球菌引起的心内膜炎，常需特大剂量静滴才有效。

【不良反应】

青霉素类抗菌药物主要作用于细菌细胞壁而产生抗菌作用，由于哺乳动物的细胞没有细胞壁，因而青霉素类抗菌药物对人类和动物毒性较小。其主要不良反应如下：

1. 变态反应　为青霉素类抗菌药物最常见的不良反应，在各类药物中居于首位。常见皮肤过敏和血清病样变态反应，表现为皮疹、药热、血管神经性水肿等，停药后可消失；严重者发生过敏性休克，表现为胸闷、呼吸困难、紫绀、血压下降、昏迷、惊厥等。若发生迅猛，抢救不及时可危及生命。

2. 赫氏反应　使用青霉素治疗梅毒、钩端螺旋体、鼠咬热或炭疽等感染时，患者可有症状加剧现象，如出现全身不适、寒战、发热、咽痛、肌痛、心率加快等。此反应可能是因大量病原体被杀死后释放大量异种蛋白所引起。

3. 毒性反应　肌内注射可产生局部疼痛、红肿或硬结；鞘内注射或静脉大剂量滴注可引起青霉素脑病（肌肉阵挛、抽搐、昏迷等反应）。此反应多见于婴儿、老年人和肾功能减退患者。

【用药护理】

1. 用药前

（1）护理评估：通过询问既往用药史和过敏史，确认患者是否有青霉素过敏史，对青霉素或青霉素类抗生素过敏者禁用。

（2）宣传教育：告知患者，对一种青霉素制剂过敏者，可能对其他青霉素类也过敏，还可能对头孢菌素类抗菌药物过敏。

（3）用药前应做皮肤过敏试验，皮试阴性方可使用。初次使用、间隔 3 天以上、用药过程中更换不同厂家或批号者，均须重新做皮试。

青霉素皮肤试验溶液的配置：青霉素钾盐或钠盐以生理盐水配置成含 20 万 U/mL 的青霉素溶液（即 80 万 U/ 瓶药物中注入 4mL 生理盐水），取 20 万 U/mL 溶液 0.1mL，加生理盐水至 1mL，成为 2 万 U/mL 溶液；取 2 万 U/mL 溶液 0.1 mL，加生理盐水至 1mL，成为 2000U/mL 溶液；再取 2000U/mL 溶液 0.25mL，加生理盐水至 1mL，即得 500U/mL 的皮试液。青霉素皮试液配置后在冰箱中保存不应超过 24 小时。

皮试方法：用皮试专用注射器，取上述 500U/mL 的皮试液 0.1mL（含青霉素 50U）注入受试者前臂掌侧下 1/3 皮内（儿童注射 0.02～0.03mL），15～20 分钟后观察结果。局部皮肤红肿直径在 1cm 以上者，判断为阳性结果。

（4）做好抢救准备，发生过敏性休克必须就地抢救，立即给患者吸氧，肌内注射 0.1% 肾上腺素 0.5～1mL，必要时稀释后缓慢静脉注射。

考点链接

患儿，男，5 岁，因"化脓性扁桃体炎"，医嘱"青霉素皮内试验"。

1. 护士在做青霉素皮试前应询问患者的情况不包括（ ）

A. 既往是否使用过青霉素　　　　　B. 最后一次使用青霉素的时间

C. 有无其他药物或食物过敏　　　　D. 是否对海鲜、花粉等过敏

E. 家属有无青霉素过敏史

2. 配制好青霉素皮试液后给患儿注射的剂量是（ ）

A.1500U　　　B.200U　　　C.150U　　　D.50U　　　E.15U

3. 注射青霉素时，出现面色苍白、烦躁不安、脉搏细弱、血压下降，并伴有呼吸困难，应用下列何药治疗（ ）

A. 肾上腺素　　B. 麻黄碱　　C. 阿托品　　D. 间羟胺　　E. 去甲肾上腺素

解析：

1. 青霉素可引起过敏性休克，用药前应做皮内试验，皮试前应详细询问药物过敏史，初次使用、间隔 3 天以上、用药过程中更换不同厂家或批号者均须重做皮试，对青霉素过敏者禁用；对海鲜、花粉等过敏者可能为过敏体质患者，青霉素应慎用；青霉素过敏反应无家族遗传史，因此答案为 E。

2. 青霉素皮内试验药液为 500U/mL，儿童于前臂内侧皮内注射 0.02～0.03mL，使局部形成一个皮丘，20 分钟后查看结果。因此，该患儿青霉素皮试注入剂量为 10～15U，答案为 E。

3. 肾上腺素是治疗过敏性休克的首选药，因此答案为 A。

2. 用药中

（1）药液配制：青霉素 G 干燥粉末在室温中稳定，易溶于水。水溶液性质极不稳定，易分解失效，临床应用时须现用现配，常用 0.9% 氯化钠注射液配制。

（2）青霉素 G 不能与其他药物置于同一容器内给药，否则效价降低。

（3）青霉素类抗菌药物属于时间依赖性抗生素，为充分发挥抗菌效能，每日剂量应以分次给药为宜。

（4）青霉素不宜鞘内给药，钾盐不宜静脉注射。

3. 用药后

（1）注射后须观察患者 20～30 分钟，无反应时方可离开。

（2）应用大剂量青霉素钾或钠可分别出现高钾血症或高钠血症，用药期间应定期检测血钾、血钠。

天然青霉素 G 存在抗菌谱窄、不耐酸、不耐酶、口服无效及易被水解等缺点。通过改变天然青霉素 G 的侧链可获得耐酸、耐酶、广谱、抗铜绿假单胞菌及主要作用于革兰阴性菌等的半合成青霉素。半合成青霉素的作用机制、不良反应、用药护理同青霉素 G。临床常用半合成青霉素的作用特点及临床应用见表 2-3。

表 2-3　临床常用半合成青霉素的作用特点及临床应用

药　名	作用特点及临床应用
耐酸青霉素 青霉素 V	①耐酸、不耐酶，可口服，对耐药金葡菌无效；②抗菌谱与青霉素 G 相似；③用于轻度敏感菌感染
耐酶青霉素 氟氯西林 氯唑西林	①耐酸、耐酶，可注射和口服给药，对耐药金葡菌有效；②抗菌谱与青霉素相似，但对革兰阳性菌作用不及青霉素 G；③主要用于耐青霉素 G 的金葡菌感染
广谱青霉素 氨苄西林 阿莫西林	①耐酸、不耐酶，可口服，对耐药金葡菌无效；②对革兰阳性和革兰阴性菌感染均有效，但对铜绿假单胞菌无效；③主要用于敏感菌所致的呼吸道、伤寒、副伤寒、泌尿道和胆道感染等
抗铜绿假单胞菌青霉素 羧苄西林 哌拉西林	①不耐酸，不耐酶，只能注射给药，对耐药金葡菌无效；②抗菌谱广，对革兰阴性菌尤其对铜绿假单胞菌有特效；③主要用于治疗铜绿假单胞菌、大肠埃希菌、变形杆菌等革兰阴性菌引起的感染
抗革兰阴性杆菌青霉素 美西林 匹美西林	①匹美西林可口服，美西林需注射给药；②对革兰阴性杆菌作用强，但对铜绿假单胞菌无效；③主要用于治疗敏感菌所致尿路及软组织等部位感染

（二）头孢菌素类

头孢菌素类抗生素的作用机制及临床应用与青霉素相似。具有抗菌谱广、杀菌力强、对 β- 内酰胺酶较稳定、过敏反应少等特点。根据头孢菌素的抗菌谱、抗菌强度、对 β- 内酰胺酶的稳定性及对肾脏毒性的不同可分为四代。

第一代头孢菌素：常用药物有头孢氨苄（cefalexin）、头孢唑啉（cefazolin）、头孢拉定（cefradine）、头孢羟氨苄（cefadroxil）、头孢硫脒（cefathiamidine）等。

第二代头孢菌素：常用药物有头孢孟多（cefamandole）、头孢呋辛（cefuroxime）、头孢克洛（cefaclor）、头孢替安（cefotiam）、头孢尼西（cefonicid）等。

第三代头孢菌素：常用药物有头孢噻肟（cefotaxime）、头孢曲松（ceftriaxone）、头孢他啶（ceftazidime）、头孢哌酮（cefoperazone）等。

第四代头孢菌素：常用药物有头孢匹罗（cefpirome）、头孢吡肟（cefepime）等。
头孢菌素类抗生素的作用特点及临床应用见表2-4。

课堂互动

头孢菌素有四代，其特点是什么？临床应用时应注意哪些问题？

表2-4 头孢菌素类抗生系的作用特点及临床应用

分类	抗菌谱		耐酶	肾毒性	作用特点及临床应用
	G^+菌	G^-菌			
第一代	++++	+	+	++	①对G^+菌作用较二、三代强，但对G^-菌作用弱，对铜绿假单胞菌和厌氧菌无效；②易被细菌产生的β-内酰胺酶破坏；③主要用于治疗敏感菌引起的呼吸道、皮肤、尿路等感染
第二代	+++	++	++	+	①对G^+菌作用逊于第一代，对G^-菌有明显作用，对部分厌氧菌有效，但对铜绿假单胞菌无效；②对多种β-内酰胺酶稳定；③胆汁浓度高；④主要用于治疗敏感菌所致的肺炎、胆道、尿路及其他组织器官感染
第三代	++	+++	+++	+	①对G^+菌作用不及第一、二代，对G^-菌有较强作用，对厌氧菌、铜绿假单胞菌作用强；②对β-内酰胺酶有较高稳定性；③穿透力强大，体内分布广泛，胆汁浓度高；④基本无肾脏毒性；⑤主要用于治疗敏感菌株引起的严重感染，以及兼有G^+菌、G^-菌和厌氧菌所致的混合感染
第四代	++++	++++	++++	-	①广谱、高效，对某些G^-和G^+菌均有强大的抗菌作用；②对β-内酰胺酶高度稳定；③对肾脏几无毒性；④主要用于治疗对第三代头孢菌素耐药的重症感染

【不良反应】

1. 过敏反应 可见皮疹、药热等，偶发过敏性休克。

2. 肾毒性 第一代头孢菌素中部分品种大剂量使用时可损害近曲小管细胞而出现肾脏毒性，第二代头孢菌素较之减轻，第三代头孢菌素对肾脏基本无毒性，第四代头孢菌素则几无肾毒性。

3. 双硫仑样反应 在应用头孢菌素类抗菌药物期间饮酒可引起"醉酒样"反应，出现恶心、呕吐、颜面潮红、呼吸困难、心跳加快、烦躁不安、剧烈头痛，甚至血压下降、休克等症状。

4. 二重感染 长期大量使用广谱抗生素，使体内正常菌群中敏感菌被抑制，耐药菌株或不敏感菌趁机大量繁殖，造成新的感染，称为二重感染或菌群失调症。第三、四代头孢菌素可引起二重感染。

5. 低凝血酶原血症　头孢哌酮、头孢孟多可引起低凝血酶原血症或血小板减少，从而导致严重出血。

【用药护理】

1. 用药前

（1）护理评估：通过询问既往用药史和过敏史，确认患者是否有头孢菌素类抗菌药物过敏史，对头孢菌素类抗菌药物过敏者禁用。

（2）宣传教育：告知患者应用头孢菌素类抗菌药物治疗期间或停药 1 周内应忌酒，也应避免口服含乙醇的药物。

（3）用药前应做皮肤过敏试验，皮试结果阴性患者方可使用。

（4）做好抢救准备，抢救措施同青霉素。

2. 用药中

（1）为保证药物使用安全有效，头孢菌素类抗菌药物粉针剂临床应用时应现用现配。

（2）第一代头孢菌素应避免与有肾毒性的药物如氨基糖苷类抗生素等合用。

（3）头孢哌酮、头孢孟多应避免与肝素、香豆素等抗凝血药合用，以免增加出血危险。

3. 用药后　注意观察与用药有关的不良反应，必要时进行肾功能及凝血功能监测。

 案例分析

患者，女，67 岁。因"发热，咳嗽、咳黄色脓痰并伴有右侧胸痛"入院，临床诊断为社区获得性肺炎，给予头孢哌酮钠舒巴坦钠 3.0g，静脉滴注，每日 2 次。治疗 8 天后，患者出现黑褐色糊状便（患者既往无溃疡病、出血性疾病史和特殊用药史），试分析原因。护士应如何对该患者进行用药护理？

分析：头孢哌酮钠舒巴坦钠具有一定的抗凝血功能，能降低体内维生素 K 的含量，从而对凝血因子合成产生一定的影响，导致消化道出血症状的发生。

用药护理：

1. 用药前详细询问过敏史，对青霉素类、头孢菌素类抗生素过敏者慎用。

2. 嘱咐患者应用头孢哌酮钠舒巴坦钠治疗期间或停药 1 周内应忌酒或避免口服含乙醇的药物及饮品，以免引起双硫仑样不良反应。

3. 用药后应注意观察患者是否有皮疹、瘙痒等过敏症状及腹痛、腹泻、恶心、黑便等消化道不良反应。

（三）非典型 β - 内酰胺类

非典型 β - 内酰胺类抗菌药物包括头霉素类、碳青霉烯类、氧头孢烯类、单环 β -

内酰胺类。

1.头霉素类　头霉素类化学结构与头孢菌素相似，但对 β-内酰胺酶的稳定性较头孢菌素强。其抗菌谱广，对革兰阳性菌和革兰阴性菌均有较强的杀菌作用，与第二代头孢菌素相同，对厌氧菌高效，对铜绿假单胞菌无效；因对 β-内酰胺酶高度稳定，故对耐青霉素金黄色葡萄球菌及对头孢菌素的耐药菌有较强活性。用于治疗由需氧和厌氧菌引起的盆腔、腹腔及妇科的混合感染。常见不良反应有皮疹、静脉炎、蛋白尿、嗜酸性粒细胞增多等。临床常用头霉素类药物有头孢西丁（cefoxitin）、头孢美唑（cefmetazole）、头孢替坦（cefotetan）、头孢拉宗（cefbuperazone）、头孢米诺（cefminox）等。

2.碳青霉烯类　碳青霉烯类抗生素的化学结构与青霉素类似，与细菌青霉素结合蛋白具有高度亲和力。具有抗菌谱广、抗菌作用强、对多种 β-内酰胺酶高度稳定的特点，尤其在治疗耐药革兰阴性菌感染中具有极其重要的地位。临床主要用于革兰阳性和革兰阴性需氧菌和厌氧菌所致的各种严重感染。常见不良反应为恶心、呕吐、腹泻、药疹和静脉炎等。临床常用碳青霉烯类药物有亚胺培南（imipenem）、美罗培南（meropenem）、帕尼培南（panipenem）、厄他培南（ertapenem）等。

3.氧头孢烯类　氧头孢烯类代表药物有拉氧头孢（latamoxef）和氟氧头孢（flomoxef），其抗菌谱、抗菌活性与第三代头孢菌素相似，对 β-内酰胺酶极稳定，对厌氧菌尤其脆弱类杆菌作用强，抗菌作用维持时间长。临床主要用于治疗尿路、呼吸道、妇科、胆道感染及脑膜炎、败血症等。不良反应以皮疹多见，偶见凝血酶原减少或血小板功能障碍而致出血。

4.单环 β-内酰胺类　单环 β-内酰胺类抗生素仅有一个 β-内酰胺环，具有耐酶、低毒的特点，对革兰阴性菌有强大的抗菌作用，对革兰阳性菌及厌氧菌作用弱，为窄谱抗生素。临床用于大肠埃希菌、沙门菌属、克雷伯菌和铜绿假单胞菌等所致的下呼吸道、尿路、软组织等部位感染。不良反应少而轻，偶见皮疹、血清转氨酶升高、胃肠道不适等，与青霉素类、头孢菌素类等其他 β-内酰胺类药物交叉过敏反应发生率低。临床常用药物有氨曲南（azthreonam）、卡芦莫南（carumonam）等。

（四）β-内酰胺酶抑制剂及其复方制剂

1.β-内酰胺酶抑制剂　细菌产生 β-内酰胺酶是细菌对 β-内酰胺类抗生素耐药的最常见机制。β-内酰胺酶抑制剂可以抑制细菌 β-内酰胺酶，与 β-内酰胺类抗生素组成复方制剂后可以恢复 β-内酰胺类抗生素对产 β-内酰胺酶细菌的抗菌活性。目前，临床常用的 β-内酰胺酶抑制剂有3种，即克拉维酸、舒巴坦及他唑巴坦。它们的共同特点如下：

（1）β-内酰胺酶抑制剂本身没有或只有较弱的抗菌活性，但其可与 β-内酰胺酶牢固结合，从而抑制 β-内酰胺酶，保护 β-内酰胺类抗生素的活性。

（2）β-内酰胺酶抑制剂与 β-内酰胺类抗生素组成复方制剂使用或联合应用，可扩大抗菌谱，增强后者的药效。

（3）β-内酰胺酶抑制剂与配伍的 β-内酰胺类抗生素有相似的药代动力学特征，有利于两者发挥协同抗菌作用。

（4）β-内酰胺酶抑制剂与配伍的 β-内酰胺类抗生素联合应用后不良反应无明显增加。

2. β-内酰胺类抗生素的复方制剂 临床常用 β-内酰胺类抗生素的复方制剂见表 2-5。

表 2-5　临床常用 β-内酰胺类抗生素的复方制剂

分类	复方制剂	抗菌药物	辅助药
广谱青霉素与 β-内酰胺酶抑制剂	氨苄西林+舒巴坦 阿莫西林+克拉维酸	氨苄西林 阿莫西林	舒巴坦 克拉维酸
抗铜绿假单胞菌广谱青霉素与 β-内酰胺酶抑制剂	哌拉西林+他唑巴坦 哌拉西林+舒巴坦 替卡西林+克拉维酸	哌拉西林 哌拉西林 替卡西林	他唑巴坦 舒巴坦 克拉维酸
第三代头孢菌素与 β-内酰胺酶抑制剂	头孢哌酮+舒巴坦 头孢哌酮+他唑巴坦 头孢噻肟+舒巴坦	头孢哌酮 头孢哌酮 头孢噻肟	舒巴坦 他唑巴坦 舒巴坦
碳青霉烯类与脱氢肽酶抑制药	亚胺培南+西司他丁	亚胺培南	西司他丁
碳青霉烯类与氨基酸衍生物	帕尼培南+倍他米隆	帕尼培南	倍他米隆
广谱青霉素与耐酶青霉素	氨苄西林+氯唑西林 阿莫西林+双氯西林 阿莫西林+佛氯西林	氨苄西林 阿莫西林 阿莫西林	氯唑西林 双氯西林 佛氯西林

二、大环内酯类

大环内酯类抗生素是一类具有 12～16 元大环内酯环基本结构的抗菌药，其疗效肯定，无严重不良反应。目前，临床使用的大环内酯类抗生素分为二代，第一代为天然品包括红霉素（erythromycin）、螺旋霉素（spiramycin）、麦迪霉素（medecamycin）等；第二代为半合成品，包括罗红霉素（roxithromycin）、阿奇霉素（azithromycin）、克拉霉素（clarithromycin）等。其特点为：①作用于细菌核糖体 50S 亚单位，抑制细菌蛋白质的合成，属于快效抑菌药。②第一代大环内酯类抗生素抗菌谱较窄，主要作用于革兰阳性菌、某些厌氧菌、军团菌、弯曲菌、衣原体和支原体等；第二代抗菌谱扩大，对革兰阴性菌抗菌活性增强。③耐 β-内酰胺酶，对耐药金黄色葡萄球菌感染有效。④第二代具有良好的抗生素后效应。⑤本类抗生素之间有部分交叉耐药性。⑥血药浓度低，组织中浓度相对较高，痰、皮下组织及胆汁中浓度明显超过血药浓度。⑦主要经胆汁排泄，进行肝肠循环。⑧不良反应主要为胃肠道反应，静脉注射易引起血栓性静脉炎，少数患者可引起肝毒性。由于细菌对大环内酯类抗生素耐药性日益严重，促使人们加紧对第三代大环内酯类抗生素的开发，代表药物有泰利霉素（telithromycin）和喹红霉素（cethromycin），其结构中具有酮内酯结构，因此，也称酮内酯类抗生素。

红 霉 素

【作用及临床应用】

红霉素对革兰阳性菌的金黄色葡萄球菌（包括耐药菌）、表皮葡萄球菌、链球菌等抗菌作用强，对部分革兰阴性菌如脑膜炎奈瑟菌、流感嗜血杆菌、百日咳杆菌、布氏杆菌及军团菌有较强的抗菌活性，对螺旋体、肺炎支原体、衣原体及螺杆菌也有抑制作用。其抗菌作用比青霉素弱，在胆汁中浓度高。主要用于耐青霉素的金黄色葡萄球菌感染和对青霉素过敏者，还可用于上述敏感菌所致的各种感染。此外，红霉素还是治疗白喉带菌者、支原体肺炎、军团菌病的首选药。

【不良反应】

1. 胃肠道反应 口服红霉素后胃肠道反应多见，可引起厌食、恶心、呕吐、腹痛、腹泻等。

2. 肝毒性 少数患者可发生肝损害，出现转氨酶升高、肝大、黄疸等，停药后大多自行消退，预后良好。

3. 其他 静脉滴注可发生局部疼痛或静脉炎，偶可出现耳鸣、暂时性耳聋，主要发生于大剂量静脉给药或伴有严重肾功能和（或）肝功能损害者。有引起室性心律失常、低血压的报道。偶可出现皮疹、药物热等过敏反应。

【用药护理】

1. 用药前

（1）护理评估：通过询问既往用药史和过敏史，确认患者是否对红霉素等大环内酯类抗生素过敏，过敏者禁用。

（2）宣传教育：①口服红霉素时食物会影响药物的吸收，为获得较高血药浓度宜空腹（餐前1小时或餐后3～4小时）服用，且应整片吞服，以免药物受胃酸破坏而降低疗效；②红霉素等大环内酯类抗生素不宜与抗组胺药如特非那定等同时服用，以免引起心脏毒性；③红霉素可通过乳汁排泄，哺乳期妇女应暂停哺乳。

2. 用药中 药液配制：粉针剂不能直接用生理盐水溶解或稀释，否则会发生沉淀。应先用注射用水配制成100mg/mL溶液，再用5%葡萄糖注射液或0.9%氯化钠注射液稀释至1～2mg/mL后静脉滴注。不宜与其他药物在同一容器内混合使用。

3. 用药后 长期用药应定期监测肝功能，大剂量用药应监测心电图和血药浓度水平。

阿奇霉素

阿奇霉素是唯一半合成的 15 元大环内酯类抗菌药物，其抗菌谱较红霉素广，增加了对革兰阴性菌的抗菌作用，对红霉素敏感菌的抗菌活性与红霉素相当，而对革兰阴性菌作用明显强于红霉素，对某些细菌表现为快速杀菌作用（其他大环内酯类为抑菌药）。口服吸收快、组织分布广、血浆蛋白结合率低、细胞内浓度高，半衰期长达 35～48 小时，每日仅需给药 1 次。不良反应轻，大多数患者能耐受，轻、中度肝、肾功能不良者可以应用。主要用于敏感菌引起的中耳炎、鼻窦炎、支气管炎、肺炎、扁桃体炎、咽炎等。也是治疗社区获得性肺炎的首选药物之一。

克拉霉素

克拉霉素抗菌活性强、耐酸，口服不受食物影响，体内分布广，且组织中的浓度明显高于血液中浓度，不良反应发生率较红霉素低。主要用于治疗呼吸、泌尿及软组织感染，也可用于咽炎、扁桃体炎、急性中耳炎等的治疗。此外，还可与其他药物联合用于幽门螺杆菌感染的治疗。

泰利霉素与喹红霉素

泰利霉素对肺炎球菌、流感、黏膜炎莫拉菌等有较强活性，对副流感、酿脓链球菌、衣原体、支原体、军团菌等也具有较高的活性，主要用于治疗呼吸道感染。常见不良反应为腹泻、恶心、头晕和呕吐，有发生严重肝毒性的报道。喹红霉素抗菌范围同泰利霉素，但抗菌活性更强，口服后生物利用度不受进食影响，体内分布广泛，在肺中浓度最高，在大多数组织中浓度高于血药浓度（除大脑外）。

三、氨基糖苷类

氨基糖苷类抗生素属于杀菌药，因其分子结构中含有氨基醇环和氨基糖分子，并由配糖链连接成苷而得名。本类药物包括两类，一类为天然来源，由链霉菌和小单胞菌的培养滤液中获得，如链霉素（streptomycin）、卡那霉素（kanamycin）、庆大霉素（gentamicin）、妥布霉素（tobramycin）、大观霉素（spectinomycin）、小诺霉素（micronomicin）、西索米星（sisomicin）和新霉素（neomycin）等；另一类为半合成品，如阿米卡星（amikacin）、依替米星（etimicin）、奈替米星（netilmicin）、卡那霉素 B（bekanamycin）等。

（一）氨基糖苷类抗生素共性

【抗菌作用及特点】

1. 抗菌作用机制　氨基糖苷类抗生素通过抑制细菌蛋白质合成的起始、延伸及终止 3 个阶段，破坏细菌胞质膜的完整性而发挥抗菌作用。

2. 抗菌谱 氨基糖苷类抗生素对需氧革兰阴性杆菌如大肠埃希菌、铜绿假单胞菌、克雷伯菌属、肠杆菌属、志贺菌属等有强大的抗菌活性；对沙雷菌属、沙门菌属、产碱杆菌属、不动杆菌属及嗜血杆菌属也有一定抗菌作用，对革兰阴性球菌和革兰阳性杆菌作用差；对肠球菌和厌氧菌不敏感。链霉素和卡那霉素对结核分枝杆菌有效。

3. 氨基糖苷类抗生素有部分或完全交叉耐药性。

4. 氨基糖苷类抗生素的极性和解离度较大，口服难吸收，仅用于肠道感染、肠道术前准备等；全身感染需注射用药。

5. 氨基糖苷类抗生素血浆蛋白结合率低。其穿透力弱，主要分布于细胞外液，在肾皮质和内耳内、外淋巴液有高浓度聚积，且在内耳外淋巴液中浓度下降很慢；不易透过血－脑屏障，甚至在脑膜发炎时也难在脑脊液达到有效浓度。

【临床应用】

氨基糖苷类抗生素主要用于敏感革兰阴性杆菌所致全身感染。对脑膜炎、败血症、细菌感染性肺炎等严重感染，需联合其他抗菌药物同时使用。利用该类药物口服难吸收的特点，可用于治疗消化道感染、肠道术前准备、肝昏迷用药等。链霉素及卡那霉素可用于结核的治疗。此外，本类药物制成软膏、洗液或眼膏可用于局部感染的治疗。

【不良反应】

氨基糖苷类抗生素主要的不良反应为耳毒性和肾毒性，尤其应用于老年人和儿童时更易引起。其毒性的产生与药物种类、用药剂量及用药疗程有关。

1. 耳毒性 损害第Ⅷ对脑神经导致前庭功能和耳蜗听神经功能障碍，这和药物在内耳淋巴液中蓄积有关。前庭功能障碍出现眩晕、恶心、呕吐、眼球震颤和共济失调，发生率为新霉素＞卡那霉素＞链霉素＞西索米星＞阿米卡星≥庆大霉素≥妥布霉素＞奈替米星；听神经功能障碍可出现耳鸣、听力减退甚至耳聋，发生几率为新霉素＞卡那霉素＞阿米卡星＞西索米星＞庆大霉素＞妥布霉素＞奈替米星＞链霉素。该毒性也会影响胎儿，孕妇避免使用。

2. 肾毒性 氨基糖苷类抗生素是引发药源性肾衰的常见病因，主要损害近曲小管上皮细胞，引起蛋白尿、管形尿、血尿等，严重者可发生氮质血症及无尿等。其发生几率为新霉素＞卡那霉素＞庆大霉素＞妥布霉素＞阿米卡星＞奈替米星＞链霉素。

3. 过敏反应 引起皮疹、药热、口周发麻等过敏症状；链霉素偶可引发过敏性休克，发生几率低于青霉素，但致死率高。

4. 神经肌肉麻痹 与给药剂量和给药途径有关，最常见于大剂量腹膜内或胸膜内给药，或静脉滴注速度过快，表现为心肌抑制、血压下降、肌肉麻痹无力，甚至呼吸衰竭等。

【用药护理】

1. 用药前

（1）护理评估：通过询问既往病史、用药史及过敏史，确认患者有无药物过敏、血钙过低或重症肌无力等禁用或慎用氨基糖苷类抗菌药物的情况；儿童、老年人、孕妇、哺乳期妇女及肾功能不全者尽量避免使用。

（2）做好抢救准备：抢救措施同青霉素，发生过敏性休克除了首选肾上腺素外，另需静脉注射钙剂抢救。

2. 用药中

（1）氨基糖苷类抗生素与 β - 内酰胺类抗生素联用有协同作用，但有配伍禁忌，联用时必须分瓶滴注，也不宜与其他药物同瓶滴注。

（2）避免与高效利尿药、万古霉素、第一代头孢菌素等有耳、肾毒性的药物合用；避免与能掩盖耳毒性的药物如镇静催眠药、苯海拉明等合用；避免与肌肉松弛药、全麻药等合用。

（3）用药时应补充足够的液体，以减少肾小管损害。

（4）用药过程中注意询问患者有无眩晕、耳鸣等中毒先兆。

3. 用药后　长期用药应定期监测肾功能及听力。

（二）临床常用氨基糖苷类抗菌药物

链　霉　素

链霉素为最早用于临床的氨基糖苷类抗生素，也是第一个用于临床的抗结核药。对结核杆菌、革兰阴性杆菌作用强大，对铜绿假单胞菌无效，易产生耐药性。临床应用：①对兔热病与鼠疫有特效，常作为首选药，特别是与四环素联合用药是目前治疗鼠疫最有效的手段；②治疗结核病，常与利福平、异烟肼等合用，以增强疗效、延缓耐药性的产生；③与青霉素合用治疗溶血性链球菌、草绿色链球菌及肠球菌等所致的心内膜炎。

考点链接

患者，男，45 岁。因"午后低热、乏力、消瘦、盗汗、食欲不振近 1 个月"入院，诊断为肺结核。医嘱给予链霉素联合利福平、异烟肼抗结核治疗。

1. 链霉素长期应用可出现的不良反应是（　　　）

A. 周围神经炎　　B. 肝损害　　　C. 眩晕、听力障碍　　　D. 高尿酸血症

E. 视神经炎

2. 用药期间应注意监测（　　　）

A. 肝、肾功能　　B. 心、肺功能　　　C. 心、肾功能　　　D. 肝、肺功能

E. 胃肠功能

解析：链霉素的主要不良反应有耳毒性、肾毒性、神经肌肉麻痹和过敏反应，用药期间应注意监测听力和肾功能；利福平及异烟肼联合应用主要不良反应为肝毒性。因此，答案 1 为 C，2 为 A。

庆大霉素

庆大霉素为临床治疗革兰阴性杆菌感染的常用药物。对革兰阴性杆菌包括铜绿假单胞菌作用强，尤其对于沙雷菌属作用更强，为氨基糖苷类抗生素中首选药。可与青霉素或其他抗生素合用，协同治疗严重的肺炎球菌、铜绿假单胞菌、肠球菌或草绿色链球菌感染，亦可局部用于皮肤、黏膜及五官的感染等。

阿米卡星

阿米卡星是卡那霉素的半合成衍生物，为氨基糖苷类抗生素中抗菌谱最广的抗菌药物，对革兰阴性杆菌和金黄色葡萄球菌有较强的抗菌活性，但作用较庆大霉素弱。其突出优点是对肠道革兰阴性杆菌和铜绿假单胞菌所产生的多种氨基糖苷类灭活酶稳定，耐药性产生较慢。临床主要用于治疗革兰阴性杆菌、葡萄球菌所致感染。

妥布霉素

妥布霉素抗菌谱与庆大霉素相似。对肺炎杆菌、肠杆菌属、变形杆菌的作用较庆大霉素强 2~4 倍；对铜绿假单胞菌的作用比庆大霉素强 2~5 倍；对耐庆大霉素菌株和耐葡萄球菌株有较好的抗菌作用。临床常与抗铜绿假单胞菌的青霉素类或头孢菌素类药物合用治疗铜绿假单胞菌引起的心内膜炎、烧伤、败血症、骨髓炎等。

大观霉素

大观霉素对淋病奈瑟菌有强大的杀灭作用，对青霉素耐药的淋病奈瑟菌也有良好疗效。主要用于耐青霉素或对青霉素过敏的淋病患者的治疗。

四、四环素类和氯霉素类

四环素类和氯霉素类抗生素的抗菌谱广泛，对革兰阳性菌、革兰阴性菌、立克次体、衣原体、支原体、阿米巴原虫和螺旋体均有较强的抑制作用。

（一）四环素类

四环素类抗生素分为天然四环素类和人工半合成四环素两大类，四环素（tetracycline）、土霉素（tetramycin）、金霉素（chlortetracycline）和地美环素（demeclocycline）为天然四环素；美他环素（methacycline）、多西环素（doxycycline）、米诺环素（minocycline）及替加环素（tigecycline）等为半合成四环素。本类抗生素在碱性环境中抗菌活性差，在酸性环境中稳定。其抗菌机制为：①与细菌核糖体 30S 亚基 A 单位特异性结合，抑制细菌蛋白质的合成；②改变细菌细胞膜的通透性，导致胞内核苷酸和其他重要成分外漏，抑制细菌 DNA 的复制而发挥抗菌作用。本类药物在低剂量时抑菌，高剂量时杀菌。

四 环 素

【作用及临床应用】

四环素抗菌谱广，对革兰阳性菌的抑制作用强于革兰阴性菌，但对革兰阳性菌的作用不如青霉素类和头孢菌素类，对革兰阴性菌的作用不如氨基糖苷类及氯霉素类；对衣原体、支原体、立克次体、螺旋体、放线菌等有效；对伤寒杆菌、副伤寒杆菌、铜绿假单胞菌、结核分枝杆菌、真菌和病毒无效。主要用于敏感菌所致感染的治疗，但不良反应多，临床上主要用于立克次体（恙虫病、Q 热和斑疹伤寒等）、支原体、衣原体、鼠疫等感染的治疗。

【不良反应】

1. 胃肠道反应 为四环素最常见不良反应，口服可引起恶心、呕吐、厌食、腹部不适等。

2. 局部刺激 四环素肌内注射会产生强烈刺激性，静脉注射亦引起静脉炎。

3. 二重感染 婴儿、老年人、免疫力低下者、合用糖皮质激素的患者，应用四环素治疗时容易发生二重感染。常见二重感染有两种，一种为真菌感染，多由白色假丝酵母菌引起，表现为鹅口疮、肠炎；另一种是由难辨梭状芽孢杆菌感染引起的假膜性肠炎，表现为高热、剧烈腹泻、肠壁坏死等。

4. 影响骨骼和牙齿发育 四环素类药物与新形成的骨骼和牙齿中沉积的钙离子结合，造成牙齿永久性色素沉积，俗称四环素牙；还可抑制胎儿、婴儿骨骼发育。

5. 其他 长期大量使用可致肝、肾损害，偶见过敏反应及光敏感反应等。

【用药护理】

1. 用药前

（1）护理评估：通过询问既往用药史和过敏史，确认患者是否对四环素过敏，过敏者禁用；孕妇、哺乳期妇女及 8 岁以下儿童禁用四环素类药物。

（2）宣传教育：①告知患者口服四环素时，宜于餐前 1 小时或餐后 2 小时空腹服用，且每次用量不宜大于 0.5g，以减少或避免食物对吸收的影响；②嘱咐患者四环素对消化道刺激性较大，服药时应饮用足量水，并避免卧位服药，以免药物滞留食管导致食管溃疡，并可减少胃肠道刺激症状；③服用四环素应避免与牛奶、奶制品、碳酸氢钠、铁剂、氢氧化铝及镁盐同服，以免影响药物吸收；④嘱咐患者服药期间避免日光直射或紫外线照射。

2. 用药中

（1）禁止肌内注射：四环素肌内注射给药吸收差且有局部刺激作用。

（2）静脉滴注时宜用低浓度（0.1%）缓慢滴注，以减轻局部反应；不宜与氢化可的松、钙制剂等配伍，以免引起沉淀、混浊或降低疗效。

3. 用药后 观察患者有无鹅口疮、剧烈腹泻、发热等症状，如有上述症状应立即停药并报告医师。如患者出现鹅口疮，可用碳酸氢钠溶液漱口，严重者同时给予抗真菌药物治疗；假膜性肠炎可选择万古霉素或甲硝唑进行治疗。

多西环素

多西环素为半合成的四环素类抗菌药物，抗菌谱、作用机制与四环素相似，但作用较后者强。具有速效、强效、长效的优点。由于药物小部分由肾脏排出，大部分随胆汁进入肠腔排泄，因此特别适合肾外感染伴肾衰者以及胆道系统感染患者。

米诺环素

米诺环素是四环素类抗生素中抗菌活性最强的抗生素。口服吸收良好，重金属离子和抗酸药可影响其吸收。其脂溶性高，穿透能力强，广泛分布于机体各个组织器官，脑脊液中浓度高。抗菌谱与四环素相似，但对四环素或青霉素耐药的细菌仍敏感，无交叉耐药现象。主要用于治疗酒糟鼻、痤疮和沙眼衣原体所致的性传播疾病及上述耐药菌感染。米诺环素具有前庭毒性，可引起前庭功能紊乱（呈剂量依赖性，女性比男性多见），表现为眩晕、共济失调等，首剂服药即可出现，一般停药 24~48 小时后可恢复，因此，服药期间不宜从事驾驶、危险性较大的机器操作及高空作业。

替加环素

替加环素为米诺环素的衍生物，是一种新型、广谱可静脉注射用的四环素类抗生素。其作用机制与四环素相似，对革兰阳性菌、革兰阴性菌、厌氧菌有广谱抗菌活性，包括对多重耐药的革兰阳性菌如耐甲氧西林金黄色葡萄球菌也有活性。体外实验表明，替加环素对鲍曼不动杆菌的抗菌活性大于亚胺培南，其对于对亚胺培南具抗药性的鲍曼不动杆菌同样有效。但替加环素对铜绿假单胞菌及变形杆菌无效。临床主要用于复杂性腹腔内感染及复杂性皮肤及（或）皮下软组织感染的治疗。常见的不良反应为对消化系统的损伤作用。

（二）氯霉素类

氯霉素类抗生素主要包括氯霉素（chloramphenicol）和甲砜霉素（thiamphenicol）等，为广谱抑菌剂。

氯 霉 素

【作用机制与临床应用】

氯霉素可与细菌核糖体 50S 亚基上的肽酰转移酶作用位点可逆性结合，阻止 P 位上肽链的末端羧基与 A 位上的氨酰基 tRNA 的氨基发生反应，使肽链增长受阻，抑制蛋白质的合成，从而起到抗菌作用。

氯霉素抗菌谱广，对革兰阴性菌抑制作用强于革兰阳性菌；对革兰阳性菌的抗菌活性不如青霉素类和四环素类；对立克次体、衣原体和支原体也有抑制作用。因不良反应严重，一般不作为首选药物。主要用于以下感染：

1.耐药菌诱发的严重感染 主要用于其他药物不能耐受的脑膜炎患者或多药耐药的流感嗜血杆菌感染。

2.立克次体感染 立克次体感染严重的孕妇、8岁以下儿童、四环素类药物过敏者可以使用。

3.伤寒 氯霉素治疗伤寒一般不作为首选，但由于耐药菌较少，复发性伤寒杆菌感染使用氯霉素仍然可以获得较好疗效。

4.其他 与其他抗菌药物联合使用，可以治疗腹腔或盆腔的厌氧菌感染。也可作为眼科治疗沙眼和结膜炎等的局部用药。

【不良反应】

1.血液系统毒性 长期或大剂量使用可损伤骨髓造血功能，导致贫血，粒细胞、血小板减少，严重者可出现再生障碍性贫血。

2.灰婴综合征 新生儿及早产儿肝脏发育不完善，肝细胞中的葡萄糖醛酸转移酶缺乏，对氯霉素的解毒能力差，大剂量使用可导致循环衰竭、腹胀、呕吐、进行性皮肤苍白等中毒表现，称为灰婴综合征。有时大龄儿童甚至成人也可出现类似症状。

3.其他 口服可发生胃肠道反应，少数患者有过敏反应，葡萄糖-6-磷酸脱氢酶缺乏者可见溶血性贫血。

【用药护理】

1.用药前

（1）护理评估：通过询问既往病史和用药过敏史，确认患者是否对氯霉素过敏，过敏者禁用；肝肾功能减退、葡萄糖-6-磷酸脱氢酶缺乏者、婴幼儿、孕妇、哺乳期妇女慎用。

（2）宣传教育：氯霉素口服易吸收且吸收完全，用药时宜空腹服用，且应补充足量水分，以利于达到有效血药浓度。

2.用药中

（1）氯霉素肌内注射吸收缓慢、血药浓度低，还可致神经麻痹，甚至造成下肢瘫痪，因此，一般不宜肌内注射。

（2）治疗中应持续用药至治愈以防止复发；但应避免重复疗程使用，以防骨髓抑制的发生。

（3）用药中注意观察患者骨髓抑制的先期症状，如发热、咽痛、易疲劳等，发现异常立即停药。

3.用药后 长期治疗前、后及疗程中均应系统监护血常规。

甲砜霉素

甲砜霉素为氯霉素的衍生物，具有更高的水溶性和稳定性。其抗菌作用机制同氯霉素相同，抗菌谱、抗菌活性同氯霉素相似，主要适应证及不良反应同氯霉素相同。与氯霉素之间完全交叉耐药，但细菌对甲砜霉素的耐药性发展较慢。

五、其他类

林可霉素与克林霉素

林可霉素（lincomycin）和克林霉素（clindamycin）的抗菌机制与红霉素类似，抗菌谱较窄，对革兰阳性菌及厌氧菌具有较强的抗菌作用。主要用于治疗敏感菌或厌氧菌所致的口腔、腹腔、脓肿及妇科感染。药物易渗透至骨骼组织中，是治疗金黄色葡萄球菌所致的急、慢性骨髓炎的首选药。克林霉素比林可霉素抗菌作用更强，口服吸收好，毒性低，临床更为常用。

不良反应常见恶心、呕吐、厌食、腹泻等，偶见肝损害。长期用药可引起假膜性肠炎等严重不良反应。剂量过大或静脉滴注过快可引起血压下降，甚至心跳和呼吸暂停，应缓慢静脉滴注，不宜静脉注射。有胃肠疾病或既往史者及肝、肾功能不全者慎用，孕妇、哺乳期妇女和新生儿禁用。

万古霉素与去甲万古霉素

【作用及临床应用】

万古霉素（vancomycin）与去甲万古霉素（norvancomycin）的作用机制与阻断细菌细胞壁合成，造成细菌细胞壁缺陷有关。其抗菌谱窄，仅对革兰阳性菌有效，对革兰阳性球菌产生强大的杀菌作用，属繁殖期杀菌药。

万古霉素和去甲万古霉素毒性大，主要用于治疗革兰阳性耐药菌，尤其对耐甲氧西林金黄色葡萄球菌（MRSA）和肠球菌引起的感染有特效，如败血症、心内膜炎、骨髓炎等。口服难吸收，用于治疗假膜性肠炎和严重的消化道感染。

【不良反应】

1. 耳毒性　较大剂量、长期应用可出现耳鸣、听力减退，甚至耳聋。

2. 肾毒性　可损伤肾小管，表现为蛋白尿、管型尿、少尿、血尿等，甚至肾衰竭。肾功能不全者禁用。避免与氨基糖苷类抗菌药物合用。

3. 过敏反应　偶可引起皮疹和过敏性休克。快速静脉注射可引起皮肤潮红、红斑、荨麻疹、心动过速和低血压等特征性症状，称为"红人综合征"。

4. 其他　口服时可引起恶心、呕吐，静脉注射时偶发疼痛和血栓性静脉炎。

【用药护理】

1. 万古霉素和去甲万古霉素对组织有强烈刺激性，不宜肌内、静脉注射；静脉滴注时应尽量避免药液外漏。

2. 为减少不良反应（如"红人综合征"、血栓性静脉炎）发生率，静脉滴注时速度不宜过快，每克药物应至少用 5% 葡萄糖注射液或氯化钠注射液 200mL 溶解后缓慢静脉滴注，每次滴注时间不少于 1 小时。

3. 用药期间应注意观察和监测患者听觉功能，并监测尿常规和肾功能。

第三节　合成抗菌药

一、磺胺类与甲氧苄啶

（一）磺胺类

磺胺类药物（简称磺胺药）属于广谱抑菌药，曾广泛用于临床。近年来，由于抗生素及喹诺酮类药物的快速发展，使磺胺药的临床应用明显受限。但是，磺胺药在流行性脑脊髓膜炎和鼠疫等感染性疾病的治疗方面疗效显著，因此，其在抗感染治疗中仍具有重要作用。

磺胺药可分为三大类：肠道易吸收类、肠道难吸收类和外用类。肠道易吸收类又分为短效类，如磺胺异噁唑（sulfafurazole，SLZ）；中效类，如磺胺嘧啶（sulfadiazine，SD）、磺胺甲噁唑（sulfamethoxazole，SMZ）；长效类，如磺胺对甲氧嘧啶（sulfamonomethoxine，SMM）。肠道难吸收类，如柳氮磺胺吡啶（sulfasalazine，SASP）。外用磺胺药，如磺胺米隆（sulfamylon，SML）、磺胺嘧啶银（sulfadiazine silver，SD–Ag）、磺胺醋酰（sulfacetamide，SA）等。

【抗菌机制及抗菌谱】

对磺胺药敏感的细菌，在生长繁殖过程中不能利用现成的叶酸，而是需要以蝶啶和对氨基苯甲酸（PABA）为原料，在二氢蝶酸合酶作用下生成二氢蝶酸，然后再与谷氨酸生成二氢叶酸，后者在二氢叶酸还原酶催化下被还原为四氢叶酸。四氢叶酸活化后作为一碳基团载体的辅酶参与嘧啶核苷酸和嘌呤的合成。磺胺药与 PABA 的结构相似，可与之竞争二氢蝶酸合酶，阻碍细菌二氢叶酸的合成，从而发挥抗菌作用（图2-2）。

PABA 与二氢蝶酸合酶的亲和力比磺胺药强数千倍以上，应用磺胺药时应首剂加倍。脓液或坏死组织内含有大量 PABA，因此，化脓性或有坏死组织的感染应用磺胺药疗效较差。局麻药普鲁卡因在体内能产生 PABA，可降低磺胺药抗菌效果。细菌通过基因突变或质粒介导对磺胺药产生耐药性，各磺胺药之间易产生交叉耐药性。

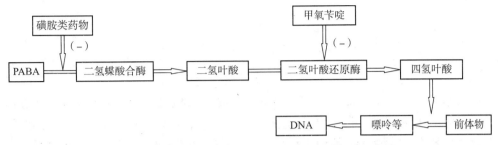

图 2-2 磺胺类药和甲氧苄啶对细菌叶酸代谢影响示意图

磺胺药抗菌谱广，对多数革兰阳性菌和革兰阴性菌均有抑制作用，如溶血性链球菌、肺炎链球菌、脑膜炎奈瑟菌、淋病奈瑟菌、流感嗜血杆菌、鼠疫杆菌、大肠埃希菌、志贺菌、布鲁菌及变形杆菌等；也对沙眼衣原体、疟原虫、卡氏肺孢子虫和弓形虫滋养体有抑制作用。但是磺胺药对支原体、立克次体和螺旋体无效。磺胺甲噁唑对伤寒沙门菌有抑制作用，磺胺米隆和磺胺嘧啶银对铜绿假单胞菌等有较强抑制作用。

【不良反应】

1. 泌尿系统损害 磺胺类药及其代谢产物在尿液中（尤其在酸性尿中）溶解度低，易析出结晶，损害肾脏，出现结晶尿、血尿、管型尿、尿痛甚至尿闭等。

2. 过敏反应 常见药热、皮疹等过敏反应，严重者可出现剥脱性皮炎、多形性红斑。

3. 造血系统损害 长期用药可抑制骨髓造血功能，导致白细胞减少症、血小板减少症，甚至再生障碍性贫血。

4. 神经系统反应 少数患者出现头晕、头痛、失眠等症状。

5. 其他 引起恶心、呕吐、全身乏力、精神不振等。还可导致新生儿、早产儿血中游离胆红素增加而出现黄疸。

【用药护理】

1. 用药前 护理评估：通过询问既往病史和用药过敏史，确认患者是否对磺胺药过敏，过敏者禁用；肝肾功能减退者、婴幼儿、孕妇、哺乳期妇女避免使用。

2. 用药中

（1）为充分发挥药物疗效，口服应首剂加倍；用药期间多饮水，同服碳酸氢钠以碱化尿液，防止肾损害。

（2）治疗中应持续用药至治愈，以防止复发；但应注意预防骨髓抑制的发生。

（3）用药期间避免高空作业和驾驶，注意观察有无过敏反应。

3. 长疗程用药后 应定期查血、尿常规及肝肾功能。

（二）甲氧苄啶

甲氧苄啶

甲氧苄啶（trimethoprim，TMP）抗菌谱与磺胺药相似，抗菌作用较强。通过抑制细菌二氢叶酸还原酶，阻止二氢叶酸还原为四氢叶酸，妨碍细菌核酸的合成，与磺胺药或某些抗生素合用有增效作用（图 2-2），因而又称"磺胺增效剂"。TMP 单用易产生耐药性，常与磺胺甲噁唑、磺胺嘧啶等合用治疗敏感菌所致的呼吸道、泌尿道、皮肤及肠道感染。

不良反应较少，可出现轻微的胃肠反应，偶见变态反应等。大剂量或长期应用可引起叶酸缺乏症，出现粒细胞减少、血小板减少及巨幼红细胞性贫血，可用四氢叶酸钙治疗。

（三）常用磺胺类药物分类、特点及临床应用

临床常用磺胺类药物分类、特点及临床应用见表 2-6。

表 2-6　临床常用磺胺类药物的分类、作用特点和临床应用

分类	药名	特点	临床应用
肠道易吸收类	磺胺嘧啶	血浆蛋白结合率为 45%，低于其他磺胺药，因而易透过血脑屏障，在脑脊液中浓度高	治疗流行性脑膜炎首选药
	磺胺甲噁唑	消除 $t_{1/2}$ 为 10~12 小时，脑脊液中浓度低于 SD，但仍可用于流性性脑膜炎的预防	用于敏感菌引起的呼吸道、皮肤、泌尿道感染
肠道难吸收类	柳氮磺吡啶	本身无抗菌活性，在肠内分解成磺胺吡啶和 5- 氨基水杨酸，产生抗菌、抗炎和抑制免疫的作用	主要用于治疗溃疡性结肠炎，也可用于类风湿性关节炎的治疗
外用类	磺胺嘧啶银	抗菌谱广，尤其对铜绿假单胞菌作用强并具有收敛作用	主要用于烧伤及外伤创面感染，并可促进创面干燥、结痂及愈合
	磺胺醋酰	无刺激性。局部应用穿透力强，可透入眼部晶状体及眼内组织	主要用于治疗沙眼、结膜炎和角膜炎等

二、喹诺酮类

喹诺酮类（quinolones）是人工合成的抗菌药，分为 4 代，第一代和第二代因抗菌谱窄、抗菌作用弱现已少用；第三代为氟喹诺酮类（fluoro quinolones），已成为目前临床治疗细菌感染性疾病的重要药物，常用的有诺氟沙星（norfloxacin）、氧氟沙星（ofloxacin）、环丙沙星（ciprofloxacin）、左氧氟沙星（levofloxacin）、氟罗沙星

（fleroxacin）、司帕沙星（sparfloxacin）等。第四代药物为新氟喹诺酮类，如莫西沙星（moxifloxacin）、加替沙星（gatifloxacin）等。

【作用及临床应用】

喹诺酮类抗菌药物通过抑制细菌 DNA 螺旋酶作用，阻碍 DNA 合成而导致细菌死亡，属于广谱杀菌药，对革兰阴性菌和部分革兰阳性菌均有抑制作用，有些对铜绿假单胞菌和淋病奈瑟菌有强大抗菌作用，甚至对分枝杆菌属、支原体、衣原体及厌氧菌也有抑制作用。本类药物之间有交叉耐药性，但较少与其他抗菌药物产生交叉耐药性。其耐药机制为细菌 DNA 螺旋酶的改变及细胞膜孔蛋白通道的改变或缺失。临床滥用是其产生耐药性的原因之一。

喹诺酮类药物口服吸收良好，穿透力强，可广泛分布于各组织、体液中，甚至骨骼及前列腺组织中，临床可用于：

1. 泌尿生殖系统感染　用于治疗单纯性淋病奈瑟菌性尿道炎或宫颈炎。环丙沙星是治疗铜绿假单胞菌性尿道炎的首选药。氟喹诺酮类药物对敏感菌所致的急、慢性前列腺炎及复杂性前列腺炎均有较好作用。

2. 呼吸系统感染　用于治疗敏感菌引起的呼吸系统感染。氟喹诺酮类（除诺氟沙星外）可替代大环内酯类用于治疗支原体、衣原体肺炎及嗜肺军团菌引起的军团病。

3. 肠道感染及伤寒　是治疗志贺菌引起的急、慢性菌痢和中毒性菌痢，以及鼠伤寒沙门菌、猪霍乱沙门菌、肠炎沙门菌引起的胃肠炎的首选药。对沙门菌引起的伤寒或副伤寒应首选氟喹诺酮类或第三代头孢菌素。

4. 氟喹诺酮类对脑膜炎奈瑟菌具有强大杀菌作用，其在鼻炎分泌物中浓度高，可用于流行性脑脊髓膜炎鼻咽部带菌者的根除治疗。

【不良反应】

1. 胃肠道反应　可有食欲减退、恶心、呕吐、腹部不适、腹痛、腹泻、假膜性肠炎等，也可见黄疸、血清氨基转移酶及总胆红素升高。

2. 中枢神经系统反应　轻者出现头痛、头晕、晕眩、失眠等，重症者出现精神异常、抽搐、惊厥等。

3. 光敏反应（光毒性）　光照部位皮肤出现瘙痒性红斑，严重者出现皮肤糜烂、脱落。

4. 心脏毒性　可见 QT 间期延长、尖端扭转型室性心动过速、室颤等。

5. 软骨损害　儿童用药后可发生关节痛、关节肿胀等症状。

6. 其他　跟腱炎、肝肾毒性、间质性肺炎等。

案例分析

患者，男，46 岁。因慢性支气管炎急性发作给予左氧氟沙星注射液抗感染治疗。护士应对患者进行的用药护理内容有哪些？

解析：左氧氟沙星为第三代氟喹诺酮类抗菌药物，常见胃肠道不适、光毒性、心脏毒性及中枢神经系统等不良反应，护士应对患者进行用药护理的内容有：

1. 用药前　评估患者是否存在使用氟喹诺酮类抗菌药物的禁忌证。

2. 用药中　注意左氧氟沙星注射液的滴注速度，滴注时间依据剂量而定，每100mL注射液滴注时间不少于60分钟；嘱咐患者用药期间避免太阳光暴晒，以免发生光毒性。

3. 用药后　注意观察患者是否出现恶心、呕吐、头痛、头晕、心悸等不适症状，如有异常立即报告医生。

【用药护理】

1. 用药前

（1）护理评估：通过询问既往病史和用药过敏史，确认患者是否对喹诺酮类药物过敏，过敏者禁用；孕妇、哺乳期妇女禁用；不宜常规用于儿童，不宜用于有精神病或癫痫病史者。

（2）宣传教育：喹诺酮类药物口服易吸收且吸收完全，用药时应补充足量水分，以利于药物吸收；本类药物应避免与抗酸药及含金属离子的药物同服，以免影响吸收。

2. 用药中

（1）应用喹诺酮类药物时应避免过度暴露于阳光下，如发生光敏反应应停药。

（2）喹诺酮类药物静脉滴注应缓慢，以免发生不良反应。

（3）喹诺酮类药物可使茶碱类药物的肝脏清除明显减少，消除半衰期延长，血药浓度升高，出现茶碱中毒的症状（如恶心、呕吐、震颤、不安、激动、抽搐、心悸等），故同用时应测定茶碱类药的血药浓度并调整剂量。

3. 用药后　应密切观察患者是否有胃肠不适、关节疼痛等不良反应发生。

临床常用喹诺酮类药物见表2-7。

表 2-7　临床常用喹诺酮类药物的作用特点与临床应用

常用药物	作用特点	临床应用
诺氟沙星	口服生物利用度偏低，抗菌谱广，作用强	主要用于敏感菌引起的肠道、泌尿道等感染，对支原体、衣原体无临床价值
环丙沙星	口服吸收不完全，必要时静脉滴注。组织穿透力强，在同类药中抗菌作用最强，对铜绿假单胞菌作用强	临床用于呼吸道、消化道、泌尿道、盆腔和前列腺等部位的感染。可作为铜绿假单胞菌尿道炎的首选药
氧氟沙星	口服吸收迅速而完全，体内分布广，在尿液、脑脊液及胆汁中具有较高浓度。对部分厌氧菌、结核分枝杆菌及沙眼衣原体有较强的抗菌作用	临床用于呼吸道、泌尿生殖道、胆道、皮肤软组织和耳鼻喉等部位的感染。与抗结核药联合用于耐药结核杆菌感染的治疗

续表

常用药物	作用特点	临床应用
左氧氟沙星	口服吸收完全,抗菌活性是氧氟沙星的2倍	临床用于敏感的革兰阳性菌和革兰阴性菌所致的各种急慢性感染、难治性感染。对支原体、衣原体及军团菌感染也有很好的治疗作用
莫西沙星	口服吸收完全,为广谱抗菌药,对革兰阳性菌、阴性菌、支原体、衣原体等均有较高抗菌活性	临床用于敏感菌所致慢性支气管炎急性发作、社区获得性肺炎、急性鼻窦炎,也用于泌尿生殖系统及皮肤软组织感染

三、其他类

(一)硝基呋喃类

本类药物包括呋喃妥因(nitrofurantoin)、呋喃唑酮(furazolidone)等。抗菌谱广,对多种革兰阳性菌和革兰阴性菌均有效,不易产生耐药性,与其他抗菌药物无交叉耐药性。但血药浓度低,不宜用于全身感染。常用硝基呋喃类药物的抗菌作用、临床应用及不良反应见表2-8。

表2-8 常用硝基呋喃类药物的抗菌作用、临床应用及不良反应

药名	抗菌作用	临床应用及不良反应
呋喃妥因	口服吸收良好,在组织内很快被破坏,血药浓度低	主要用于治疗敏感菌所致的泌尿道感染。不良反应有胃肠道反应、周围神经炎等
呋喃唑酮	口服不易吸收,肠内浓度高,对肠道内多数细菌有抑制作用	临床主要用于细菌性痢疾、肠炎等肠道感染的治疗,也可用于治疗幽门螺杆菌引起的消化道溃疡。不良反应有胃肠道反应、周围神经炎等

(二)硝基咪唑类

本类药物包括甲硝唑(metronidazole)、替硝唑(tinidazole)等。对厌氧菌作用强,对需氧菌无效,对滴虫、阿米巴滋养体也有很强的杀灭作用,为抗厌氧菌感染、阴道滴虫感染和肠内外阿米巴病的首选药。口服吸收良好,体内分布广,可进入感染病灶和脑脊液。临床主要用于厌氧菌引起的口腔、腹腔、盆腔、泌尿生殖道、下呼吸道感染及败血症、骨髓炎等;对幽门螺杆菌感染引起消化性溃疡及难辨梭状芽孢杆菌感染所致莢膜性肠炎有特殊疗效。

不良反应有胃肠道反应,饭后服药可减轻;神经系统反应如头痛、头晕、惊厥、共济失调、肢体麻木等；偶见荨麻疹、红斑、瘙痒、白细胞轻度减少等。孕妇、哺乳期妇女、有器质性中枢神经系统疾病及血液病患者禁用，肝肾疾病患者慎用。服药期间饮酒可引起"双硫仑样"反应，故用药期间及停药1周内应避免饮酒或饮用含酒精的饮料。

第四节　抗结核病药

结核病是由结核分枝杆菌感染引起的一种全身慢性传染性疾病，可侵及全身多个脏器，临床以肺结核多见，此外还有骨结核、结核性胸膜炎、结核性腹膜炎和结核性脑炎等。合理的化学药物治疗是控制疾病发展、复发及抑制结核杆菌耐药产生的关键。目前，临床应用的抗结核药品种较多，通常将疗效较高、不良反应较少、患者较易耐受的称为一线抗结核病药，包括异烟肼（isoniazid）、利福平（rifampicin）、乙胺丁醇（ethambutol）、吡嗪酰胺（pyrazinamide，PZA）、链霉素（streptomycin）等；而将疗效较差、毒性较大，主要用于对一线抗结核病药产生耐药性或与其他抗结核病药配伍使用的称为二线抗结核病药，包括对氨基水杨酸（sodium para-aminosalicylate）、丙硫异烟胺（ethionamide）、环丝氨酸（cycloserine）、司帕沙星（sparfloxacin）、卡那霉素等。

一、常用抗结核病药

异 烟 肼

【作用及临床应用】

异烟肼抗菌谱窄，对结核分枝杆菌有高度选择性，抗菌作用强，对繁殖期结核菌有强大的杀灭作用，并能抑制静止期结核杆菌的生长。穿透力强，可分布于全身体液和细胞内，并能渗透到结核空洞、纤维化和干酪样病灶中发挥杀菌作用。单用易产生耐药性，与其他抗结核病药联合应用可延缓耐药性的产生。口服和注射均易吸收，常采用口服给药，对重症或不能口服者可静脉注射。

异烟肼作用机制尚未完全阐明，目前认为可能是抑制分枝菌酸的生物合成，阻止分支菌酸前体物质长链脂肪酸的延伸，使结核杆菌细胞壁合成受阻而导致细菌死亡；也可抑制结核杆菌DNA的合成从而发挥抗菌作用；此外，异烟肼还可与对其敏感的分支杆菌菌种中的一种酶结合，引起结核杆菌代谢紊乱而死亡。

异烟肼对各种类型的结核病患者均为首选药物，对早期轻症肺结核或预防用药时可单独使用，规范化治疗时必须联合使用其他抗结核药，以防止或延缓耐药性的产生。

考点链接

　　患者，男，32 岁。2 个月前因受凉后出现咳嗽、咯血，伴有午后低热、盗汗。体温 37.8 ℃。胸片提示左上肺斑片状阴影，诊断为肺结核，规律抗结核治疗。现患者出现手脚麻木、失眠等症状。试分析：

　　1. 下列何种药物能够引起上述症状（　　　）

　　A. 利福平　　　　　B. 吡嗪酰胺　　　　C. 乙胺丁醇　　　　D. 链霉素

　　E. 异烟肼

　　2. 宜选择下列何药防治（　　　）

　　A. 维生素 A　　　B. 维生素 B_6　　　C. 维生素 D　　　D. 维生素 B_{12}

　　E. 维生素 B_2

　　解析：

　　1. 异烟肼常见不良反应为周围神经炎，表现为手脚麻木、肌肉震颤和共济失调等。大剂量应用可出现头痛、头晕、兴奋、失眠、视神经炎等。因此，答案为 E。

　　2. 此不良反应是由于异烟肼与维生素 B_6 结构相似，造成维生素 B_6 排泄增加而致体内缺乏所致，因此，可用维生素 B_6 防治。答案为 B。

【不良反应】

　　1. 神经系统反应　　出现周围神经炎及中枢兴奋症状，如手脚麻木、肌肉震颤和共济失调等。大剂量可出现头痛、头晕、兴奋、失眠、视神经炎。可用维生素 B_6 防治。

　　2. 肝毒性　　损伤肝细胞，使转氨酶升高，出现黄疸，严重时致肝小叶坏死。肝病患者慎用。

　　3. 其他　　出现皮疹、胃肠道反应、粒细胞减少等。

利 福 平

【作用及临床应用】

　　利福平抗菌谱较广，不仅对结核杆菌及麻风杆菌有作用，亦可杀灭多种革兰阳性菌和革兰阴性菌。利福平抗菌强度与其浓度有关，低浓度抑菌、高浓度杀菌，高浓度时对沙眼衣原体和某些病毒也有作用。利福平通过抑制细菌 RNA 的合成而产生杀菌作用，单用易产生耐药性，与其他抗结核药合用可产生协同作用，并延缓耐药性的产生。

　　利福平穿透力强，体内分布广，在各组织中均有较高浓度，与其他抗结核病药联合使用可治疗各种类型结核病，包括初治及复发患者；利福平在胆汁中浓度较高，可用于治疗重症胆道感染；局部应用利福平可治疗沙眼、急性结膜炎等；此外，利福平还可治疗麻风病和耐药金葡菌及其他敏感细菌所致感染。

【不良反应】

1. 胃肠道反应 常见恶心、呕吐、腹痛等。

2. 肝毒性 长期大量使用利福平，可出现黄疸、肝大、肝功能减退等症状，与异烟肼合用尤易发生。有肝病者慎用。

3. 流感综合征 大剂量间隔使用可引起发热、寒战、头痛、肌肉酸痛等类似感冒的症状。其发生频率与剂量大小、间隔时间有明显关系，因此，间隔给药方法目前已不使用。

4. 其他 少数患者出现皮疹、药热等症状。有致畸胎作用，故妊娠早期妇女禁用。

利福喷汀与利福定

利福喷汀（rifapentine）和利福定（rifandin）均为利福霉素衍生物。抗菌谱和利福平相同，抗菌效力分别比利福平强 7 倍与 3 倍以上，与其他抗结核病药，如异烟肼、乙胺丁醇等有协同抗菌作用。此外，对革兰阳性与阴性菌也有强大的抗菌活性。利福喷汀（微晶）与利福定的 $t_{1/2}$ 分别为 30 小时与 5 小时。利福定的治疗剂量为利福平的 1/2 ~ 1/3，利福喷汀治疗剂量与利福平相同，每周用药 1 ~ 2 次。

临床常用其他抗结核病药抗菌作用、临床应用及不良反应见表 2-9。

表 2-9　其他抗结核病药抗菌作用、临床应用及不良反应

药名	抗菌作用	临床应用	不良反应
乙胺丁醇	对繁殖期结核杆菌抑菌较强，单用可产生耐药性，但与其他抗结核药无交叉耐药性	主要用于对链霉素和异烟肼耐药或对对氨基水杨酸不能耐受的结核病患者的治疗	视神经炎、胃肠道反应、过敏反应、高尿酸血症等
链霉素	抗菌谱广，在抗结核注射剂中，其抗结核活性最强，穿透力弱，极易产生耐药性	主要用于各系统的各类型结核病，采用短程抗结核治疗时多用于强化期	耳毒性、肾毒性、过敏反应、肌肉抽搐等
吡嗪酰胺	口服易吸收，体内分布广，对结核杆菌有抑制或杀灭作用，单用易产生耐药性，但与其他抗结核病药无交叉耐药性	与异烟肼和利福平合用可产生协同作用，主要用于结核病的反复治疗及联合用药	肝脏损害、过敏反应，抑制尿酸排泄诱发痛风
对氨基水杨酸钠	口服吸收良好，抗菌谱窄，抗结核杆菌作用弱，仅有抑菌作用，易产生耐药性	与其他抗结核病药合用可增强疗效、延缓耐药性产生	胃肠道刺激症状、肝功能损害、过敏反应
环丝氨酸	抗结核作用弱于异烟肼，不易产生耐药性和交叉耐药性	与其他抗结核病药联合用于复治的耐药结核菌感染	神经系统毒性反应、胃肠道反应、发热
司帕沙星	广谱，对革兰阳性菌、革兰阴性菌、厌氧菌、支原体、衣原体和结核菌均有杀灭作用	用于各类型复治、耐药结核病的治疗	中枢神经系统损害、光敏反应、骨关节损害等

二、抗结核病药的用药护理

1. 用药前的宣传教育

（1）对患者及其家属进行结核病知识宣传，克服恐惧心理，树立治疗信心，积极配合医护人员完成治疗方案。嘱咐患者治疗期间注意饮食调整，加强富含蛋白及维生素食物的摄入，尽量做到不抽烟、不喝酒。

（2）告知患者：坚持正规服药95%以上的患者可以获得治愈，如果自行停药或间断用药，结核杆菌对抗结核药物容易产生耐药性，致使结核病难以治愈。因此，抗结核治疗必须坚持早期、适量、联合、规律及全程用药的原则。

2. 用药中

（1）嘱咐患者遵医嘱按时按量服药，不可自行随意调整，以免影响疗效，产生不良反应。

（2）告知患者空腹服药利于药物吸收，胃肠反应较重时可改为饭后服药。

（3）牛奶、豆浆、米酒、麦乳精、茶等均可降低利福平的肠道吸收，因此，利福平不宜与上述食物同服；告知患者服用利福平后，尿、唾液、汗液等排泄物可呈桔红色，但要与血尿区分。

3. 用药后

（1）密切关注有无胃肠不适、视觉障碍、手足麻木、厌食、厌油、乏力、巩膜发黄及肝区不适等症状。

（2）定期监测肝功能、肾功能、血尿酸水平及视力。

三、抗结核病药的应用原则

1. 早期用药　患者一旦被确诊为结核后应立即给药治疗。结核病早期以渗出性反应为主，局部血液供应丰富，药物易渗入，病灶部位药物浓度高。此外，早期结核分枝杆菌处在繁殖期，对药物敏感，用药疗效显著；晚期病灶出现干酪化、纤维化或形成空洞，药物难以渗入，疗效较差。

2. 联合用药　单用一种药物，结核分枝杆菌极易产生耐药性。联合用药可防止或延缓耐药性产生，提高疗效，降低毒性。根据病情、结核分枝杆菌对药物的敏感性等，采取二联、三联或者四联的用药方案，通常轻症结核患者选用异烟肼和利福平联合治疗，重症则采取四联或更多抗结核药联合应用。

3. 适量用药　是指用药剂量要适当。药量不足，病灶组织难以达到有效浓度，疗效差且易诱发细菌产生耐药性；药量过大，易产生严重不良反应，难以维持长期治疗。

4. 坚持全程规律用药　结核病是一种易复发的慢性疾病，必须坚持长期用药，不能随意改变药物剂量或改变药物品种，更不宜过早的停药，否则难以获得成功的治疗。

第五节　抗真菌药和抗病毒药

一、抗真菌药

真菌感染可分为表浅部真菌感染和深部真菌感染两类。表浅部真菌感染常由各种癣菌引起，主要侵犯皮肤、毛发、指（趾）甲、口腔、阴道黏膜等，发病率高。深部真菌感染常由白色念珠菌和新型隐球菌引起，主要侵犯内脏器官和深部组织，发病率虽低，但病死率较高。

临床常用的抗真菌药根据化学结构不同可分为：①抗生素类抗真菌药，如两性霉素 B（amphotericin B）、制霉素（nystatin）、灰黄霉素（griseofulvin）；②唑类抗真菌药，如酮康唑（ketoconazole）、咪康唑（miconazole）、克霉唑（clotrimazole）、伊曲康唑（itraconazole）、氟康唑（fluconazole）、伏立康唑（voriconazole）、卡泊芬净（caspofungin）等；③丙烯胺类抗真菌药，如特比萘芬（terbinafine）；④嘧啶类抗真菌药，如氟胞嘧啶（flucytosine）。

两性霉素 B

【作用及临床应用】

两性霉素 B 为广谱抗真菌药，对新型隐球菌、白色念珠菌、芽生菌及组织胞浆菌等，有强大抑制作用，高浓度有杀菌作用。能选择性地与真菌细胞膜的麦角固醇相结合形成孔道，从而增加膜的通透性，引起细胞内重要物质外漏，导致真菌生长停止或死亡。细菌的细胞膜不含固醇类物质，故本品对细菌无效。

临床主要用于治疗全身性深部真菌感染（需静脉滴注）；治疗真菌性脑膜炎时，静脉滴注联合小剂量鞘内注射，疗效良好；口服仅用于肠道真菌感染；局部应用可治疗皮肤、指甲及黏膜等表浅部真菌感染。

> **考点链接**
>
> 下列哪种药物主要用于口腔、皮肤、阴道念珠菌病（　　　　）
> A. 制霉素　　B. 灰黄霉素　　C. 红霉素　　D. 两性霉素 B　　E. 多黏菌素 B
> 解析：制霉素口服吸收较少，仅用于肠道白色念珠菌感染，局部外用治疗皮肤、黏膜浅表真菌感染，故答案应为 A。

【不良反应】

静脉滴注不良反应较多，常见寒战、高热、头痛、恶心、呕吐、贫血、低血压、低血钾、低血镁、肝功能损害、肾功能损害等。

【用药护理】

1. 静脉滴注液应新鲜配制，为减少药物不良反应，滴注前可给患者服用解热镇痛药或抗组织胺药，也可在给药前 30 分钟静脉推注氢化可的松或地塞米松。

2. 快速滴注可导致低血压、低血钾、心律失常和休克，因此应缓慢、避光静脉输注。

3. 用药期间定期严密随访血钾、血尿常规、肝肾功能和心电图等。

其他抗真菌药作用特点、临床应用及不良反应见表 2-10。

表 2-10 其他抗真菌药作用特点、临床应用及不良反应

药 名	作用特点及临床应用	不良反应
灰黄霉素	口服易吸收，在脂肪、皮肤、毛发等组织中分布较多。主要用于头癣、体癣、股癣、甲癣等癣病的治疗，其中以头癣疗效最好，对指（趾）甲癣疗效较差	常见恶心、腹泻、皮疹、头痛、白细胞减少等。孕妇、哺乳期妇女禁用
制霉素	口服吸收较少，仅用于肠道白色念珠菌感染；局部外用治疗皮肤、黏膜浅表真菌感染	口服引起暂时性恶心、呕吐等胃肠道反应
克霉唑	口服吸收少而不规则，仅局部用于治疗浅部真菌感染	局部用药毒性小
酮康唑	可口服用于治疗全身、皮下及浅部真菌感染；外用治疗各种癣病等浅部真菌感染	口服不良反应较多，常见恶心、呕吐、厌食等，严重者可出现肝毒性。服药期间禁酒
咪康唑	广谱抗真菌药，口服生物利用度低，静脉注射给药不良反应较多。目前，临床主要局部应用于治疗阴道、皮肤或甲部的真菌感染	局部用药无明显不良反应
氟康唑	对多种真菌抗菌活性强，脑脊液中浓度高；口服吸收好，体内分布广。主要用于各种念珠菌、隐球菌等引起的深部真菌感染，是治疗艾滋病隐球菌脑膜炎的首选药	不良反应少，常见恶心、腹痛、腹泻等轻度消化道反应；肝毒性较小
伊曲康唑	对多种真菌抗菌活性强，对多种浅、深部真菌均有较强抑制作用，是治疗罕见真菌如组织胞浆菌、芽生菌感染的首选药	不良反应少，常见胃肠道反应、头痛、头昏、低血钾等。肝毒性低于酮康唑

续表

药　名	作用特点及临床应用	不良反应
伏立康唑	广谱抗真菌药，可口服或静脉给药，对多种条件性真菌和地方流行性真菌均有抗菌活性，抗菌活性为氟康唑的10～500倍。对多种耐氟康唑、两性霉素 B 的真菌深部感染有显著治疗作用	胃肠道不良反应发生率较氟康唑低，患者更易耐受
卡泊芬净	为棘球白素抗真菌药，是葡聚糖合成酶抑制剂。抗菌谱广，对多种真菌均有较强的抗菌活性，但新型隐球菌对本药天然耐药。临床主要用于其他抗真菌药治疗无效或不能耐受的侵袭性曲霉菌病；也可用于治疗念珠菌血流感染及其他念珠菌感染	发热、恶心、呕吐及静脉滴注相关不良反应
特比萘芬	口服吸收好，主要分布于皮肤角质层。作用特点是高效、速效、低毒、低复发率。外用或口服用于治疗体癣、股癣、手足癣及甲癣等。另外，也可用于念珠菌病	不良反应轻微，胃肠道反应多见
氟胞嘧啶	口服吸收好，体内分布广，易于通过血脑屏障。用于治疗隐球菌、念珠菌和着色霉菌引起的严重感染	消化道反应及肝损害

二、抗病毒药

病毒结构简单，不具有细胞结构，必须寄生在人体活细胞内，利用宿主的各种生化机制进行增殖，在其不断复制的过程中会因出现的错误而形成新的变异体。病毒的这些分子生物学特点，使得理想的抗病毒药物的发展速度变得相对缓慢。

抗病毒药的作用机制包括：①竞争细胞表面的受体，阻止病毒的吸附；②阻止病毒穿入和脱壳；③阻碍病毒生物合成；④增强宿主抗病能力。根据抗病毒药物的用途不同可将其分为 6 类：广谱抗病毒药、抗人类免疫缺陷病毒（HIV）药、治疗疱疹病毒药、治疗流感病毒药、治疗肝炎病毒药及其他抗病毒药。

课堂互动

临床常用抗病毒药物有哪几类？各类中常用药物有哪些？

临床常用抗病毒药作用特点、临床应用及不良反应见表2-11。

表 2-11　临床常用抗病毒药作用特点、临床应用及不良反应

类别	药名	作用特点及临床应用	不良反应
广谱抗病毒药	利巴韦林（ribavirin）	损害病毒 RNA 和蛋白合成，使病毒的复制与传播受到抑制。对急性甲型和丙型肝炎有一定疗效，治疗呼吸道合胞病毒肺炎和支气管炎效果最佳	头痛、腹泻、乏力和贫血等不良反应。可致畸，孕妇禁用
	干扰素（interferon）	干扰素有 α、β、γ 三种类型，其对病毒穿透细胞膜过程、脱壳、mRNA 合成、蛋白翻译后修饰、病毒颗粒组装和释放均可产生抑制作用。临床主要用于防治病毒性肝炎、呼吸道病毒感染、疱疹性角膜炎、带状疱疹、单纯疱疹、巨细胞病毒感染、恶性肿瘤等	全身用药可出现发热、恶心、呕吐等，注射部位可出现硬结，偶见可逆性骨髓抑制
抗 HIV 药	齐多夫定（zidovudine）	为脱氧核苷衍生物，是第一个上市的抗 HIV 药，既有抗 HIV-1 活性，也有抗 HIV-2 活性，可降低 HIV 感染患者的发病率，并延长其存活期，减少母婴传播率	骨髓抑制、贫血、中性粒细胞减少症、胃肠道不适、头痛、肝毒性等
	拉米夫定（lamivudine）	为胞嘧啶衍生物，作用机制同齐多夫定，与其他核苷反转录酶抑制剂有协同作用，通常与司他夫定或齐多夫定合用治疗 HIV 感染；也可抑制乙肝病毒复制，是目前治疗乙肝病毒感染最有效的药物之一	头痛、失眠、疲劳和胃肠道不适，肾功能不良患者应减少剂量
	扎西他滨（zalcitabine）	为脱氧胞苷衍生物，与其他抗 HIV 感染药物有协同抗 HIV-1 作用，单用疗效不及齐多夫定，更低于联合用药	可引起外周神经炎，应避免与其他能引起神经炎的药物同服，也可引起胰腺炎
	去羟肌苷（didanosine）	为脱氧腺苷衍生物，可作为严重 HIV 感染的首选药，特别适合于不能耐受齐多夫定或齐多夫定治疗无效者	外周神经炎、胰腺炎、腹泻、肝炎、心肌炎及消化道和中枢神经系统反应
抗疱疹病毒药	阿昔洛韦（acyclovir）	为广谱抗病毒药，对单纯性疱疹、带状疱疹、水痘等均有效，是治疗单纯性疱疹病毒感染的首选药，局部应用治疗疱疹病毒性角膜炎、皮肤黏膜感染、生殖器疱疹和带状疱疹等	恶心、呕吐等胃肠反应，滴眼和外用可出现局部轻微疼痛，静脉滴注可发生静脉炎，不宜肌内注射
	更昔洛韦（ganciclovir）	与阿昔洛韦相似，但对巨细胞病毒作用较强，约为阿昔洛韦的 100 倍，因骨髓抑制等不良反应发生率高，仅用于艾滋病、器官移植、恶性肿瘤时严重巨细胞病毒感染性肺炎、肠炎及视网膜炎等	骨髓抑制、精神异常、紧张、皮疹、药物热、恶心、呕吐、腹痛、食欲减退、肝功能异常等
	膦甲酸（foscarnet）	可非竞争性地阻断病毒 DNA 多聚酶的磷酸盐结合部位，从而抑制病毒生长，主要用于免疫缺陷者（如艾滋病患者）发生的巨细胞病毒性视网膜炎的治疗	肾损伤、急性肾衰竭、低血钙、心律失常和心衰、癫痫及胰腺炎等

类别	药 名	作用特点及临床应用	不良反应
	碘苷 （idoxuridine）	碘苷可抑制单纯性疱疹病毒、水痘 - 带状疱疹病毒。全身应用毒性大，临床仅限于局部短期用药，治疗疱疹性角膜炎及其他疱疹性眼病	长期应用可出现角膜混浊或染色小点。局部有瘙痒、疼痛、水肿，甚至眼睑毛脱落等
	阿糖胞苷 （vidarabine）	为嘌呤类衍生物，具有强大的抗病毒活性，临床用于治疗角膜炎、新生儿单纯疱疹，艾滋病患者合并带状疱疹等	神经毒性，胃肠道反应
抗流感病毒药	金刚乙胺 （rimantadine） 金刚烷胺 （amantadine）	均可特异性地抑制 A 型流感病毒，大剂量也可抑制 B 型流感病毒、风疹和其他病毒。金刚乙胺抗 A 型流感病毒作用优于金刚烷胺，抗病毒谱也较广。主要用于预防 A 型流感病毒的感染。金刚烷胺尚具有抗震颤麻痹作用	厌食、恶心、头痛、眩晕、失眠、共济失调等
	奥司他韦 （oseltamivir）	活性代谢产物的前体药物，抑制 A 型和 B 型流感病毒的神经氨酸酶。是目前治疗流感的最常用药物之一，也是公认的抗禽流感、甲型 H1N1 病毒最有效的药物之一	恶心、呕吐、腹泻、头晕、疲劳、鼻塞、咽痛等，大多可耐受
抗肝炎病毒药	阿德福韦 （adefovir）	无环腺嘌呤核苷同系物，可抑制乙肝病毒复制，适用于 HBeAg 和乙肝病毒 DNA 阳性、ALT 增高的慢性乙肝患者	疲乏、头晕、失眠、头痛、恶心、腹泻、肾毒性等
	恩替卡韦 （entecavir）	为鸟嘌呤核酸同系物，抑制乙肝病毒的作用较拉米夫定强 30 ~ 1000 倍，用于治疗慢性乙肝患者	头痛、头晕、中至重度失眠或嗜睡、高血糖及消化系统不良反应等

第六节　消毒防腐药

消毒防腐药是杀灭病原微生物或抑制其生长繁殖的一类药物。消毒药是指能迅速杀灭病原微生物的药物，防腐药是指能抑制病原微生物生长繁殖的药物。两者之间并无严格界限，消毒药在低浓度时仅能抑菌，而防腐药在高浓度时也能杀死病原微生物。消毒防腐药对微生物、病原体和人体组织无明显选择性，因此对人体具有毒性，不能作为全身用药，仅局部用于皮肤、黏膜、伤口或器械、病员排泄物及周围环境的消毒。因脓性分泌物可降低消毒防腐药的效果，用药前应注意清除创面或消毒物品上的脓性分泌物。临床常用消毒防腐药见表 2-12。

表 2-12　临床常用消毒防腐药

类别	药物	作用与应用	用药须知
醇类	乙醇	作用于菌体使其蛋白质变性而杀菌，但过高浓度可使菌体表面蛋白质凝固而妨碍杀菌效果。作用强，但对芽孢、肝炎病毒无效。75%溶液用于皮肤及器械表面等的消毒，40%~50%溶液用于预防压疮，20%~30%溶液用于高热患者物理退热擦浴	有刺激性，不能用于破损皮肤及糜烂渗液的部位，使用时避免接触眼睛
醛类	甲醛	杀菌作用强，对细菌、芽孢、真菌、病毒均有效。2%溶液用于器械消毒；10%溶液用于固定标本及保存疫苗等；40%溶液用于做爱迪计数检查	挥发性较强，对黏膜和呼吸道有强烈刺激性，可引起流泪、咳嗽等。消毒作用受温度和湿度影响
	戊二醛	具有广谱、高效、速效、对金属腐蚀性小等特点。适用于医疗器械和耐湿忌热的精密仪器的消毒与灭菌，是内窥镜消毒的首选药。其灭菌浓度为2%，30分钟可达到消毒，10小时以上可达到灭菌	对皮肤黏膜有刺激性，接触溶液时应戴手套，防止溅入眼内或吸入体内。配制要用蒸馏水，消毒或灭菌后的器械一定要用灭菌蒸馏水充分冲洗后再使用
酚类	甲酚	作用强，腐蚀性及毒性较小。2%溶液用于皮肤、橡胶手套消毒；3%~5%溶液用于消毒器械；5%~15%溶液用于环境及排泄物消毒。甲酚皂溶液（来苏儿）为常用的消毒剂	有臭味，对黏膜有刺激性。一般不用于食具和厨房的消毒
酸类	苯甲酸	毒性小，抑制细菌和真菌，用于体癣、手足癣；也可用于食物和药品防腐	酸性环境中作用增强，忌与含重金属盐配伍
	醋酸	有抗细菌和真菌作用。0.1%~0.5%溶液用于阴道滴虫感染；1%~3%溶液用于绿脓杆菌感染；5%~10%溶液用于治疗花斑癣、体癣；10%溶液用于治疗手足癣；30%溶液用于治疗甲癣	可引起接触性皮炎，避免与眼睛接触，面部勿用本品治疗。治疗甲癣时，不要接触甲沟，否则易引起甲沟炎
卤素类	碘酊	含2%碘及1.5%碘化钾的乙醇溶液，杀菌力强，对细菌、芽孢、真菌、病毒、阿米巴原虫均有效。2%的碘酊用于皮肤消毒；10%浓碘酊可治疗甲癣	碘过敏者禁用；有刺激性，皮肤、黏膜可出现烧灼感；碘酊消毒后须用乙醇脱碘
	聚维酮碘（碘伏）	作用强、持久，能杀死细菌、病毒、芽孢、真菌、原虫等。0.05%溶液用于餐具和食具的消毒；0.5%溶液用于手术部位的皮肤消毒；5%~10%溶液治疗烫伤	刺激小，毒性低，碘过敏者禁用，不宜用于20%以上的大面积烧伤

类别	药物	作用与应用	用药须知
表面活性剂	次氯酸钠	对细菌、病毒、芽孢均有杀灭作用。84消毒液由次氯酸钠和表面活性剂组成，具有广谱、高效、快速、去污性强等特点，用于各种用具、排泄物及不锈钢医疗器械消毒	有腐蚀性，避免与眼睛接触，金属器械消毒后及时取出擦干存放
	苯扎溴铵	对革兰阳性菌作用强，对铜绿假单胞菌和芽孢无效，杀菌和去污作用快而强、渗透力强、无刺激性。0.01%~0.05%溶液用于黏膜和创面消毒；0.05%~0.1%溶液用于外科手术前洗手（浸泡5分钟）；0.1%溶液用于食具及器械消毒（浸泡30分钟）	毒性低，不宜用于膀胱镜等器械消毒以及痰、粪便消毒。忌与肥皂、洗衣粉等合用。金属器械需加0.5%亚硝酸钠以防锈
	氯己定	作用快而强、对芽孢、真菌和病毒无效，无刺激性。0.02%溶液用于术前洗手消毒（浸泡3分钟）；0.05%溶液用于冲洗伤口及牙根炎、牙周炎；0.1%溶液用于器械消毒（加0.5%亚硝酸钠以防锈）；0.5%醇溶液用于手术前皮肤消毒；1%氯己定软膏用于烧伤、创伤表面消毒	毒性小，不可与碘酊、高锰酸钾、红汞配伍以免沉淀；不可与肥皂、合成洗涤剂同用；高温时易分解
氧化剂	过氧乙酸	强氧化剂，对细菌、芽孢、真菌、病毒均有较强的杀灭作用。0.1%~0.2%溶液用于洗手消毒（浸泡1分钟）；0.3%~0.5%溶液用于器械消毒（浸泡15分钟）；0.04%溶液喷雾或熏蒸用于食具、空气、地面、墙壁、家具及垃圾物消毒；1%溶液用于衣服、被单消毒（浸泡2小时）	禁用于金属器械消毒；气温低时应延长消毒时间；现配现用，存于阴凉处
	过氧化氢	杀菌力弱，对细菌、芽孢、病毒均有效，作用时间短，遇有机物放出氧分子产生气泡，可机械消除脓块、血痂及坏死组织，除臭。1%溶液用于化脓性中耳炎、口腔炎、扁桃体炎和坏死性牙龈炎等局部冲洗；3%溶液用于清除创伤、松动痂皮，尤其是厌氧菌感染的伤口	遇光、热易分解变质，避光保存。高浓度对皮肤、黏膜有刺激性灼伤，形成疼痛性"白痂"。连续漱口可出现舌头肥厚，停药可恢复
	高锰酸钾	为强氧化剂，杀菌力强，有收敛作用。0.01%溶液用于足癣浸泡；0.0125%溶液用于阴道冲洗或坐浴；0.02%溶液用于口腔科冲洗感染；0.01%~0.02%溶液用于某些药物中毒时洗胃；0.1%溶液用于蔬菜、水果消毒（浸泡5分钟）	临用时用凉开水配制；高浓度溶液有刺激性，易损伤皮肤，避光保存

续表

类别	药物	作用与应用	用药须知
重金属类	甲紫	对革兰阳性菌、念珠菌、皮肤真菌有杀灭作用；对铜绿假单胞菌有效。对革兰阴性菌无效；本品有收敛作用，无刺激性及毒性。1%~2%溶液用于皮肤、黏膜、创伤感染、烫伤及真菌感染，也可用于小面积烧伤	不宜在黏膜或开放的创面上使用；脓血、坏死组织等可降低其效力
	红汞	杀菌作用弱，无刺激性，穿透力弱，对芽孢无效。2%溶液用于皮肤及表面创面消毒	不可与碘酊同涂一处

第七节 抗寄生虫药

一、抗疟药

疟疾是由疟原虫感染引起，由雌性按蚊传播的一种传染病。临床常见症状为间歇性寒战、高热、继之大汗后缓解。根据致病疟原虫不同疟疾可分为4种，即间日疟、三日疟、恶性疟及卵形疟。间日疟、卵形疟常复发，恶性疟发病急且症状严重，对人类危害大。抗疟药是防治疟疾的重要手段。

（一）疟原虫的生活史及抗疟药的作用环节

疟原虫的生活史可分为雌性按蚊体内的有性生殖阶段和人体内的无性生殖阶段。抗疟药可作用于疟原虫生活史的不同环节而发挥作用。疟原虫生活史和抗疟药的作用示意图见图2-3。

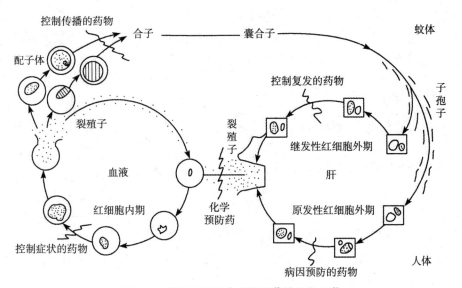

图2-3 疟原虫生活史及抗疟药的作用环节

（二）抗疟药的分类

1. 主要用于控制症状的药物 代表药为氯喹（chloroquine）、奎宁（quinine）、青蒿素（artemisinine）等，均能杀灭红细胞内期繁殖体，发挥控制症状发作和症状抑制性预防作用。

2. 主要用于控制远期复发和传播的药物 代表药为伯氨喹（primaquine），可杀灭肝脏中休眠子，控制疟疾的远期复发，并能杀灭各种疟原虫的配子体，控制疟疾传播。

3. 主要用于病因预防的药物 代表药为乙胺嘧啶（pyrimethamine），可杀灭红细胞外期的子孢子，发挥病因预防作用。

（三）常用的抗疟药

氯 喹

【作用及临床应用】

1. 抗疟原虫 氯喹主要杀灭红细胞内期疟原虫。血中浓度高，具有作用快、效力强、作用久的特点，是控制疟疾临床症状的首选药，但易产生耐药性。

2. 抗肠外阿米巴原虫 在肝中浓度高，对阿米巴肝脓肿有效，但对阿米巴痢疾无效。

3. 抗免疫 大剂量氯喹对自身免疫性疾病如类风湿关节炎、红斑狼疮、肾病综合征等有效，但用药量大时易引起毒性反应。

【不良反应】

1. 治疗量时仅有轻度头痛、头晕、耳鸣、烦躁、视物模糊、恶心、呕吐、食欲减退等中枢神经系统和消化道反应，停药后可自行消失。

2. 大剂量、长疗程使用可引起视力、听力障碍及肝肾功能障碍，少数患者可有精神病发作、白细胞减少和再生障碍性贫血表现。

【用药护理】

1. 嘱咐患者长期大量使用时，应定期检查视力、听力和肝肾功能，发现异常立即停药。

2. 大剂量使用可引起致死性心律失常，心脏病患者慎用。

奎 宁

奎宁作用与氯喹相似，维持时间短，作用较弱，毒性较大且复发率高，故不作控制症状的首选药，主要用于耐氯喹或耐多药的恶性疟患者，尤其是脑型疟，对脑型疟需稀释后静脉给药。

青 蒿 素

青蒿素具有高效、低毒、速效的特点。对红细胞内期疟原虫有强大快速杀灭作用，且易透过血-脑屏障。用于各型疟疾，特别是耐氯喹的恶性疟和脑型疟，但复发率高。不良反应少见。

伯 氨 喹

伯氨喹可杀灭继发性红细胞外期疟原虫和各种疟原虫的配子体，是控制良性疟复发和防止传播的首选药物。治疗量的伯氨喹不良反应少见，可引起头晕、乏力、发热、腹痛等，停药后可自行消失。G-6-PD缺乏的患者，服用伯氨喹可发生急性溶血性贫血和高铁血红蛋白血症，故G-6-PD缺乏者禁用。

乙胺嘧啶

乙胺嘧啶对各型疟原虫速发型红细胞外期均有抑制作用，是病因性预防的首选药。治疗量时毒性较小，长期大剂量使用可抑制二氢叶酸还原酶，引起巨幼红细胞性贫血。

二、抗阿米巴病药和抗滴虫病药

（一）抗阿米巴病药

阿米巴病是由溶组织内阿米巴原虫感染引起的一类传染性疾病，包括肠内阿米巴病和肠外阿米巴病。阿米巴原虫生活史分包囊和滋养体两个阶段。包囊为传播因子，当包囊被人吞食后，在小肠发育成小滋养体，当条件适当时可侵入结肠壁，成为大滋养体，破坏肠黏膜引起肠炎或阿米巴痢疾，称为肠内阿米巴病。肠壁组织中的大滋养体也可经血进入肝、肺等组织形成脓肿，称为肠外阿米巴病。

抗阿米巴病药根据作用部位可分为3类：①抗肠内、外阿米巴病药，常用药为甲硝唑（metronidazole）；②抗肠内阿米巴病药，常用药为巴龙霉素（paromomycin）；③抗肠外阿米巴病药，常用药为氯喹。

甲 硝 唑

【作用及临床应用】

1. 抗阿米巴原虫 甲硝唑对肠内、外阿米巴滋养体均有强大杀灭作用，为治疗肠内、外阿米巴病的首选药。

2. 抗阴道滴虫 甲硝唑对阴道滴虫有强大的杀灭作用，是治疗阴道滴虫病的首选药，治愈率可达到90%以上。因滴虫病主要通过性生活传播，夫妇应同服，以达到根治目的。

3. 抗厌氧菌　甲硝唑对革兰阴性厌氧菌及革兰阳性厌氧菌都有较强的抗菌作用，尤其对脆弱类杆菌有杀灭作用。疗效高、毒性小、应用方便。可用于厌氧菌引起的败血症、盆腔炎、腹膜炎、骨髓炎及口腔感染等。

4. 抗贾第鞭毛虫　甲硝唑是目前治疗贾第鞭毛虫感染的最有效药物，治愈率可达到90% 以上。

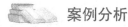 **案例分析**

患者，女，23 岁。因饮食不当，出现腹痛、腹泻等不适症状，一日排便次数达十余次，排泄物为暗红色糊状物，含血及黏液，取新鲜粪便做镜检，发现溶组织阿米巴滋养体。诊断：急性阿米巴痢疾。医嘱：甲硝唑 0.1g，p.o. t.i.d.；二氯尼特 0.5g，p.o.t.i.d.。疗程 10 天。此方案是否合理？

解析：两药联用合理。甲硝唑对阿米巴滋养体有强大的杀灭作用，是治疗肠内、外阿米巴病的首选药。但单用甲硝唑治疗阿米巴痢疾复发率高，在用甲硝唑控制症状后，同时给予二氯尼特，可减少阿米巴痢疾复发。

【不良反应】

1. 胃肠道反应　可出现食欲不振、恶心、呕吐、腹痛、腹泻、舌炎、口腔金属味等。

2. 神经系统反应　表现为头痛、头晕、肢体麻木及感觉异常等。一旦出现应停药。

3. 过敏反应　少数人可发生皮疹、白细胞轻度减少等，停药后可自行恢复。

【用药护理】

1. 告知患者饭后服用可减少胃肠道不良反应。

2. 甲硝唑干扰乙醇代谢，嘱咐患者用药期间和停药 1 周内禁饮酒和含乙醇饮料。

3. 妊娠早期及哺乳期妇女禁用。

二氯尼特

二氯尼特（diloxanide）是目前最有效的杀阿米巴包囊药，对无症状或症状轻微的排包囊者有较好疗效。对慢性阿米巴痢疾也有效，对急性阿米巴痢疾须与甲硝唑合用，可预防复发。

巴龙霉素

巴龙霉素为氨基糖苷类抗菌药物，口服吸收少，肠内浓度高。对急性阿米巴痢疾效果好，对慢性者无效。可见胃肠道等不良反应。

氯 喹

氯喹对阿米巴滋养体有杀灭作用。在肝内浓度比血浆中高几百倍，对肠外阿米巴病如肝脓肿、肺脓肿等有良效，可与甲硝唑交替使用。对肠内阿米巴病无效。

（二）抗滴虫病药

甲硝唑为治疗滴虫病的首选药，替硝唑也是高效低毒的抗滴虫病药。此外，乙酰胂胺对阴道滴虫也有直接杀灭作用，是目前临床上常用的外用制剂，可采用阴道穹隆部给药。主要不良反应是有局部刺激作用，可使阴道分泌物增多。

三、抗肠蠕虫药

在肠道寄生的蠕虫有线虫、绦虫和吸虫。在我国，肠蠕虫病以线虫（如蛔虫、蛲虫、钩虫、鞭虫）感染最为常见。抗肠蠕虫药是指驱除或杀灭肠道蠕虫类药物。不同蠕虫对不同药物的敏感性不同，因此，必须针对不同的蠕虫感染正确选择药物。

阿苯达唑

【作用及临床应用】

阿苯达唑（albendazole）是一种高效、广谱、低毒的抗肠蠕虫药。对钩虫、蛔虫、蛲虫、鞭虫等线虫及吸虫、绦虫均有效，是抗线虫病的首选药。

【不良反应】

较少，少数人可有轻微头痛、头晕、恶心、呕吐、口干、乏力等，可自行消失。大剂量偶见白细胞减少和肝功能异常，停药后可逐渐恢复。

【用药护理】

1. 告知患者驱虫药宜在清晨或睡前空腹顿服。
2. 严重肝、肾功能不全者慎用。有致畸和胚胎毒作用，故孕妇及 2 岁以下儿童禁用。

甲苯达唑

甲苯达唑（mebendazole）为广谱抗肠蠕虫药，对钩虫、蛔虫、蛲虫、鞭虫及绦虫感染均有较好疗效。但小儿服药期间可出现吐蛔现象，应予注意。孕妇和 2 岁以下儿童，以及肝、肾功能不全者禁用。

　　患儿，女，8岁。诊断为胆道蛔虫病，医嘱给予阿苯达唑治疗。护士指导患儿正确服药的时间为（　　）

　　A.清晨空腹或晚上临睡前　　　　B.进餐时服用　　　　　　C.餐前半小时

　　D.餐后1小时　　　　　　　　　E.腹痛时

　　解析：为了使药物在肠道内保持一定的浓度，并与虫体充分地接触，麻痹虫体，故应空腹服药，即在清晨空腹或晚上临睡前服药。故答案为A。

哌　嗪

　　哌嗪（piperazine）是一种安全、有效的抗蛔虫和蛲虫药。可用于蛔虫及蛲虫的感染。不良反应轻，大剂量时可出现恶心、呕吐、腹泻等腹部不适症状，严重者出现神经系统症状。孕妇、肝肾功能不全及神经系统疾病者禁用。

左旋咪唑

　　左旋咪唑（levamisole）对肠线虫有广泛杀灭作用，其中抗蛔虫效果较好。主要用于治疗蛔虫感染，对丝虫、钩虫、蛲虫感染也有一定的疗效。此外，尚有免疫调节作用。治疗量时偶有恶心、呕吐、腹痛、头晕等，大剂量或多次用药时个别患者出现粒细胞减少、肝功能减退等。

噻嘧啶

　　噻嘧啶（pyrantel）为广谱抗肠线虫药，对蛔虫、蛲虫、钩虫感染均有较好疗效，也可用于多种线虫引起的混合感染。治疗量时不良反应较少，偶有发热、头痛、皮疹和腹部不适。

氯硝柳胺

　　氯硝柳胺（niclosamide）对猪肉、牛肉绦虫均有良好疗效，尤以牛肉绦虫疗效为佳。但给药时应同服止吐药，以防虫卵逆流入胃及十二指肠，引起囊虫病，服药1～2小时后给予硫酸镁导泻。

　　临床常用抗肠蠕虫药的使用比较见表2-13。

表 2–13 抗肠蠕虫药的临床使用比较

药物	蛔虫	蛲虫	钩虫	鞭虫	绦虫	华支睾吸虫	其他
阿苯达唑	√*	√*	√*	√	√	√*	
甲苯达唑	√*	√*	√*	√*	√		粪圆线虫
左旋咪唑	√	√	√				丝虫
噻嘧啶	√	√	√	√			
哌嗪	√	√					
氯硝柳胺					√*		姜片虫

注：* 为首选药。

实践 1　抗感染药物的讨论及分析

【工作任务】

1. 知道抗菌药物的发展、使用历程及滥用抗菌药物产生的严重后果。
2. 认识到滥用抗菌药物的危害性及合理使用抗菌药物的重要性。

【资料】

资料一

细菌感染曾是引起人类死亡的主要原因之一。在漫长的无抗菌药物可用的黑暗时代，青霉素的发明给人类带来了希望之光。

20 世纪 40 年代，青霉素作为最早的抗菌药物，成功地解决了临床上金黄色葡萄球菌感染的难题，随后问世的大环内酯类、氨基糖苷类抗菌药物又使肺炎、肺结核的死亡率降低了 80%。那时，曾有人断言：人类战胜细菌的时代已经到来。然而，抗菌药物的"黄金时代"并没有持续多久。20 世纪 50~60 年代，全世界每年死于感染性疾病的人数约为 700 万，而这一数字到了 1999 年却上升到 2000 万。造成病死率升高的主要原因是耐药菌的出现使得抗菌药物对其引起的感染无法控制，最终导致患者死亡。医学工作者开发一种新的抗菌药物一般需要 10 年左右的时间，而一代耐药菌的产生只要 2 年的时间，抗菌药的研制速度远远赶不上耐药菌的繁殖速度。这样发展下去，人类将对细菌束手无策。

资料二

抗菌药物的发现为人类带来了福音，但大量滥用抗菌药物，也会产生许多严重的不良后果。我国既是抗菌药物使用大国，又是滥用抗菌药物最为严重的国家之一。20 世纪 60 年代，影响我国一代人的"四环素牙"，就是不合理使用四环素类抗菌药物所致；在近 2000 万听力障碍的残疾人中，约有一半是不合理使用氨基糖苷类抗菌药物所致；资料显示，我国有 46% 的家庭自行使用过抗菌药物，75% 的感冒患者、80% 的住院患者和至少 90% 的外科手术患者都在不同程度地使用抗菌药物。我国每年有 20 万人死于药源性疾病，其中，40% 与滥用抗菌药物有关。

滥用抗菌药物对人类有四大危害：①诱发细菌耐药：病原微生物为躲避药物，在不断地变异，耐药菌株也随之产生。目前，几乎没有一种抗菌药物不存在耐药现象。②损害人体器官：抗菌药在杀菌的同时，也会造成人体损害，如影响肝、肾功能，引起胃肠道反应，以及引起再生障碍性贫血等。③导致二重感染：在正常情况下，人体的口腔、呼吸道、肠道都有细菌寄生，寄殖菌群在相互拮抗下维持着平衡状态。如果长期使用广谱抗菌药物，敏感菌会被杀灭，而不敏感菌乘机繁殖，未被抑制的细菌、真菌及外来菌也可乘虚而入，诱发又一次的感染。④造成社会危害：滥用抗菌药物可能引起一个地区某些细菌耐药现象的发生，对感染的治疗会变得十分困难。由于抗菌药物的滥用，医生手里对付病菌的武器已经越来越少。长此以往，人类将面临没有抗菌药物可用的威胁，重新回到抗菌药物发明之前的黑暗时代。

【讨论】

1. 抗菌药物的问世对人类有何重要意义？它们是如何发挥作用的？

2. 组织学生讨论：如何合理使用抗菌药物？

3. 讨论下列使用抗菌药物的观念是否正确？

（1）抗菌药物 = 消炎药，可自行购买使用。

（2）应用抗菌药物可以预防感染。

（3）感冒、发烧就需要用抗菌药物。

（4）新的抗菌药物比老的效果好，贵的抗菌药物比便宜的效果好。

（5）无论何种情况，同时使用多种抗菌药物的疗效优于单用一种抗菌药物。

（6）为达到有效的抗感染效果，使用抗菌药物时应频繁更换药品。

（7）一旦抗感染治疗有效，就需停用抗菌药物。

实践 2　硫酸链霉素急性中毒及解救

【工作任务】

1. 认识链霉素的急性中毒过程。

2. 学会链霉素中毒解救方法。

【用物及器械】

1. 动物　家兔 2 只。

2. 药品 25% 硫酸链霉素溶液、5% 氯化钙溶液、生理盐水。

3. 器材 剪刀、酒精棉球、10mL 注射器（6 号针头）。

【操作规范】

取家兔 2 只，编号，称重，观察并记录其呼吸情况、四肢肌张力及翻正反射情况。2 只家兔耳静脉均注射 25% 硫酸链霉素溶液 1.6 mL/kg，观察并记录现象。待毒性症状出现后（四肢无力、呼吸困难、肌肉震颤），甲兔耳静脉注射 5% 氯化钙溶液 2.5 mL/kg，乙兔耳静脉注射等量的生理盐水，观察症状有何改变？

【注意事项】

注意观察家兔给药后的症状。

【结果与讨论】

1. 结果

编号	体重（g）	处理阶段	观察项目		
			四肢肌张力	呼吸情况	翻正情况
甲兔		用药前			
		用链霉素后			
		用氯化钙后			
乙兔		用药前			
		用链霉素后			
		用生理盐水后			

2. 讨论 链霉素的急性中毒症状主要表现在哪些方面？如何解救？

同步训练

【A1 型题】

1. 化学治疗药物的概念是（　　　　）

   A. 治疗各种疾病的化学药物

   B. 治疗恶性肿瘤的化学药物

   C. 治疗细菌、真菌、病毒、寄生虫和恶性肿瘤细胞所致疾病的药物

   D. 防治病原微生物引起感染的化学药物

   E. 人工合成的化学药物

2. 抗菌药物合理应用原则不包括（　　）

A. 尽早确定病原菌，有针对性地选用抗菌药物

B. 为防止细菌耐药和变态反应的发生，提倡抗菌药物局部应用

C. 按适应证选择抗菌药物

D. 在合理情况下，可预防性使用抗菌药物

E. 病原菌尚未查明的严重感染，可联合应用抗菌药物

3. 青霉素 G 属杀菌机制是（　　）

A. 影响细菌蛋白质合成　　　B. 抑制细菌细胞壁合成　　　C. 抑制核酸合成

D. 影响细菌叶酸合成　　　E. 影响细胞膜的通透性

4. 对青霉素 G 易产生耐药性的细菌是（　　）

A. 克雷伯菌　　　B. 表皮葡萄球菌　　　C. 金黄色葡萄球菌

D. 白喉杆菌　　　E. 淋球菌

5. 金黄色葡萄球菌引起的急慢性骨髓炎最佳选用的抗菌药物为（　　）

A. 阿莫西林　　　B. 林可霉素　　　C. 头孢曲松

D. 红霉素　　　E. 链霉素

6. 青霉素类抗菌药物对病原体无效的是（　　）

A. 脑膜炎奈瑟菌　　　B. 螺旋体　　　C. 白喉杆菌

D. 炭疽杆菌　　　E. 流感病毒

7. 医生为某患者开具医嘱：青霉素肌注。护士在核对医嘱时，注意到该患者无青霉素用药史记录，医生也未开具青霉素皮试医嘱。此时，护士应首先（　　）

A. 拒绝转抄医嘱　　　B. 向护士长报告　　　C. 执行医嘱

D. 为患者行青霉素皮试　　　E. 向医生提出加开皮试医嘱

8. 肾功能受损患者可选择的抗菌药物是（　　）

A. 磺胺甲噁唑　　　B. 卡那霉素　　　C. 链霉素

D. 头孢哌酮　　　E. 阿米卡星

9. 具有一定肾毒性的 β - 内酰胺类抗生素是（　　）

A. 青霉素　　　B. 头孢哌酮　　　C. 头孢曲松

D. 头孢硫脒　　　E. 头孢匹罗

10. 下列不能直接用生理盐水稀释的药物是（　　）

A. 链霉素　　　B. 红霉素　　　C. 青霉素

D. 庆大霉素　　　E. 头孢呋辛

11. 在青霉素治疗过程中，下列哪种情况须重做皮试（　　）

A. 肌内注射改静脉滴注

B. 肌内注射每日 2 次，改为每日 3 次

C. 患者因故 1 次未注射药物

D. 更换了不同批号的青霉素

E. 患者病情加重畏冷寒战

12. 林可霉素可能发生的严重不良反应是（　　　）

    A. 过敏性休克　　　　　　B. 肾功能损害　　　　　　C. 胆汁淤积性黄疸

    D. 伪膜性肠炎　　　　　　E. 肝功能损害

13. 在口服四环素时，护士应对患者进行用药宣教的内容不正确的是（　　　）

    A. 为避免四环素对胃肠道刺激，应在饭时服药

    B. 服用四环素应避免与牛奶同时服用，以免影响药物吸收

    C. 服药期间避免日光直射或紫外线照射

    D. 服用四环素时宜餐前 1 小时或餐后 2 小时空腹服药，以减少或避免食物对吸收的影响

    E. 为减少药物对胃肠道刺激，服药时应饮用足量水

14. 为减少万古霉素不良反应发生率，静脉滴注时速度不宜过快，每克药物每次滴注时间应不少于（　　　）

    A. 0.5 小时　　　　　　B. 1 小时　　　　　　C. 1.5 小时

    D. 2 小时　　　　　　　E. 2.5 小时

15. 易透过血脑屏障，脑脊液中能达到有效抑菌浓度的磺胺药是（　　　）

    A. 磺胺甲噁唑　　　　　　B. 磺胺嘧啶　　　　　　C. 柳氮磺胺吡啶

    D. 磺胺米隆　　　　　　　E. 磺胺醋酰

16. 小儿禁用喹诺酮类抗菌药物的原因在于该类药物易引起（　　　）

    A. 软骨损害　　　　　　B. 胃肠道反应　　　　　　C. 过敏反应

    D. 肝功能损害　　　　　E. 肾功能损害

17. 治疗厌氧菌感染的急性盆腔炎时，常使用的抗菌药物是（　　　）

    A. 四环素　　　　　　　B. 甲硝唑　　　　　　　C. 万古霉素

    D. 克拉霉素　　　　　　E. 阿奇霉素

18. 最容易引起听神经损害的抗结核药物是（　　　）

    A. 异烟肼　　　　　　　B. 利福平　　　　　　　C. 链霉素

    D. 吡嗪酰胺　　　　　　E. 乙胺丁醇

19. 抗结核病药的用药护理内容错误的是（　　　）

    A. 抗结核治疗必须坚持早期、适量、联合、规律及全程用药的原则

    B. 空腹服药利于药物吸收，胃肠反应较重时可改为饭后服药

    C. 利福平不宜与牛奶、豆浆、米酒、麦乳精、茶等同时服用

    D. 服药期间应定期监测肝功能、肾功能、血尿酸水平及视力

    E. 治疗期间注意饮食调整，加强富含蛋白及维生素类食物的摄入，可适量饮酒

20. 服用磺胺类药物时同服碳酸氢钠的目的是（　　　）

    A. 防止过敏反应　　　　　　B. 中和胃酸，防止磺胺类药对胃的损害

    C. 增强抗菌作用　　　　　　D. 加快药物吸收速度

    E. 碱化尿液，增加磺胺类药物在尿中的溶解度

21. 长期服用利福平容易出现的不良反应是（　　　）

A. 肝损害 B. 视神经炎 C. 外周神经炎

D. 耳毒性 E. 肾毒性

22. 对支原体肺炎有效的药物是（　　）

    A. 异烟肼 B. 青霉素 C. 阿奇霉素

    D. 头孢氨苄 E. 头霉素

23. 抢救链霉素过敏性休克，需用肾上腺素联合（　　）

    A. 去甲肾上腺素 B. 氢化可的松 C. 异丙肾上腺素

    D. 西地兰 E. 10% 葡萄糖酸钙

24. 与呋塞米合用后耳毒性增强的抗菌药物是（　　）

    A. 红霉素 B. 头孢菌素类 C. 氨基糖苷类

    D. 四环素类 E. 青霉素 G

25. 氯霉素最严重的不良反应是（　　）

    A. 影响牙齿和骨骼的生长 B. 损害肝脏 C. 抑制骨髓造血功能

    D. 损害肾脏 E. 损害第Ⅷ对脑神经

26. 抗感染治疗有效，停用抗菌药物的指征是（　　）

    A. 体温正常后 1～2 天 B. 体温正常后 3～4 天 C. 体温正常后 5～7 天

    D. 体温正常后 8～10 天 E. 体温正常后 10～15 天

27. 急性蜂窝织炎患者应用抗菌药物治疗，选择抗菌药物最理想的依据是（　　）

    A. 感染发生部位 B. 感染的严重程度 C. 药物敏感试验结果

    D. 患者的抵抗力 E. 病菌的类型

28. 奥司他韦对下列哪种病毒有效（　　）

    A. 疱疹病毒 B. 麻疹病毒 C. 腮腺炎病毒

    D. 流感病毒 E. 肝炎病毒

29. 治疗真菌性脑膜炎，需加用小剂量鞘内注射的药物是（　　）

    A. 制霉菌素 B. 灰黄霉素 C. 两性霉素 B

    D. 酮康唑 E. 克霉唑

30. 第一个上市的治疗 HIV 的药物是（　　）

    A. 拉米夫定 B. 扎西他滨 C. 齐多夫定

    D. 阿德福韦 E. 恩替卡韦

31. 乙醇在下列哪种浓度（按重量计）下杀菌力最强（　　）

    A. 75% B. 95% C. 60%

    D. 50% E. 30%

32. 皮肤按摩防止褥疮常用的乙醇浓度是（　　）

    A. 20% B. 50% C. 75%

    D. 85% E. 95%

33. 常用于洗胃、水果消毒冲洗的氧化剂是（　　）

    A. 含氯石灰水 B. 碘酊 C. 新洁尔灭溶液

D. 高锰酸钾溶液　　　　　　E. 乳酸

34. 治疗外阴炎时，使用 1：5000 高锰酸钾溶液坐浴的最主要作用是（　　　）

A. 杀菌　　　　　　　　　B. 止痒　　　　　　　　　C. 止痛

D. 消肿　　　　　　　　　E. 除臭

35. 在行纤维胃镜消毒时，宜选择的化学消毒方法是（　　　）

A.75% 乙醇擦拭　　　　　B.2% 的戊二醛浸泡　　　　C.3% 过氧化氢浸泡

D.0.2% 过氧乙酸熏蒸　　　E.5% 醋酸液浸泡

36. 控制疟疾临床症状的首选药是（　　　）

A. 乙胺嘧啶　　　　　　　B. 甲硝唑　　　　　　　　C. 氯喹

D. 青蒿素　　　　　　　　E. 伯氨喹

37. 控制疟疾复发和阻止传播的首选药是（　　　）

A. 氯喹　　　　　　　　　B. 甲硝唑　　　　　　　　C. 乙胺嘧啶

D. 伯氨喹　　　　　　　　E. 奎宁

38. 进入疫区时，常作为病因性预防的抗疟药是（　　　）

A. 氯喹　　　　　　　　　B. 青蒿素　　　　　　　　C. 伯氨喹

D. 乙胺嘧啶　　　　　　　E. 奎宁

39. 治疗急性阿米巴痢疾和肠外阿米巴病的首选药是（　　　）

A. 氯喹　　　　　　　　　B. 甲硝唑　　　　　　　　C. 乙胺嘧啶

D. 乙酰砷胺　　　　　　　E. 青蒿素

40. 甲硝唑在用药期间禁用的饮品是（　　　）

A. 果汁　　　　　　　　　B. 豆浆　　　　　　　　　C. 高钙牛奶

D. 可乐　　　　　　　　　E. 含乙醇饮料

41. 下列药物中，既可抗肠蠕虫又能提高机体免疫功能的是（　　　）

A. 吡喹酮　　　　　　　　B. 哌嗪　　　　　　　　　C. 阿苯达唑

D. 氯硝柳胺　　　　　　　E. 左旋咪唑

【A2 型题】

42. 患者，男，26 岁。左脚中趾甲板增厚、变脆，表面失去光泽，呈灰白色，根据既往癣病史和真菌镜检阳性，诊断为甲真菌病，须口服治疗才有效的药物是（　　　）

A. 酮康唑　　　　　　　　B. 两性霉素 B　　　　　　C. 克霉唑

D. 灰黄霉素　　　　　　　E. 以上都不是

43. 患者，女，43 岁。急性泌尿系感染，医嘱给予庆大霉素抗感染治疗。加用下列何药可增强疗效（　　　）

A. 维生素 B_6　　　　　　B. 碳酸钙　　　　　　　　C. 碳酸氢钠

D. 维生素 C　　　　　　　E. 氯化铵

44. 患者，男，34 岁。近期出现发热、脾大、瘀点等症状，心脏听诊可闻及杂音，并伴有乏力、纳差、苍白等，血培养为草绿色链球菌，诊断为细菌性心内膜炎。常首选

下列何种方案治疗（　　　）

    A. 庆大霉素 + 红霉素　　　B. 青霉素 G + TMP　　　C. 多西环素

    D. 青霉素 G + 庆大霉素　　E. 青霉素 G + 红霉素

45. 患者，男，38 岁。近来右臂长一疖，病原学检查显示金黄色葡萄球菌感染，青霉素皮试阳性，常选用下列何药治疗（　　　）

    A. 红霉素　　　　　　　　B. 苯唑西林　　　　　　C. 头孢唑啉

    D. 氨苄西林　　　　　　　E. 羧苄西林

46. 患者，男，35 岁。干咳伴乏力、低热、夜间盗汗、体重减轻 2 月余。X 线胸片：右上肺阴影。疑诊肺结核收住入院。经检查确诊为肺结核，拟行异烟肼、利福平和吡嗪酰胺化疗。利福平的药物副作用是可引起（　　　）

    A. 周围神经炎　　　　　　B. 听力障碍　　　　　　C. 球后视神经炎

    D. 肾毒性　　　　　　　　E. 肝损害

47. 患者，女，28 岁。诊断为滴虫性阴道炎，询问用自助冲洗器灌洗阴道的方法，护士应告知她最适宜的冲洗液为（　　　）

    A.0.5% 醋酸溶液　　　　　B.2% 碳酸氢钠溶液　　　C.1% 乳酸溶液

    D. 生理盐水　　　　　　　E.1‰ 高锰酸钾溶液

48. 患者，女，28 岁。尿频、尿急、尿痛 8 天，以"急性尿路感染"给予抗菌药物治疗无效后，现欲行尿细菌培养后再进行治疗，应嘱咐患者停用抗菌药物几天后进行尿细菌培养检查（　　　）

    A.1 天　　　　　　　　　B.2 天　　　　　　　　C.3 天

    D.4 天　　　　　　　　　E.5 天

49. 患儿，男，6 岁。半年来"感冒"反复发作，家长多次自行给予头孢拉定、阿莫西林、罗红霉素等药物治疗。5 天前该患儿因"腹痛、腹泻"入院。出院时护士对家长进行健康指导时应特别强调（　　　）

    A. 合理喂养　　　　　　　B. 注意饮食卫生　　　　C. 多进行户外活动

    D. 注意儿童个人卫生　　　E. 滥用抗菌药物的严重后果

50. 患儿，5 岁。因"食欲不振、消瘦"就诊，查体发现面部发黄，黄中杂白。大便化验结果显示：可见蛔虫卵。诊断为蛔虫病，最好选用下列哪种药物治疗（　　　）

    A. 左旋咪唑　　　　　　　B. 甲硝唑　　　　　　　C. 甲苯达唑

    D. 噻嘧啶　　　　　　　　E. 哌嗪

51. 患者，男，75 岁。患大叶性肺炎，高热昏迷 15 天，15 天内给予大量抗菌药物治疗。近日发现患者口腔黏膜破溃，创面上附着白色膜状物，拭去附着物可见创面轻微出血。为该患者口腔护理时，最适宜的漱口液是（　　　）

    A. 生理盐水　　　　　　　B.0.1% 醋酸　　　　　　C. 朵贝尔液

    D.0.02% 呋喃西林　　　　E.1% ~ 4% 碳酸氢钠

52. 男婴，8 个月。在社区准备接种麻疹疫苗。护士在为其消毒时，应采用的消毒剂是（　　　）

A.2%过氧乙酸　　　　　B.0.5%碘伏　　　　　C.0.9%生理盐水

D.75%乙醇　　　　　　E.90%乙醇

53.患儿，男，3岁。因"化脓性脑膜炎"入院，脑脊液细菌培养显示为脑膜炎双球菌感染。进行抗菌治疗首选的抗菌药物是（　　　）

A.青霉素　　　　　　　B.阿奇霉素　　　　　C.庆大霉素

D.氯霉素　　　　　　　E.链霉素

54.患者，女，25岁。因"急性肾小球肾炎"入院，医嘱做爱迪计数检查。护士应准备的防腐剂是（　　　）

A.10%甲醛　　　　　　B.40%甲醛　　　　　C.浓盐酸

D.0.5%～1%甲苯　　　 E.1%～2%甲苯

55.患者，女，81岁。生活无法自理，护士对患者进行按摩时使用50%的乙醇，其目的是（　　　）

A.降低局部温度　　　　B.促进血液循环　　　C.润滑皮肤

D.去除污垢　　　　　　E.消毒皮肤

56.患儿，男，足月儿，母乳喂养。出生第3天食奶量明显减少，第4天皮肤出现黄染而就诊。查体：体温38℃，脐部周围皮肤红肿，诊断为新生儿脐炎。治疗应首选的抗菌药物是（　　　）

A.左氧氟沙星　　　　　B.林可霉素　　　　　C.头孢呋辛

D.庆大霉素　　　　　　E.丁胺卡那霉素

57.患者，男，43岁。患肺结核1年。现给予四联药物抗结核治疗，用药期间应注意监测（　　　）

A.肝功能　　　　　　　B.心功能　　　　　　C.肾功能

D.肺功能　　　　　　　E.胃肠功能

58.患者，女，55岁。外阴瘙痒5年。双侧大、小阴唇及其外周皮肤充血肿胀，局部呈点片状湿疹样变；阴道分泌物无异常。医嘱高锰酸钾坐浴，其浓度应是（　　　）

A.1∶20　　　　　　　B.1∶100　　　　　　C.1∶500

D.1∶1000　　　　　　E.1∶5000

（袁海玲）

第三章　抗恶性肿瘤药

结构导图

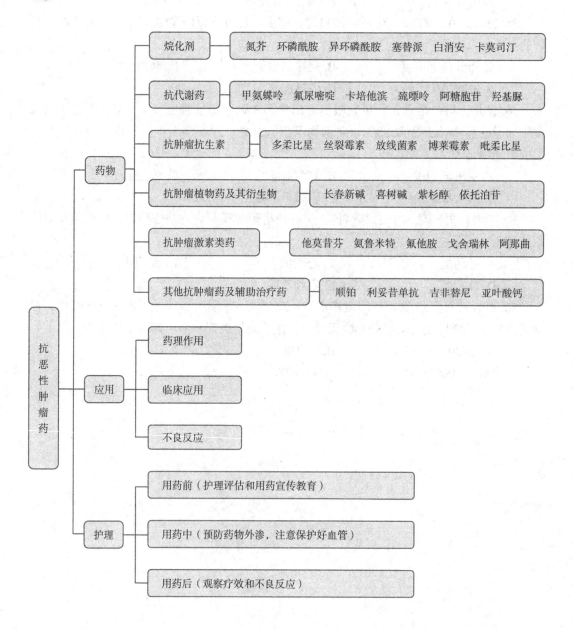

教学要求

知识目标

1. 理解抗恶性肿瘤药的分类和作用。
2. 认识常用抗恶性肿瘤药的应用和不良反应。
3. 知道常用抗恶性肿瘤药的作用机制。

技能目标

1. 学会常用抗恶性肿瘤药的用药护理。
2. 学会正确合理执行用药方案的基本知识和基本方法。

情感目标

1. 体会恶性肿瘤患者的病痛。
2. 体会在抗恶性肿瘤药用药护理过程中的责任。

第一节 概　述

恶性肿瘤是严重威胁人类健康的常见多发慢性病，又称癌症。目前，治疗恶性肿瘤的方法主要有外科手术治疗、放射治疗和药物治疗（简称化疗）3种，药物治疗在肿瘤的综合治疗中占有极为重要的地位。虽然细胞毒类抗肿瘤药物在目前的肿瘤化疗中起着主导作用，但其存在药物毒性反应大及容易产生耐药性两大缺点。随着肿瘤分子生物学技术的提高和转化医学的不断发展，抗肿瘤药物正从传统的细胞毒作用向针对分子靶点多环节作用的方向发展。具有高选择性和高治疗指数的小分子化合物、单克隆抗体等分子靶向治疗药物，不仅能够特异性地干预调节肿瘤细胞生物学行为的信号通路而抑制肿瘤发展，同时还可弥补传统的细胞毒类抗肿瘤药物毒性反应大和容易产生耐药性的缺点。抗肿瘤药物本身可能引起严重不良反应，因此，应该合理应用抗肿瘤药物。

一、细胞增殖周期及药物作用环节

几乎所有的肿瘤细胞都具有不受机体约束的无限增殖特点。肿瘤细胞群包括增殖细胞群、静止细胞群（G_0期）和无增殖能力细胞群。肿瘤增殖细胞群细胞不断按指数分裂、代谢活跃、增殖迅速，是肿瘤组织不断增大的根源，但此类细胞对药物敏感性高。静止细胞群细胞有增殖能力，但暂时不分裂，当增殖细胞群细胞被药物杀灭后，G_0期细胞即可进入增殖状态。静止细胞群细胞对药物敏感性低，是肿瘤复发的主要根源。无增殖能力细胞群细胞在肿瘤细胞群中占有的比例很少，最后老化、分化、死亡，故无临床意义。

肿瘤增殖细胞群细胞从一次分裂结束到下一次分裂完成的时间称为细胞周期，此间历经4个时相：DNA合成前期（G_1期）、DNA合成期（S期）、DNA合成后期（G_2期）

和有丝分裂期（M期）。

抗代谢药物可干扰 DNA 的复制，杀灭 S 期细胞；烷化剂、抗肿瘤抗生素及铂类配合物直接破坏 DNA 结构以及影响其复制或转录功能，可杀灭处于增殖周期各时相的细胞甚至包括 G_0 期的细胞；长春碱类药物可抑制 M 期细胞的有丝分裂。

二、抗恶性肿瘤药的分类

（一）根据药物对增殖周期细胞敏感性不同分类

1. 细胞周期特异性药物（cell cycle specific agents，CCSA） 仅对增殖周期的某些时相敏感而对 G_0 期细胞不敏感的药物。

（1）主要作用于 S 期的药物：如甲氨蝶呤、氟尿嘧啶等。

（2）主要作用于 M 期的药物：如长春新碱、长春碱等。

此类药物对恶性肿瘤细胞的作用较弱，其杀伤作用呈时间依赖性，需要一定时间才能发挥作用；达到一定剂量后，即使剂量再增加其作用也不再增强。

2. 细胞周期非特异性药物（cell cycle nonspecific agents，CCNSA） 对各类增殖周期细胞甚至包括 G_0 期的细胞均有杀灭作用的药物：如烷化剂、抗肿瘤抗生素及铂类配合物等。此类药物对恶性肿瘤细胞的杀伤作用较强，其作用呈剂量依赖性，在机体能耐受的药物毒性限度内，作用随剂量的增加而成倍增强。

肿瘤细胞增殖周期和药物作用见图 3-1。

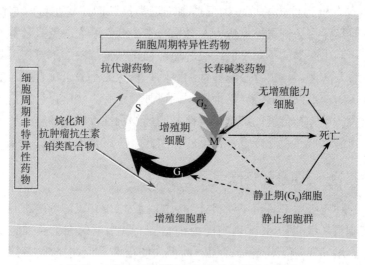

图 3-1　肿瘤细胞增殖周期及药物作用示意图

（二）根据抗肿瘤药物性质和来源不同分类

1. 烷化剂　氮芥、环磷酰胺、异环磷酰胺、塞替派、白消安、卡莫司汀等。

2. 抗代谢药　甲氨蝶呤、氟尿嘧啶、卡培他滨、巯嘌呤等。

3. 抗肿瘤抗生素　丝裂霉素、博来霉素、柔红霉素、放线菌素类等。

4. 抗肿瘤植物药及其衍生物　长春碱类、喜树碱类、紫杉醇类、三尖杉生物碱类、鬼臼毒素衍生物（如依托泊苷）等。

5. 抗肿瘤激素类药　他莫昔芬、氨鲁米特、氟他胺、戈舍瑞林、甲羟孕酮等。

6. 其他抗肿瘤药及辅助治疗药　铂类配合物、生物靶向治疗药物、治疗肿瘤辅助药物等。

三、抗恶性肿瘤药的常见不良反应

目前，临床使用的细胞毒类抗肿瘤药物对肿瘤细胞和正常细胞缺乏理想的选择作用，即抗肿瘤药物在抑制或杀灭肿瘤细胞的同时，对正常组织细胞特别是增殖旺盛的组织细胞也会产生不同程度的损害，这种毒性反应的发生不仅限制了药物应用的剂量，同时也影响着患者的生命质量。

课堂互动

临床常用抗恶性肿瘤药物的主要不良反应是什么？应如何进行用药护理？

（一）近期不良反应

1. 共有的不良反应

（1）骨髓造血功能抑制　骨髓抑制是抗肿瘤药物最严重的不良反应之一，除激素类、博莱霉素和 L- 门冬酰胺酶外，绝大多数抗肿瘤药物有不同程度的骨髓抑制，表现为白细胞、血小板、红细胞减少，并可引起严重感染和出血等并发症。

（2）药源性静脉炎　大多数抗肿瘤药物对血管都有明显刺激性，易引起血管静脉炎。注射处如有药液外溢，可导致红肿、局部疼痛甚至蜂窝组织炎或坏死。

（3）脱发　正常人头皮中的大部分生发细胞处于活跃生长期，因此，大多数抗肿瘤药物可引起不同程度的脱发。停止化疗后头发仍可再生。

（4）消化道反应　恶心、呕吐是抗肿瘤药物最常见的不良反应，根据发生时间分为急性和迟发性两种类型。急性恶心、呕吐常发生在化疗后 24 小时内，迟发性恶心、呕吐常发生在化疗 24 小时后。化疗也可损害增殖活跃的消化道黏膜组织，容易引起口腔炎、舌炎、食管炎及口腔溃疡等。

2. 特有的不良反应

（1）心脏毒性　以多柔比星最常见，可引起心肌退行性病变和心肌间质水肿。心肌毒性的发生可能与多柔比星诱导自由基生成有关。

（2）肝脏毒性　肝脏损害表现为肝大、黄疸、肝功能减退等，常见药物有 L- 门冬酰胺酶、放线菌素 D、环磷酰胺等。

（3）肾及膀胱毒性　大剂量环磷酰胺可引起出血性膀胱炎，此不良反应与其代谢产物丙烯醛经泌尿道排泄有关；顺铂可损害肾脏近曲小管和远曲小管。

（4）呼吸系统毒性　表现为间质性肺炎和肺纤维化，常见药物有博莱霉素、丝裂霉素、甲氨蝶呤、吉非替尼等。

（5）过敏反应　多肽类化合物或蛋白质类抗肿瘤药物易引起过敏反应，如L-门冬酰胺酶、博莱霉素等。紫杉醇引起的过敏反应可能与赋形剂聚氧乙基蓖麻油有关。

（6）神经系统毒性　长春新碱最容易引起外周神经病变；奥沙利铂、紫衫类可致周围神经炎。

（二）远期不良反应

目前，随着肿瘤化疗的疗效提高，长期生存患者增多，抗肿瘤药物的远期不良反应也越来越受到关注，其常见远期不良反应有不育、致畸性及第二原发恶性肿瘤。

（1）不育和致畸性　大多抗肿瘤药物特别是烷化剂可影响生殖细胞的产生和内分泌功能，产生致不育和致畸作用。男性患者可引起睾丸生殖细胞的数量明显减少，女性患者可产生永久性卵巢功能障碍和闭经，孕妇则可引起流产或畸胎。

（2）第二原发恶性肿瘤　一些抗肿瘤药物特别是烷化剂具有致突变和致癌性，也有一些抗肿瘤药物具有免疫抑制作用。经化疗后获得长期生存的患者中，部分会发生可能与化疗相关的第二原发恶性肿瘤。

四、抗恶性肿瘤药的用药护理

目前，临床使用的细胞毒抗肿瘤药物在治疗过程中普遍存在与之相关的不良反应，通过科学有效的护理方法可以减轻药物治疗中出现的各种不良反应，使药物治疗顺利完成。

（一）抗肿瘤药物安全操作规程及抗肿瘤药物污染的处理

1.抗肿瘤药物安全操作规程

（1）操作台面覆以一次性防护垫，以减少药液污染。准备好注射器、棉签等配药用品。

（2）配药前洗手，戴一次性帽子、口罩，穿防护衣，戴聚氯乙烯手套及防护眼镜。

（3）配药时，应注意尽量勿使药液溅出、气雾逸出；加药完毕立即脱去手套，再用流动水彻底冲净双手。

（4）配药后使用的一切污染物应放于污物专用袋中集中放置，封闭处理。

2.抗肿瘤药物污染的处理

（1）在操作过程中如不慎将药液溅到皮肤或眼睛里，应立即用清水反复冲洗。

（2）如果药液溢到桌面或地上，应用湿纱布吸附药液，局部用清水反复冲洗擦拭。污染安瓿与药液应放置于专用袋中封闭，以防蒸发污染室内空气。

（3）避免直接接触抗肿瘤药物治疗患者的各类标本和排泄物，应戴手套处理。

（二）抗肿瘤药物的用药护理

1. 用药前

（1）护理评估：通过询问过敏史、既往病史，确认患者有无使用抗肿瘤药物的禁忌证。

（2）宣传教育：①告知患者药物可能出现的不良反应，消除患者的恐惧和顾虑，帮助患者建立自信心。②告知患者或家属，恶心、呕吐是化疗药物最常见不良反应，应注意调节好食物的色香味，以增进食欲；调整饮食方式，少量多餐；饮食以营养丰富、清淡、易消化的流质或半流质食物为宜。③告知患者及其家属通过听音乐、看电视、做游戏或与他人聊天等方式可分散注意力，减轻化疗药物引起的胃肠道不适症状。④嘱咐患者多刷牙，保持口腔清洁，如果出现口腔炎，应避免刷牙，宜漱口。⑤嘱咐患者注意个人卫生，不宜到人群集中的公共场所活动，以防感染。

2. 用药中

（1）识别和了解所输入药物的性质及对局部和静脉的刺激程度。

（2）严格执行无菌操作，预防感染。

（3）预防药物外渗，注意保护好血管：①化疗应当由具有资质的专业人员操作。②用适量的液体稀释药液，避免浓度过高。③正确评估静脉，合理选择静脉穿刺的部位（首选中心静脉，外周静脉应选择粗直的）。④输注化疗药物前，用少量无菌生理盐水冲管并抽吸回血，以观察所用血管的完整性和通畅性。药物输注结束后，应立即再次注入至少 50～100mL 的生理盐水，以减少药物对血管的刺激。如果同时输注多种药物，每两种药物输注之间均应用生理盐水冲管。⑤如有药物漏出血管外，或患者出现局部疼痛、烧灼感等可疑渗漏症状时的处理方法：立即停止药物输注，保留注射针头以回抽残留的药物，抬高患肢并根据所用的抗癌药物进行热敷或冷敷，疼痛剧烈者可用 1% 普鲁卡因局部封闭。⑥告知患者及其家属化疗药物外渗的症状，使患者及其家属主动参与早期的药物外渗观察，对外渗的预防能起到积极的作用。

（4）为预防脱发，用药时可让患者头颅置冰帽或扎一严紧的止血带。

（5）给药过程中反复观察静脉情况，并询问患者穿刺部位有无疼痛和烧灼感。对于语言沟通障碍、老年或意识不清的患者要给予重点关注。

3. 用药后

（1）观察患者恶心、呕吐开始发作的时间、次数，每次持续的时间及严重程度，尤其注意有无预期性及迟发性恶心、呕吐的发生，同时记录呕吐物的量及特性，评估脱水情况，必要时查血电解质，补液。

（2）注意观察患者唇、颊、舌、口底有无充血、红斑、疼痛、糜烂、溃疡等，若疑有霉菌感染可给予 1%～4% 碳酸氢钠漱口；若疑有厌氧菌感染可给予 3% 双氧水漱口。

（3）注意观察患者心肺功能，定期监测患者肝、肾功能及血常规。

（4）其他：若有腹泻、便秘及过敏反应等发生，应及时报告医生。

考点链接

患者，男，52岁。患恶性淋巴瘤，医嘱给予吡柔比星化疗，护理措施错误的是（   ）

A. 外周静脉应选择粗直的   B. 首选中心静脉

C. 输注药物时应抽回血以观察血管的通畅性

D. 输注药物前，应用生理盐水冲管   E. 输注药物后不用冲管直接拔针

解析：输注化疗药物前，用少量无菌生理盐水冲管并抽吸回血，以观察所用血管的完整性和通畅性。药物输注结束后，应立即再次注入至少50～100mL的生理盐水，以减少药物对血管的刺激。故答案为E。

第二节　常用抗恶性肿瘤药

一、烷化剂

烷化剂（alkylating agents）是一类高度活泼的化合物，可使DNA结构或功能损害，导致细胞死亡。属于细胞周期非特异性药物，对肿瘤细胞的选择性不高，在抑制肿瘤细胞生长的同时，也易伤害正常生长旺盛的组织，因此毒性较大。

氮芥

氮芥（chlormethine，nitrogen mustard，HN_2）属于双功能基团烷化剂，是最早用于恶性肿瘤治疗的药物，主要用于霍奇金病、非霍奇金病淋巴瘤等。由于氮芥具有速效、高效的特点，尤适用于纵膈压迫症状明显的恶性淋巴瘤患者。常见不良反应为恶心、呕吐、骨髓抑制、脱发、耳鸣、听力丧失、眩晕、黄疸、月经失调及男性不育等。

环磷酰胺

【作用及临床应用】

环磷酰胺（cyclophosphamide）体外无抗肿瘤作用，进入体内后经肝微粒体细胞色素P450酶氧化，转化为醛磷酰胺，醛磷酰胺不稳定，在肿瘤细胞内分解成磷酰胺氮芥而发挥作用。环磷酰胺抗瘤谱广，为目前广泛应用的烷化剂。对恶性淋巴瘤疗效显著，对急性淋巴细胞白血病、肺癌、乳腺癌、卵巢癌、宫颈癌、鼻咽癌及多发性骨髓瘤也有一定效果。还可用于自身免疫性疾病。

【不良反应】

常见不良反应有骨髓抑制、恶心、呕吐、脱发等。大剂量环磷酰胺可引起出血性膀胱炎，但与其他烷化剂抗癌药相比，本药的肾毒性相对较低。

 案例分析

患者，女，46 岁。患卵巢癌，医嘱给予环磷酰胺化疗的同时给予巯乙磺酸钠，试分析原因。如患者需进行口服环磷酰胺治疗，护士应如何对该患者进行用药护理？

解析：环磷酰胺可引起出血性膀胱炎，同时给予巯乙磺酸钠可降低出血性膀胱炎的发生率。

用药护理：

1. 环磷酰胺应空腹服用，如发生胃部不适，可分次服用或进食时服用。

2. 调整饮食方式，少量多餐；饮食以营养丰富、清淡、易消化的流质或半流质食物为宜。

3. 嘱咐患者用药期间多喝水，以降低出血性膀胱炎的发生率。

4. 用药期间定期检查血常规及肝、肾、肺功能。

【用药护理】

1. 口服制剂一般应空腹服用，如发生胃部不适，可分次服用或进食时服用。

2. 注射剂稀释后不稳定，应于 2~3 小时内使用，静脉给药时，注意勿漏出血管外。

3. 用药前给予镇静、止吐药可减轻胃肠道反应；用药期间鼓励患者多喝水，碱化尿液，同时给予巯乙磺酸钠可降低出血性膀胱炎的发生率；用药期间定期检查血常规及肝、肾、肺功能。

异环磷酰胺

异环磷酰胺（ifosfamide）为环磷酰胺的同分异构体，作用优于环磷酰胺，毒性较环磷酰胺有所降低。但因尿中羟基异环磷酰胺的排出因人而异，所以治疗时必须配合应用尿路保护剂巯乙磺酸钠并适当水化。

白 消 安

白消安（busulfan）属于甲烷磺酸酯类烷化剂，在体内解离后起烷化作用，主要影响粒细胞的生成，为治疗慢性粒细胞性白血病的首选药，对慢性粒细胞性白血病急性病变无效。口服吸收良好，组织分布迅速。主要不良反应是骨髓抑制和消化道反应，长期大量用药可致肺纤维化、闭经、睾丸萎缩等。

塞替派

塞替派（thiotepa）是乙烯亚胺类烷化剂的代表，其抗癌谱广，对各期肿瘤细胞均有杀灭作用，主要用于治疗卵巢癌、乳腺癌、肝癌和膀胱癌等。主要不良反应是骨髓抑制、消化道反应。该药在酸中不稳定，不能口服。注射剂稀释后不稳定，需新鲜配制，并避光、干燥、低温（12℃以下）保存。膀胱癌患者进行膀胱灌注时，应将尿排出后经导尿管注入，为增加药液与用药部位的接触面积和作用时间，可每15分钟改变一次体位，保留2小时。

卡莫司汀

卡莫司汀（carmustine）为亚硝脲类烷化剂，能与DNA发生共价结合，使DNA的结构和功能破坏；还可抑制DNA聚合酶，抑制DNA与RNA的合成。卡莫司汀具有抗瘤谱广、显效快、脂溶性高的特点。由于脂溶性好，可通过血脑屏障，因此，主要用于治疗原发和继发脑部恶性肿瘤，对骨髓瘤、恶性淋巴瘤等有一定疗效。主要不良反应有骨髓抑制、胃肠道反应及肺部毒性等。

二、抗代谢药

抗代谢药（antimetabolites）又称影响核酸生物合成药，其化学结构和核酸代谢的必需物质如叶酸、嘌呤、嘧啶等类似，可以通过特异性干扰核酸的代谢，阻止细胞的分裂和增殖，主要作用于S期，属细胞周期特异性药物。

甲氨蝶呤

【作用及临床应用】

甲氨蝶呤（methotrexate，MTX）为一种叶酸还原酶抑制剂，对二氢叶酸还原酶具有强大而持久的抑制作用，使二氢叶酸不能被还原成具有生理活性的四氢叶酸，从而使脱氧核苷酸的生物合成受阻，导致DNA的生物合成受到明显抑制。此外，甲氨蝶呤也可抑制嘌呤苷酸的合成，故能干扰蛋白质的合成。对儿童急性白血病疗效显著，也可用于治疗绒毛膜上皮癌、恶性葡萄胎、卵巢癌和骨肉瘤等。

【不良反应】

不良反应主要有消化道反应、骨髓抑制等，长期大量用药可致肝、肾功能损害，妊娠早期应用可致畸胎、死胎。

【用药护理】

1.大剂量应用时需配合亚叶酸钙，并充分补充液体和碱化尿液。嘱咐患者治疗期间及停药后一段时间内，避免摄入酸性食物。

2. 用药期间严密监测血常规、尿常规、肝肾功能、心肺功能。

氟尿嘧啶

【作用及临床应用】

氟尿嘧啶（fluorouracil，5-FU）在体内转变为 5- 氟尿嘧啶脱氧核苷酸，抑制脱氧胸腺核苷酸合成酶，阻断脱氧尿苷酸转变为脱氧胸腺核苷酸，从而抑制 DNA 的生物合成。此外，氟尿嘧啶还可以伪代谢物的形式掺入 RNA 中，影响蛋白质的生物合成，从而抑制肉芽组织增殖，防止瘢痕形成。氟尿嘧啶为细胞周期特异性抗肿瘤药，主要作用于 S 期细胞。对食管癌、胃癌、结肠癌、直肠癌等消化道癌和乳腺癌疗效好，对肝癌、卵巢癌、绒毛膜上皮癌等也有效。

【不良反应】

氟尿嘧啶对骨髓及消化道毒性较大。可引起脱发、皮肤色素沉着，也可见肝、肾功能损害等不良反应。

【用药护理】

1. 用药前、中、后应定期检查血常规。

2. 使用本药时不宜饮酒或同用阿司匹林类药物，以减少消化道出血的可能。

3. 可口服、局部给药、静脉注射或静脉滴注，但由于本药具有神经毒性，不可用于鞘内注射。

4. 用药期间如突然出现腹泻、口炎、溃疡或出血，应立即停药。出现心功能不全或心律失常、心绞痛、ST 段改变等心血管反应时，也应立即停药。

5. 告知患者氟尿嘧啶凝胶剂不可用于黏膜。面部损害涂药时应注意色素沉着。

卡培他滨

卡培他滨（capecitabine）本身无细胞毒性，但可在体内转化为具有细胞毒性的 5- 氟尿嘧啶而发挥作用。联合多西紫杉醇治疗包括蒽环类抗生素化疗失败的转移性乳腺癌；单药一线治疗转移性直肠癌。可见消化系统不良反应，也可发生手足综合征，表现为麻木、感觉迟钝、感觉异常、麻刺感、无痛感或疼痛感，还可见脱发、头痛、心动过缓等不良反应。为减少食物对药物的影响，应告知患者餐后服药；治疗期间如一日腹泻 4 ~ 6 次，应立即停药并按常规治疗腹泻；为预防手足综合征，可同时口服维生素 B_6。

巯 嘌 呤

巯嘌呤（mercaptopurine）为嘌呤核苷酸抑制剂，对 S 期细胞作用最为显著，对 G_1 期细胞有延缓作用。主要用于治疗儿童急性淋巴细胞性白血病，大剂量对绒毛膜上皮癌和恶性葡萄胎有一定疗效。常见消化道不良反应及骨髓抑制，少数患者可出现肝功能损害。

羟　基　脲

羟基脲（hydroxycarbamide，HU）为核苷酸还原酶抑制剂，通过阻止核苷酸还原为脱氧核苷酸而抑制 DNA 合成，对 RNA 及蛋白质的合成无抑制作用，选择性作用于 S 期。主要用于慢性粒细胞性白血病和黑色素瘤。主要不良反应为骨髓造血功能的抑制，大剂量可引起胃肠反应及肝损害。

阿糖胞苷

阿糖胞苷（cytarabine）进入人体后经脱氧胞苷激酶催化转变为阿糖胞苷三磷酸及阿糖胞苷二磷酸，前者能强有力地抑制 DNA 聚合酶的合成，后者能抑制二磷酸胞苷转变为二磷酸脱氧胞苷，从而抑制细胞 DNA 的合成及聚合。对于成人急性粒细胞性白血病特别有效。主要不良反应为骨髓造血功能抑制和胃肠道反应，静脉注射可致静脉炎，对肝功能有一定影响。

三、抗肿瘤抗生素

抗肿瘤抗生素是一类微生物培养液中提取的抗肿瘤药物，可直接嵌入 DNA 分子，阻断 DNA 的复制或阻止 RNA 的转录过程，抑制 DNA 及 RNA 合成。属于周期非特异性药物。

多柔比星

【作用及临床应用】

多柔比星（doxorubicin）为蒽环类抗生素，可嵌入 DNA 的碱基对之间，使 DNA 链裂解，阻碍 DNA 及 RNA 的合成。抗癌谱广，疗效高。对急性白血病、淋巴瘤、乳腺癌及多种实体瘤有效。

【不良反应】

最严重的毒性反应为可引起心肌退行性病变和心肌间质水肿，还有骨髓抑制、消化道反应、皮肤色素沉着及脱发等不良反应。

【用药护理】

1. 可用注射用水或氯化钠溶液溶解稀释本药。若皮肤或眼睛不慎接触本药，应立即用大量清水、肥皂水或碳酸氢钠溶液冲洗。

2. 配制好的溶液在 2℃ ~ 8℃处避光保存，宜尽快使用。

3. 不能鞘内注射，可通过浆膜腔内给药和膀胱灌注。

4. 治疗期间应嘱咐患者多饮水，以减少高尿酸血症的可能。

5. 告知患者用药后 1~2 日内可出现红色尿，一般在 2 日后消失。

6. 右雷佐生作为化学保护剂可预防心脏毒性的发生。

丝裂霉素

丝裂霉素（mitomycin）为细胞周期非特异性抗肿瘤药。在细胞内通过还原酶活化后起作用，可使 DNA 链断裂，同时可阻断 DNA 的复制。抗瘤谱广，可用于治疗胃癌、肺癌、乳腺癌、卵巢癌及癌性腔内积液等。不良反应主要为骨髓抑制、消化道反应，偶有心、肝、肾毒性及间质性肺炎发生，注射局部刺激性大。注射剂溶解后需在 4~6 小时内使用，静脉注射时避免漏出血管外，若有外漏应立即停止注射，并以 1% 普鲁卡因注射液局部封闭。

其他抗肿瘤抗生素临床应用、不良反应及用药护理见表 3-1。

表 3-1　其他抗肿瘤抗生素临床应用、不良反应及用药护理

药　名	临床应用	不良反应	用药护理
博莱霉素（bleomycin）	对皮肤、头颈部、食管、宫颈、阴茎癌，以及恶性淋巴瘤有效	发热、脱发等；肺毒性最为严重，可引起间质性肺炎或肺纤维化	静脉注射应缓慢；用药期间随访检查肝肾功能、血常规、肺功能
放线菌素（dactinomycin）	对绒毛上皮癌和肾母细胞瘤有较好的疗效；对恶性葡萄胎、横纹肌肉瘤、神经母细胞瘤等有效	骨髓抑制、胃肠道反应、局部刺激、脱发	配备、使用在避光下进行；静脉滴注液的最大浓度为 10μg/mL，每次滴注时间不少于 15 分钟
表柔比星（epirubicin）	用于治疗急性白血病、恶性淋巴瘤、乳腺癌、支气管肺癌等	脱发、骨髓抑制、心脏毒性、局部刺激	不能用于鞘内注射；保存及用药时应避光
吡柔比星（pirarubicin）	用于急性白血病、恶性淋巴瘤、乳腺癌、卵巢癌、子宫癌、胃癌等	骨髓抑制、心脏毒性、胃肠道反应	难溶于氯化钠，仅用灭菌注射用水或 5% 葡萄糖注射液溶解；不可肌内或皮下注射
柔红霉素（daunorubicin）	用于各种类型的急性白血病、慢性粒细胞性白血病、恶性淋巴瘤	胃肠道反应、心脏毒性、骨髓抑制	仅用于静脉注射，不宜静脉滴注

四、抗肿瘤植物药及其衍生物

近年来，一些从天然植物中提取的具有一定活性、作用机制独特、毒副作用低的抗肿瘤植物药及其衍生物在临床上得到了广泛的应用，并且取得了一定的疗效。这类药物

主要包括长春碱类、鬼臼毒素类、喜树碱类、紫杉类、三尖杉及其同属植物中提取的生物碱类等。

长春碱类

【作用及临床应用】

长春碱类药物主要有长春碱（vinblastine）、长春新碱（vincristine）、长春瑞滨（vinorelbine）、长春地辛（vindesine）等，作用机制相似，通过与微管蛋白结合，阻止微管聚合并阻碍纺锤体形成，使细胞分裂停止于 M 期，因此，是 M 期细胞周期特异性药物。各个药物的抗瘤谱差别较大，长春碱主要用于治疗急性白血病、恶性淋巴瘤及绒毛膜上皮癌；长春新碱对儿童急性淋巴细胞白血病疗效好、起效快，常与泼尼松合用做诱导缓解药；长春瑞滨主要用于治疗肺癌、乳腺癌、卵巢癌和淋巴瘤；长春地辛主要用于治疗肺癌、恶性淋巴瘤、乳腺癌、食管癌、黑色素瘤和白血病等。

【不良反应】

长春碱类毒性反应主要包括骨髓抑制、神经毒性、消化道反应、脱发及注射局部刺激性。神经毒性为长春新碱的主要不良反应，常持续很久，表现为四肢麻木、腱反射消失、麻痹性肠梗阻、腹绞痛、脑神经麻痹等。

【用药护理】

1. 对光敏感，给药时应避免日光直接照射。
2. 用药期间应注意观察药物不良反应，当出现严重四肢麻木、膝反射消失、麻痹性肠梗阻、腹绞痛、心动过速、脑神经麻痹、白细胞过低、肝功能损害时，应停药或减量，并及时给予相应处理。

依托泊苷

依托泊苷（etoposide）为鬼臼毒素半合成衍生物，属于细胞周期特异性抗肿瘤药。可作用于 DNA 拓扑异构酶 II，干扰 DNA 的结构与功能，导致 DNA 复制受阻，从而抑制肿瘤细胞的增殖。用于支气管肺癌及睾丸癌、恶性淋巴瘤、急性非淋巴细胞白血病和消化道恶性肿瘤等的治疗。不良反应包括骨髓抑制、胃肠道反应、脱发、发热、心电图异常、低血压、静脉炎及过敏反应等。依托泊苷不宜静脉推注，也不宜鞘内注射或腔内给药；静脉滴注速度不能过快，一次滴注时间不能少于 30 分钟，以免引起低血压、喉痉挛等过敏反应；在 5% 葡萄糖注射液中不稳定，可形成微粒沉淀，应用生理盐水稀释溶解后尽可能及时使用。

羟喜树碱

羟喜树碱（hydroxycamptothecin）为喜树碱羟基衍生物，但抗瘤谱较广，毒性较小。通过抑制 DNA 拓扑异构酶 I 而使 DNA 不能复制，造成 DNA 链不可逆破坏，从而导致细胞死亡。主要用于治疗原发性肝癌、胃癌、头颈部癌、膀胱癌、结肠直肠癌、白血病及肺癌。不良反应主要有泌尿系统刺激症状、骨髓抑制、胃肠道反应、脱发及心电图改变等。羟喜树碱不可用葡萄糖液及酸性溶液稀释药物，应使用 0.9% 氯化钠注射液稀释，稀释后须立即注射，不宜放置过久；治疗期间多饮水，可加服碳酸氢钠减轻泌尿道毒性。

紫 杉 醇

紫杉醇（paclitaxel）为短叶紫杉中提取或半合成的一种抗癌药，可作用于细胞微管 / 微管蛋白系统，促进微管蛋白装配成微管，但同时抑制微管的解聚，从而导致微管束的排列异常，形成星状体，使纺锤体失去正常功能，从而导致细胞死亡。主要用于治疗卵巢癌和乳腺癌，对肺癌、食管癌、胃癌、软组织肉瘤、大肠癌、黑色素瘤、头颈部癌、淋巴瘤、脑瘤、精原细胞瘤等也有一定疗效。不良反应主要包括骨髓抑制、神经毒性、心脏毒性和过敏反应等。给药前应备有抗过敏的药物以及相应的抢救器械；滴注紫杉醇时为防效价降低，应采用非聚氯乙烯材料的输液器具，并使用孔径小于 $0.22\mu m$ 的微孔膜过滤器；静脉滴注时的最初 1 小时内，应每 15 分钟测血压、心率和呼吸一次，并注意观察有无过敏反应。

三尖杉生物碱类

三尖杉生物碱类（harringtonine）为三尖杉属植物中提出的生物碱，属于细胞周期非特异性抗癌药。可抑制蛋白质合成的初始阶段，并使核蛋白体分解，释出新生肽链，但对 mRNA 或 tRNA 与核蛋白体的结合无抑制作用。对急性粒细胞性白血病疗效好，对急性单核细胞性白血病及慢性粒细胞性白血病、恶性淋巴瘤等也有一定疗效。不良反应有骨髓抑制、消化道反应、脱发等，偶有心脏毒性。

五、抗肿瘤激素类药

乳腺癌、前列腺癌、宫颈癌、卵巢癌、睾丸肿瘤、甲状腺癌等都与相应激素失调有关，用激素或其拮抗剂调节体内激素水平，可抑制这些肿瘤生长。严格来讲，该类药物属于内分泌治疗药物，其作用广泛，不良反应较多，应用时需特别注意。

他莫昔芬

【作用及临床应用】

他莫昔芬（tamoxifen）为合成的抗雌激素药物，是雌激素受体的部分激动剂，具有雌激素样作用，也有一定的抗雌激素作用，从而抑制雌激素依赖性肿瘤细胞的生长。用于乳腺癌、卵巢癌、子宫内膜癌和子宫内膜异位症等。

【不良反应】

主要不良反应为内分泌失调，可见面部潮红、潮热、体重增加、月经紊乱、高钙血症等；此外，也可见胃肠道反应、氨基转移酶升高、皮肤干燥、皮疹、脱发、视力模糊等。

【用药护理】

1. 用药期间定期检查血常规，大剂量长期应用应做眼科检查。

2. 治疗期间及停药后 2 个月内，患者应严格避孕。不得使用雌激素类药物进行避孕。

3. 治疗前要对患者进行全面的妇科检查。用药期间指导患者至少每年进行一次全面妇科检查，如有异常阴道出血应立即就诊。

其他抗肿瘤激素类药作用、临床应用及不良反应见表 3-2。

表 3-2　其他抗肿瘤激素类药作用、临床应用及不良反应

药 名	作 用	临床应用	不良反应
亮丙瑞林 （leuprorelin）	促黄体生成释放激素或其高活性衍生物。抑制垂体生成和释放促性腺激素	前列腺癌、子宫内膜异位症	发热、颜面潮红、性欲减退、阳痿、男子乳房女性化等
戈舍瑞林 （goserelin）	促黄体生成素释放激素的类似物。抑制垂体促黄体生成激素分泌	前列腺癌、乳腺癌、子宫内膜异位症	皮疹、潮红、出汗、性欲下降、头痛等
氟他胺 （flutamide）	非甾体类雄性激素拮抗剂。抑制雄性激素依赖的前列腺癌细胞生长	前列腺癌	男子乳房发育或乳房触痛，有时伴溢乳
托瑞米芬 （toremifene）	选择性雌激素受体调节剂。抑制雌激素受体阳性的乳腺癌生长	绝经妇女雌激素受体阳性转移性乳腺癌	面部潮红、多汗、子宫出血、疲劳、恶心、皮疹、瘙痒、头晕及抑郁
来曲唑 （letrozole）	选择性非甾体类芳香化酶抑制剂。可减少雌激素生物合成	绝经后雌激素受体、孕激素受体阳性或受体状况不明的晚期乳腺癌	恶心、头疼、骨痛、潮热和体重增加
阿那曲唑 （anastrozole）	为强效非甾体类芳香化酶抑制剂。可降低血浆雌激素水平，产生抑制乳腺肿瘤生长的作用	绝经后妇女的晚期乳腺癌治疗	皮肤潮红、阴道干涩、头发油脂过度分泌、胃肠功能紊乱等

药　名	作　用	临床应用	不良反应
氨鲁米特 （aminoglutethimide）	具有强力的芳香化酶抑制作用，阻止雄激素转变为雌激素	绝经后晚期乳腺癌	骨髓抑制、过敏反应等

六、其他抗肿瘤药及辅助治疗药

（一）破坏 DNA 的铂类化合物

顺　铂

顺铂（cisplatin）主要破坏 DNA 的功能，抑制细胞的有丝分裂，属于细胞周期非特异性药物。抗癌谱广，主要用于生殖和泌尿系统的恶性肿瘤，如睾丸癌、宫颈癌、膀胱癌等，也可用于肺癌和头颈部癌。主要不良反应有消化道反应、骨髓抑制、周围神经炎、耳毒性、肾毒性等。应避免与氨基糖苷类抗生素、两性霉素 B 或头孢噻吩等合用，以免增加肾毒性。

奥沙利铂

奥沙利铂（oxaliplatin）为第三代铂类衍生物，通过产生烷化络合物作用于 DNA，形成链内和链间交联，从而抑制 DNA 的合成及复制。奥沙利铂既无顺铂的肾脏毒性作用，也无卡铂的骨髓毒性作用，单用或联用氟尿嘧啶，用于经氟尿嘧啶治疗失败的转移性结直肠癌；也可用于治疗乳腺癌、食管癌、头颈部癌、非小细胞肺癌、非霍奇金淋巴瘤、卵巢癌、胰腺癌等。

（二）分子靶向药物

利妥昔单抗

利妥昔单抗（rituximab）是一种嵌合人鼠的单克隆抗体，该抗体与纵贯细胞膜的 CD20 抗原特异性结合，介导淋巴瘤细胞中的 B 淋巴细胞发生裂解，使之迅速被清除，从而使肿瘤消除或者体积缩小。此外，体外研究证明，利妥昔单抗可提高耐药的人体淋巴细胞对某些细胞毒性药物的敏感性。主要不良反应有发热、畏寒等与输液相关的不良反应及直立性低血压。告知患者用药前 12 小时及用药期间应避免使用降压药物，以防出现低血压。对有心脏病病史的患者（如心绞痛、心律不齐或心衰）应密切监护。

考点链接

患儿，女，8岁。患急性白血病。医嘱给予甲氨蝶呤化疗，为减轻药物不良反应，同时可给予（　　　）

A. 氨磷汀　　　B. 重组人血管内皮抑素　　　C. 昂丹司琼　　　D. 亚叶酸钙

E. 巯乙磺酸钠

解析：亚叶酸钙为叶酸拮抗剂的解毒剂，临床常用于预防大剂量甲氨蝶呤或用药过量所引起的严重毒性作用。故答案为 D。

吉非替尼

吉非替尼（gefitinib）是一种选择性表皮生长因子受体酪氨酸激酶抑制剂，适用于治疗既往接受过化学治疗或不适于化疗的局部晚期或转移性非小细胞肺癌。主要不良反应为腹泻、皮疹、瘙痒、皮肤干燥和痤疮等。

其他抗肿瘤药及辅助治疗药物见表 3-3。

表 3-3　其他抗肿瘤药及辅助治疗药临床应用、不良反应及用药护理

药名	临床应用	不良反应	用药护理
重组人血管内皮抑素（rh-endostatin/endosta）	新型人血管内皮抑素和抗肿瘤血管生成药，与化疗联合治疗非小细胞肺癌	心脏毒性、消化系统反应、皮肤和附件的反应	用药期间监测心功能
索拉非尼（sorafenib）	新型多靶点抗肿瘤小分子化合物，临床用于治疗肝癌及肾癌	疲乏、体重减轻、皮疹、脱发、腹泻等	告知患者最好空腹服药；若忘记服药，下一次服药时也不需加大剂量
亚叶酸钙（calcium folinate）	叶酸拮抗剂的解毒剂，临床常用于预防大剂量甲氨蝶呤或用药过量所引起的严重毒性作用	不良反应很少见，偶见荨麻疹、哮喘等过敏反应	不宜与甲氨蝶呤同时用，以免影响后者亚叶酸作用。应一次大剂量使用甲氨蝶呤24～48小时后再启用本药
盐酸昂丹司琼（ondansetron hydrochloride）	用于放疗和化疗引起的呕吐，也可用于防治手术引起的恶心、呕吐	过敏反应、心动过速、便秘	增加食物纤维的摄入，增加运动和多饮水
巯乙磺酸钠（mesna）	用于预防异环磷酰胺或环磷酰胺等药物的泌尿道毒性	恶心、呕吐、腹痛和腹泻	有消化道吸收障碍者不宜口服本药

续表

药　名	临床应用	不良反应	用药护理
氨磷汀（amifostine）	用于各种癌症的辅助治疗。在对癌症患者进行化疗前应用本品，可明显减轻化疗药物所产生的肾脏、骨髓、心脏、耳及神经系统的毒性，但不降低化疗药物的药效	低血压、恶心、呕吐、嗜睡和打喷嚏	给药前应补充足够的水分，以避免低血压；给药期间应监测血压，如收缩压降至正常值以下，应停止给药

同步训练

【A1 型题】

1. 环磷酰胺对肿瘤疗效最显著的是（　　　）
   A. 多发性骨髓瘤　　　　　　B. 急性淋巴细胞性白血病
   C. 肺癌　　　　　　　　　　D. 卵巢癌　　　　　　　　E. 恶性淋巴瘤

2. 卡莫司汀最重要的特点是（　　　）
   A. 主要影响肿瘤细胞 DNA 结构与功能
   B. 属于细胞周期非特异性抗肿瘤药
   C. 胃肠道反应严重
   D. 易透过血脑屏障，对脑瘤疗效好
   E. 抑制骨髓造血

3. 不符合化疗药物安全操作规程的是（　　　）
   A. 操作台面覆以一次性防护垫，以减少药液污染
   B. 配药时戴聚氯乙烯手套
   C. 配药前洗手，戴一次性帽子、口罩
   D. 配药时，应注意尽量勿使药液溅出，气雾逸出
   E. 配药后使用的一切污染物放于普通垃圾袋中即可

4. 甲氨蝶呤抗肿瘤的作用机制是（　　　）
   A. 干扰蛋白质合成　　　B. 抑制二氢叶酸还原酶　　C. 破坏 DNA 结构和功能
   D. 嵌入 DNA 干扰转录 RNA　　E. 抑制二氢叶酸合成酶

5. 在体外没有抗癌作用的抗癌药物是（　　　）
   A. 长春碱　　　　　　　　B. 阿霉素　　　　　　　　C. 环磷酰胺
   D. 卡莫司汀　　　　　　　E. 阿糖胞苷

6. 大部分抗肿瘤药物最主要的不良反应为（　　　）
   A. 心脏毒性　　　　　　　　B. 中枢毒性　　　　　　　C. 耐药性

D. 耳毒性   E. 骨髓抑制

7. 对于抗肿瘤药物外渗的预防，下列护理措施错误的是（   ）

     A. 静脉穿刺时首选外周静脉

     B. 用适量的液体稀释药液，避免浓度过高

     C. 合理选择静脉穿刺部位

     D. 输注化疗药物前，用少量无菌生理盐水冲管

     E. 输入药物前抽回血以证明静脉是否通畅

8. 主要作用于 S 期的抗肿瘤药物是（   ）

     A. 长春碱类   B. 烷化剂   C. 抗代谢药

     D. 抗肿瘤抗生素   E. 铂类化合物

9. 5-氟尿嘧啶最常见的不良反应是（   ）

     A. 肝损害   B. 肾损害   C. 急性小脑综合征

     D. 消化道反应   E. 过敏反应

10. 乳腺癌患者可选用的抗肿瘤激素类药物是（   ）

     A. 甲氨蝶呤   B. 枸橼酸他莫昔芬   C. 甲磺酸伊马替尼

     D. 羟基脲   E. 阿糖胞苷

【A2 型题】

11. 患者，男，69 岁。因支气管肺癌给予依托泊苷化疗，几天后患者出现恶心、呕吐症状，此时护士对患者的教育不合理的是（   ）

     A. 可少量多餐

     B. 可进食菜汤、果汁等

     C. 进食清淡、半流质的食物

     D. 可给予辛辣、高脂食物，以增进食欲

     E. 进食营养丰富、易消化的食物

12. 患者，女，62 岁。因诊断为食管癌给予博莱霉素治疗，用药时护士让患者头部戴冰帽的目的是（   ）

     A. 预防胃肠道不良反应   B. 预防脱发   C. 预防感染

     D. 预防患者用药引起的发热   E. 保护好头颅血管

13. 患儿，女，8 岁。因患急性淋巴细胞白血病给予药物化疗，治疗一段时间后出现四肢麻木、腱反射消失、腹绞痛等不适症状，引起不良反应的药物是（   ）

     A. 阿霉素   B. 阿糖胞苷   C. 卡莫司汀

     D. 环磷酰胺   E. 长春新碱

14. 患者，女，65 岁。肺癌，给予环磷酰胺化疗。护士需要密切观察该患者的不良反应是（   ）

     A. 心脏损害   B. 脱发   C. 胃肠道反应

     D. 出血性膀胱炎   E. 口腔溃疡

15. 患者，女，37 岁。侵蚀性葡萄胎。给予 5- 氟尿嘧啶和更生霉素联合化疗 8 天。该患者可能出现的最严重不良反应是（ ）

    A 恶心、呕吐   B 脱发   C 骨髓抑制

    D 出血性膀胱炎   E 口腔溃疡

16. 患者，男，60 岁。胃癌。在应用化疗药物治疗时，注射部位刺痛、水肿，并出现条索状红线。正确的处理措施是（ ）

    A. 局部热敷   B. 局部按摩   C. 加快注射速度

    D. 减慢注射速度   E. 立即给予抗生素

17. 患者，女，33 岁。因"绒毛膜癌"入院治疗。为确保化疗药物剂量准确，可根据体重计算体表面积，护士在什么时候为其测量体重（ ）

    A. 每疗程用药前   B. 每疗程用药中   C. 每疗程用药后

    D. 每疗程用药前和用药中 E. 每疗程用药前、用药中、用药后

（袁海玲）

第四章 传出神经系统药

结构导图

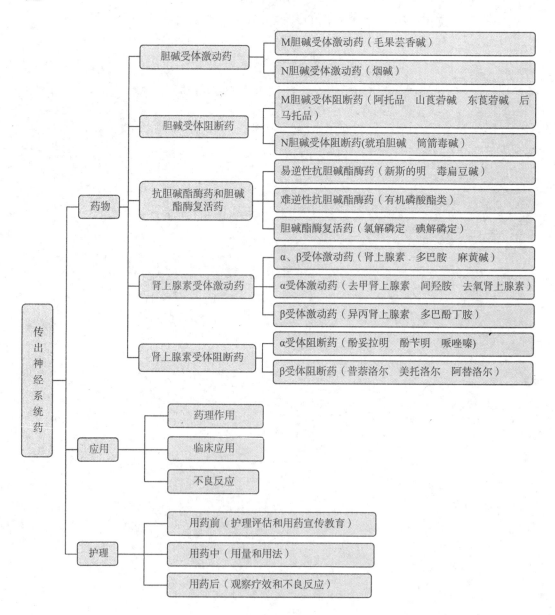

教学要求

知识目标

1. 理解抗休克药的临床作用特点。

2. 知道山莨菪碱、东莨菪碱、麻黄碱、多巴胺、间羟胺、普萘洛尔的作用、应用和不良反应。

3. 掌握毛果芸香碱、新斯的明、阿托品、肾上腺素、去甲肾上腺素、异丙肾上腺素和酚妥拉明的作用、应用和不良反应。

技能目标

1. 学会毛果芸香碱、新斯的明、阿托品、肾上腺素、去甲肾上腺素、异丙肾上腺素和酚妥拉明的用药护理。

2. 区别肾上腺素、去甲肾上腺素、异丙肾上腺素的临床应用。

情感目标

1. 体会患者的病痛和护士在用药护理过程中的责任。

2. 增强学习的兴趣和自主性。

第一节　概　述

传出神经是指将中枢神经系统的冲动传至效应器以支配效应器活动的一类外周神经。传出神经系统药物是通过影响传出神经的递质或受体，改变效应器的功能，从而呈现出拟似或拮抗传出神经效应的药物。

一、传出神经系统的分类

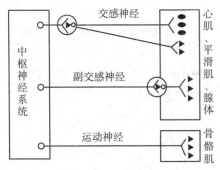

●去甲肾上腺素　▶乙酰胆碱

图4-1　传出神经系统模式图

由中枢神经系统发出的神经纤维构成传出神经系统，支配相应的效应器官。传出神经按其神经末梢释放的递质不同，分为胆碱能神经和去甲肾上腺素能神经。

1. 胆碱能神经　其末梢释放乙酰胆碱（ACh），包括：①副交感神经的节前纤维和节后纤维；②交感神经的节前纤维和少部分节后纤维（支配汗腺和骨骼肌血管的神经）；③运动神经。

2. 去甲肾上腺素能神经　其末梢释放去甲肾上腺素（NA），包括大部分交感神经的节后纤维。（图4-1）

二、传出神经的递质及体内过程

（一）乙酰胆碱的代谢过程

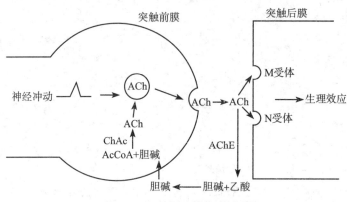

图 4-2　乙酰胆碱的代谢过程

1.合成　在胆碱能神经元内，胆碱和乙酰辅酶 A（AcCoA）在胆碱乙酰化酶（ChAc）的催化下合成乙酰胆碱。

2.贮存　乙酰胆碱进入囊泡贮存。

3.释放　当胆碱能神经兴奋时，神经冲动到达神经末梢，乙酰胆碱以胞裂外排的方式释放至突触间隙，被相应的受体识别并结合，引起生理效应。

4.灭活　乙酰胆碱与受体分开后，被突触间隙的胆碱酯酶（AChE）水解。

（二）去甲肾上腺素的代谢过程

1.合成　在去甲肾上腺素能神经元内，酪氨酸经酪氨酸羟化酶催化生成多巴，再经多巴脱羧酶作用后生成多巴胺，多巴胺进入囊泡中，在多巴胺 β-羟化酶的催化下，转化为去甲肾上腺素。

2.贮存　去甲肾上腺素进入囊泡贮存。

3.释放　当去甲肾上腺素能神经兴奋时，神经冲动到达神经末梢，去甲肾上腺素以胞裂外排的方式释放至突触间隙，被相应的受体识别并结合，引起生理效应。

4.灭活　去甲肾上腺素与受体分开后，约 80% 被神经末梢再摄取入囊泡内贮存，少量被突触间隙的儿茶酚胺氧位甲基转移酶和单胺氧化酶破坏。

三、传出神经系统受体的分类、分布及效应

传出神经系统的受体主要分为胆碱受体和肾上腺素受体两大类。

课堂互动

　　阿托品是 M 胆碱受体阻断药，试分析其药理效应有哪些。

（一）胆碱受体

胆碱受体能选择性地与乙酰胆碱结合，可分为毒蕈碱型受体和烟碱型受体。

1. 毒蕈碱型受体（简称 M 受体）　因对以毒蕈碱为代表的拟胆碱药较敏感而得名。目前，M 受体分为 5 个亚型，主要分布在副交感神经节后纤维所支配的效应器官上，如心脏、胃肠道、血管和支气管平滑肌、腺体、瞳孔括约肌等细胞膜上。当其被激动时，可引起心脏抑制、血管扩张、内脏平滑肌收缩、腺体（汗腺、唾液腺为主）分泌增加和瞳孔缩小等效应，这组效应可称为 M 样作用。

2. 烟碱型受体（简称 N 受体）　因对烟碱较敏感而得名。可分为 N_1 受体和 N_2 受体两种亚型。N_1 受体主要分布于自主神经节和肾上腺髓质，激动时引起神经节兴奋和肾上腺髓质分泌增加；N_2 受体分布于骨骼肌，激动时可引起骨骼肌收缩等效应，这组效应可称为 N 样作用。

（二）肾上腺素受体

肾上腺素受体能选择性地与去甲肾上腺素或肾上腺素结合，分为 α 肾上腺素受体和 β 肾上腺素受体。

1. α 肾上腺素受体（简称 α 受体）　可分为 α_1 受体和 α_2 受体 2 种亚型。α_1 受体主要分布在全身皮肤、黏膜、内脏血管平滑肌等效应器，激动可引起血管平滑肌收缩。α_2 受体分布在去甲肾上腺素能神经突触前膜，激动可抑制去甲肾上腺素的释放（负反馈调节）。

2. β 肾上腺素受体（简称 β 受体）　可分为 β_1 受体、β_2 受体和 β_3 受体 3 种亚型。β_1 受体主要分布在心脏，β_2 受体主要分布在支气管平滑肌、骨骼肌血管和冠状血管等效应器官，β_3 受体主要分布在脂肪组织。当 β 受体激动时可引起心脏兴奋、支气管舒张、骨骼肌血管和冠状血管扩张、糖原和脂肪分解等效应。

多数效应器接受胆碱能和去甲肾上腺素能神经的双重支配（表 4-1），两类神经对效应器支配的结果大多是相互对抗的，只是在不同效应器其支配优势不同，但在中枢神经系统的调节下，两种支配既对立又统一，共同协调机体功能。

表 4-1　传出神经系统主要受体分布及激动后效应

效应器	胆碱能神经元兴奋		肾上腺素能神经兴奋	
	受体类型	效　应	受体类型	效　应
心脏	M_2	传导及心率减慢，收缩力减弱	β_1	传导及心率加快，收缩力增强
血管	M_2	骨骼肌血管舒张	α_1	皮肤、黏膜、内脏血管平滑肌收缩
			β_2	骨骼肌血管和冠状血管扩张
内脏	M_3	支气管、膀胱、胃肠平滑肌收缩	β_2	支气管、膀胱、胃肠平滑肌舒张
	M_3	胃肠、膀胱括约肌舒张	α_1	胃肠、膀胱括约肌收缩

续表

效应器	胆碱能神经元兴奋			肾上腺素能神经兴奋	
	受体类型	效 应		受体类型	效 应
眼	M_3	睫状肌、瞳孔括约肌收缩（缩瞳）		α_1	瞳孔开大肌收缩（扩瞳）
				β	睫状肌舒张
腺体	M_3	腺体分泌增加		α_1	腺体分泌减少
骨骼肌代谢	N_2	骨骼肌收缩		β_2	肝糖原、肌糖原分解
其他	N_2	神经节兴奋、肾上腺髓质分泌		β_3	脂肪分解

四、传出神经系统药物的作用方式

（一）直接作用于受体

许多传出神经系统药物能直接与胆碱受体或肾上腺素受体结合，产生激动或阻断受体的效应，分别称为该受体的激动药或阻断药（拮抗药）。如毛果芸香碱为 M 受体激动药，阿托品为 M 受体阻断药。

（二）影响递质代谢

1.影响递质的生物合成　密胆碱抑制乙酰胆碱的合成，目前仅用作实验研究的工具药，尚无临床应用价值。

2.影响递质的释放　药物可促进神经末梢释放递质而发挥作用。例如，间羟胺能促进去甲肾上腺素的释放而发挥拟肾上腺素作用。

3.影响递质的转化或贮存　药物可通过抑制递质的灭活，使递质在体内数量增多而发挥作用，如新斯的明能抑制胆碱酯酶对乙酰胆碱的分解而发挥拟胆碱作用。

五、传出神经系统药物的分类

按作用性质及对受体的选择性不同，对传出神经系统药物进行分类（表4-2）。

表4-2　传出神经系统药物的分类

拟 似 药	拮 抗 药
一、胆碱受体激动药	一、胆碱受体阻断药
1.M、N受体激动药（乙酰胆碱）	1.M受体阻断药（阿托品）
2.M受体激动药（毛果芸香碱）	2.M_1受体阻断药（哌仑西平）
3.N受体激动药（烟碱）	3.N_1受体阻断药（美甲明）
	4.N_2受体阻断药（筒箭毒碱）

续表

拟似药	拮抗药
二、抗胆碱酯酶药（新斯的明）	二、胆碱酯酶复活药（氯解磷定）
三、肾上腺素受体激动药	三、肾上腺素受体阻断药
1.α、β 受体激动药（肾上腺素）	1.α、β 受体阻断药（拉贝洛尔）
2.α 受体激动药（去甲肾上腺素）	2.α 受体阻断药（酚妥拉明）
3.β 受体激动药（异丙肾上腺素）	3.α$_1$ 受体阻断药（哌唑嗪）
4.β$_1$ 受体激动药（多巴酚丁胺）	4.β 受体阻断药（普萘洛尔）
5.β$_2$ 受体激动药（沙丁胺醇）	5.β$_1$ 受体阻断药（阿替洛尔）

第二节 胆碱受体激动药

胆碱受体激动药又称拟胆碱药，分为 M 胆碱受体激动药和 N 胆碱受体激动药。

一、M 胆碱受体激动药

毛果芸香碱

【作用及临床应用】

毛果芸香碱（pilocarpine，匹鲁卡品）选择性激动 M 受体，对眼和腺体的作用较强，但其吸收入血后，全身作用广泛，故一般情况下仅在眼科使用。

课堂互动

试分析毛果芸香碱用于治疗虹睫炎的药理学基础。

1. 对眼的作用

（1）缩瞳：激动瞳孔括约肌上的 M 受体，使瞳孔括约肌收缩，瞳孔缩小。临床上常与扩瞳药交替使用治疗虹睫炎，可防止虹膜与晶状体粘连。（图 4-3）

（2）降低眼压：毛果芸香碱通过缩瞳，使虹膜根部变薄，前房角间隙扩大，房水易于进入巩膜静脉窦，流出量增加，从而降低眼压。可用于青光眼的治疗（图 4-3）。

青光眼是指眼压力间断或持续升高的一种眼病，持续高眼压可使视网膜视神经萎缩，严重者可致失明。青光眼一般分为闭角型和开角型两种。闭角型青光眼为各种原因所致前房角闭塞引起眼压升高，开角型青光眼是前房角开放的情况下，房水循环障碍引起眼压升高。毛果芸香碱适用于闭角型青光眼，对开角型青光眼也有一定的疗效。

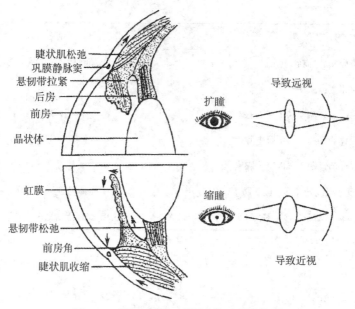

睫状肌松弛
巩膜静脉窦
悬韧带拉紧
后房
前房
晶状体

扩瞳　　导致远视

虹膜

悬韧带松弛
前房角
睫状肌收缩

缩瞳　　导致近视

图 4-3　拟胆碱药与抗胆碱药对眼的作用

（3）调节痉挛（导致近视）：毛果芸香碱能激动睫状肌上的 M 受体，使睫状肌收缩，悬韧带松弛，晶状体变凸，屈光度增加，使机体出现视近物清楚，视远物模糊的现象。

2. 其他作用　毛果芸香碱能激动腺体上的 M 受体，使腺体尤其汗腺和唾液腺分泌增加，也能兴奋内脏平滑肌。全身给药，能对抗阿托品等 M 受体阻断药中毒引起的外周症状。

考点链接

对毛果芸香碱叙述错误的是（　　　）

A. 直接激动 M 受体　　　　B. 易透过黏膜吸收　　　　C. 滴眼后可导致近视

D. 滴眼后可导致瞳孔扩大　　E. 腺体分泌增加

解析：毛果芸香碱为 M 受体激动剂，滴眼后可引起瞳孔缩小（眼压降低、调节痉挛）和腺体分泌增多，心血管抑制、平滑肌收缩作用弱，其中，对眼的作用最明显。故答案应为 D。

【不良反应】

多为滴眼时药物经鼻泪管吸收产生各种 M 受体激动的症状，长期使用可引起滤泡性结膜炎。

【用药护理】

1. 用药前

（1）护理评估：了解患者的用药史，评估患者对疾病和药物的了解及滴眼技术的掌握程度。

（2）宣传教育：做好患者心理护理，提前告知毛果芸香碱可能引起视远物不清，在症状消失前不做用眼的精细工作，尤其是开车等注视远方的工作。

2. 用药中

（1）用药方法：滴眼时应将下眼睑拉成杯状，同时压迫内眦，以减少药物经鼻泪管吸收而产生副作用。

（2）滴眼液以 1%～2% 为宜，浓度过高易导致头痛、眼痛等症状。

（3）制剂与用量：滴眼剂：1%～2%，每次 1～2 滴，3～4 次/日或酌情增加次数，睡前用 1%～2% 的眼膏。注射剂：2mg/mL；解救 M 受体阻断药时，皮下注射，每次 2～10mg。

3. 用药后

（1）观察是否出现毛果芸香碱吸收过量的 M 受体兴奋症状，若有，可用阿托品对抗处理。

（2）评估患者能否自行进行正确的滴眼操作。

二、N 胆碱受体激动药

烟　碱

烟碱（nicotine，尼古丁）是由烟草中提取的一种液态生物碱，脂溶性极强，可经皮肤吸收。由于烟碱作用广泛、复杂，故无临床实用价值，仅具有毒理学意义。

第三节　胆碱受体阻断药

胆碱受体阻断药又称抗胆碱药，分为 M 胆碱受体阻断药和 N 胆碱受体阻断药。

一、M 胆碱受体阻断药

（一）阿托品类生物碱

阿　托　品

【药理作用】

阿托品（atropine）阻断 M 受体作用选择性差，作用广泛。

1. 腺体　抑制腺体的分泌。阿托品对汗腺、唾液腺的阻断分泌作用最强，对泪腺、支气管腺体的阻断分泌作用次之，对胃酸分泌影响较小。

2. 眼 阿托品局部和全身给药对眼均有扩瞳、升高眼内压和调节麻痹作用（图4-3）。

（1）扩瞳 阿托品松弛瞳孔括约肌，故使去甲肾上腺素能神经支配的瞳孔开大肌功能占优势，使瞳孔扩大。

（2）升高眼压 由于瞳孔扩大，虹膜退向四周外缘，前房角间隙变窄，阻碍房水回流入巩膜静脉窦，造成眼内压升高。

（3）调节麻痹（导致远视） 阿托品能阻断睫状肌上的 M 受体，使睫状肌松弛而退向外缘，悬韧带拉紧，晶状体变扁平，屈光度降低，致使机体出现视远物清楚，视近物模糊的现象。

3. 平滑肌 阿托品阻断多种内脏平滑肌的 M 受体，使之松弛。当平滑肌处于过度活动或痉挛状态时，松弛作用更明显。其解痉作用随器官的不同而有差异：缓解胃肠道平滑肌痉挛疗效较好，对膀胱逼尿肌也有解痉作用；对胆管、输尿管、支气管的解痉作用较弱，对子宫平滑肌无明显影响；对胃肠道括约肌的作用主要取决于括约肌的功能状态。

4. 心脏 解除迷走神经对心脏的抑制。较大剂量的阿托品（1～2mg）通过阻断心脏的 M 受体，解除迷走神经对心脏的抑制，从而提高窦房结自律性，加快心率，改善传导阻滞。

5. 血管 一般治疗量阿托品对血管无明显影响，大剂量阿托品直接扩张皮肤及内脏血管，增加组织血液灌注量，改善微循环。该作用与 M 受体阻断无关。

6. 中枢 治疗量的阿托品对中枢作用不明显，较大剂量（1～2mg）可轻度兴奋延髓和大脑，5mg 时中枢兴奋明显增强，中毒剂量（10mg 以上）可见谵妄、惊厥等明显中枢中毒症状，严重时由兴奋转为抑制，表现为昏迷、呼吸抑制、甚至死亡。

课堂互动

医生对某胆结石引起的胆绞痛患者开具处方如下：

Rp：硫酸阿托品注射液　0.5mg×1 支。

用法：0.5mg 立即肌肉注射。

试分析该处方是否合理，为什么？

【临床应用】

1. 全身麻醉前给药 减少呼吸道腺体及唾液腺的分泌，防止分泌物阻塞呼吸道及吸入性肺炎的发生，也可用于严重的盗汗和流涎症。

2. 儿童验光配镜 阿托品使睫状肌充分调节麻痹，晶状体固定，便于准确测定晶状体的屈光度。

3. 治疗虹膜睫状体炎　临床上常与缩瞳药交替应用，可防止虹膜与晶状体粘连。

4. 解痉治疗　用于缓解内脏绞痛，对胃肠绞痛及膀胱刺激症状如尿频、尿急效果好。对胆绞痛、肾绞痛疗效差，常与镇痛药哌替啶合用以增加疗效。也用于遗尿症的治疗。

5. 治疗心律失常　用于迷走神经过度兴奋所致的窦性心动过缓，以及 I、II 度房室传导阻滞等缓慢型心律失常。

6. 抗休克治疗　治疗中毒性菌痢、中毒性肺炎、暴发型流行性脑脊髓膜炎等引起的感染性休克。由于阿托品抗休克时所用剂量较大，中枢兴奋等副作用较多，目前临床常用山莨菪碱代替。

7. 解救有机磷酸酯类中毒　大剂量的阿托品可解除有机磷酸酯类中毒的 M 样症状，对中、重度中毒，应配合使用氯解磷定及其他抢救措施。

考点链接

胆绞痛的最佳治疗方案是（　　　）
A. 阿托品＋阿司匹林　　B. 哌替啶　　C. 阿托品　　D. 阿司匹林
E. 阿托品＋哌替啶
解析：阿托品对胆管的解痉作用较弱，对胆绞痛、肾绞痛的疗效差，常与镇痛药哌替啶合用，以增加疗效。故答案应为 E。

【不良反应】

阿托品作用广泛，不良反应多。

1. 副作用　常见口干、皮肤干燥、畏光、视力模糊、面部发红、心悸、体温升高、排尿无力等，停药后可逐渐自行缓解。

2. 毒性反应　过量中毒时可出现焦躁、幻觉、言语不清、精神错乱、谵妄、高热、抽搐、惊厥等中毒症状。严重时可由兴奋转入抑制，出现昏迷、血压下降、呼吸抑制甚至因呼吸麻痹而死亡。可用毛果芸香碱等药物解救。

【用药护理】

1. 用药前

（1）护理评估：询问患者的用药史，评估患者对疾病和药物的了解及滴眼技术的掌握程度；确认有无禁用抗胆碱药的疾患，如青光眼及有眼压升高倾向、前列腺肥大、高热。

（2）宣传教育：做好患者心理护理，提前告知毛果芸香碱可能引起视远物不清，在症状消失前不做用眼的精细工作，尤其是开车等注视远方的工作。

（3）注射大剂量的阿托品前，应备好毛果芸香碱、毒扁豆碱、新斯的明和地西泮等解救阿托品中毒的药物。

2. 用药中

（1）用药方法：①滴眼剂：1%～2%，每次1～2滴，3～4次/日或酌情增加次数，睡前用1%～2%的眼膏。滴眼时应将下眼睑拉成杯状，同时压迫内眦，以减少药物经鼻泪管吸收而产生副作用。②注射剂：2mg/mL，解救M受体阻断药时，皮下注射，每次2～10mg。解救有机磷酸酯类中毒时，患者对阿托品的耐受性增大，使用剂量可不受阿托品极量的限制，应用至"阿托品化"为止。阿托品化的指标为：瞳孔扩大，口干，皮肤干燥，颜面潮红，微有不安或轻度躁动，肺部湿性啰音消失，呼吸改善，意识障碍减轻或意识恢复。成人初始剂量为500～750mg，维持量为250mg。

（3）阿托品极量：口服，每次1mg，每日3mg；皮下注射或静脉注射，每次2mg。阿托品最小致死量：成人为80～130mg，儿童约为10mg。用药前应做好查对，以免误用中毒。

3. 用药后

注意观察用药后的反应。

（1）抗休克时，在补足血容量的基础上用药，应密切关注患者体温变化，对休克伴有高热或心率加快者不宜使用。

（2）患者口干时可用冷开水含漱。

（3）注意保护眼睛，室内避免光线刺激，室外佩戴太阳镜。

山莨菪碱

山莨菪碱（anisodamine，654-2）是我国从茄科植物唐古特莨菪中提出的生物碱，简称654，其人工合成品称654-2。

【作用及临床应用】

与阿托品相比，其作用特点为：①对胃肠道平滑肌、血管平滑肌解痉作用选择性高，解痉作用的强度与阿托品类似或稍弱；②抑制腺体分泌和扩瞳作用仅为阿托品的1/20～1/10；③不易透过血脑屏障，故中枢作用不明显。

由于本药的选择性相对较高，不良反应较阿托品少，扩血管改善微循环作用确切，在抗感染性休克方面已取代了阿托品的地位。也可用于解除胃肠绞痛。

青光眼患者禁用。

东莨菪碱

东莨菪碱（scopolamine）是从植物洋金花中提取的生物碱。

【作用及临床应用】

与阿托品相比，其特点为：①中枢抑制作用较强，在治疗量时可引起中枢神经系统抑制，随剂量增加依次可出现镇静、催眠，甚至麻醉作用；②抑制腺体分泌作用较强，对心血管系统、眼及内脏平滑肌的作用较弱。

东莨菪碱主要用于麻醉前给药，且优于阿托品。可用于晕动病治疗，与苯海拉明合用可增强疗效。也可用于妊娠呕吐及放射病呕吐。此外，对震颤麻痹有效，可改善患者的流涎、震颤和肌肉强直等症状。

禁用于青光眼患者。

考点链接

与东莨菪碱比较，阿托品的作用不包括（　　　）

A.胃肠平滑肌松弛　B.抑制腺体分泌　C.调节麻痹　D.治疗感染性休克

E.镇静

解析：阿托品在一般剂量（0.5mg）时对中枢作用不明显，大剂量（3～5mg）时可发生中枢兴奋作用。而东莨菪碱中枢抑制作用较强，故答案应为E。

（二）阿托品的合成代用品

1. 合成扩瞳药　后马托品（homatropine）和托吡卡胺（tropicamide，托品酰胺），两药均属短效M受体阻断剂，适用于眼底检查和成人验光配镜。

2. 合成解痉药　溴丙胺太林（propantheline，普鲁本辛）特点为：①对胃肠道M受体阻断作用选择性高，抑制胃肠道平滑肌作用较强而持久，并能不同程度地减少胃液分泌；②不易透过血脑屏障，中枢作用不明显，临床主要用于治疗胃、十二指肠溃疡和胃肠痉挛性疼痛。

贝那替秦（benactyzin，胃复康）特点为：①口服易吸收，解除胃肠道平滑肌痉挛作用较明显，也有抑制胃液分泌的作用；②可透过血脑屏障，具有抗焦虑、镇静作用，适用于具有焦虑症的消化性溃疡患者；③不良反应有口干、头晕及嗜睡。

二、N 胆碱受体阻断药

N胆碱受体阻断药分为N_1和N_2受体阻断药。N_1受体阻断药不良反应多且严重，现已少用。

N_2受体阻断药又称骨骼肌松弛药，简称肌松药。按其作用机制可分除极化型和非除极化型两类。

（一）除极化型肌松药

琥珀胆碱

琥珀胆碱（succinylcholine）进入体内后迅速被血液及肝脏中的假性胆碱酯酶水解，故作用持续时间短暂，仅有2%～5%的琥珀胆碱以原形经肾脏排泄，其余以代谢产物的形式从尿液中排出。

【作用及临床应用】

琥珀胆碱能选择性地和终板膜上的 N_2 受体结合，产生持久的除极化作用，阻碍神经冲动的传递，使骨骼肌松弛。静脉给药后先出现短暂的肌束颤动，1 分钟内即出现肌肉松弛，2 分钟达高峰，5 分钟左右肌松作用消失。持续静脉滴注可达到较长时间的肌松作用。本药作为外科麻醉辅助药，静脉滴注使肌肉完全松弛，便于在较浅的全身麻醉下进行外科手术，增加全麻的安全性。静脉注射作用快而短暂，对喉肌麻痹力强，故适用于气管内插管、气管镜和食管镜检查等短时操作。

【不良反应】

1. 呼吸肌麻痹　过量引起呼吸肌麻痹，也可见于遗传性血浆假性胆碱酯酶缺乏者。由于本品可引起强烈的窒息感，故对清醒患者禁用。

2. 肌肉酸痛　可能由于肌束颤动损伤肌梭所致，一般 3～5 天自愈。

3. 血钾升高　因本药使骨骼肌持久性除极化而释放钾离子，可使血钾升高。该现象对血钾正常者无明显影响，但对血钾偏高的患者，如烧伤、广泛软组织损伤、偏瘫等，可使血钾升高 20%～30%，应禁用本药，以免发生高钾血症性心脏骤停。

4. 眼内压升高　本药能升高眼内压，故青光眼和白内障晶状体摘除术患者禁用。

严重肝功能不全、营养不良和电解质紊乱者慎用。

【用药护理】

1. 用本药时应备有人工呼吸机。中毒时禁用新斯的明解救。

2. 本品宜冷藏保存。

3. 用药过程中注意观察，一旦发现病人有腹胀、倦怠、无力等症状，应建议医生做血钾检查。

4. 氨基糖苷类抗生素和多肽类抗生素在大剂量应用时，也有肌肉松弛作用，与本药合用则易致呼吸麻痹，应慎用。胆碱酯酶抑制药、普鲁卡因、环磷酰胺等有降低血浆假性胆碱酯酶活性而增强琥珀胆碱的作用，故琥珀胆碱中毒时禁用新斯的明解救。

（二）非除极化型肌松药

筒箭毒碱

筒箭毒碱（tubocurarine）通过阻断 N_2 受体产生肌肉松弛作用，主要作为外科麻醉辅助用药，过量也可引起呼吸肌麻痹，一旦中毒可用新斯的明解救。

本药来源有限（需进口），缺点较多，现已少用。

临床应用较多且较安全的非除极化型肌松药见表 4-3，均在各类手术、气管插管、破伤风及惊厥时作为肌松药使用。

表4-3 非除极化型肌松药作用特点比较

药物	起效时间（min）	维持时间（min）	消除方式
筒箭毒碱	4~6	80~120	肝脏、肾脏
阿曲库铵	2~4	30~40	血浆假性胆碱酯酶水解
多库溴铵	4~6	90~120	肝脏、肾脏
米库溴铵	2~4	12~18	血浆假性胆碱酯酶水解
泮库溴铵	4~6	120~180	肝脏、肾脏
罗库溴铵	1~2	30~60	肝脏、肾脏
维库溴铵	2~4	60~90	肝脏、肾脏

第四节 抗胆碱酯酶药和胆碱酯酶复活药

一、抗胆碱酯酶药

抗碱酯酶药又称为间接作用的拟胆碱药，可抑制胆碱酯酶的活性，使乙酰胆碱水解减少，从而导致胆碱能神经末梢释放的乙酰胆碱堆积，产生拟胆碱作用。本类药物分为易逆性抗胆碱酯酶药和难逆性抗胆碱酯酶药。

考点链接

患者，女，34岁。行胆囊切除术后2天未通气，腹胀明显，应选择下列何药治疗？（　　）

A.新斯的明　B.毛果芸香碱　C.阿托品　D.毒扁豆碱　E.筒箭毒碱

解析：新斯的明对平滑肌有兴奋作用，可用于术后肠麻痹和膀胱麻痹。故答案应为A。

（一）易逆性抗胆碱酯酶药

新斯的明

新斯的明（neostigmine）为季铵类化合物，其溴化物口服吸收少而不规则，口服剂量为注射剂量的10倍以上。不易透过血脑屏障，故无明显中枢作用。

【作用及临床应用】

可抑制胆碱酯酶活性而发挥完全拟胆碱作用，即兴奋M、N胆碱受体。其对骨骼肌兴奋作用最强，对胃肠道、膀胱平滑肌作用次之，对心脏、血管、腺体、眼睛、支气管等作用较弱。

1. 兴奋骨骼肌 其兴奋骨骼肌使之收缩作用增强，原因是：①抑制神经 – 肌肉接头处的胆碱酯酶，使该部位的乙酰胆碱堆积；②直接激动运动终板上的 N_2 受体；③促进运动神经末梢释放乙酰胆碱，从而激动 N_2 受体，使骨骼肌兴奋。

用于治疗重症肌无力及对抗筒箭毒碱等非除极化型肌松药过量引起的肌肉松弛。

2. 兴奋平滑肌 新斯的明通过抑制胃肠部位和膀胱部位的胆碱酯酶，使突触间隙的乙酰胆碱数量增多，从而激动 M 受体，使处于抑制状态的胃肠道、膀胱平滑肌收缩，故可治疗术后腹胀气和尿潴留。

3. 抑制心脏 新斯的明对心脏的 M 样作用能减慢房室传导，减慢心率，用于治疗阵发性室上性心动过速。

【不良反应】

治疗量时不良反应较少，过量可引起明显恶心、呕吐、腹痛、心动过缓、呼吸困难、肌肉震颤等，过量时可引起"胆碱能危象"，使骨骼肌持久性去极化而阻断神经肌肉接头的正常传导，加重肌无力症状，严重者可引起呼吸肌麻痹。用药过程中要注意鉴别疾病与药物过量引起的肌无力症状。

【用药护理】

1. 用药前

（1）护理评估：①患者有无机械性肠梗阻、尿路梗阻和支气管哮喘的新斯的明禁忌证；②患者肌无力的症状和体征，有无眼睑下垂和说话、咀嚼困难，观察泌尿系统和胃肠系统的情况。

（2）监测心率：若心动过缓，宜先用阿托品使心率增至每分钟 80 次后再用本药。

（3）宣传教育：教导患者与家属鉴别疾病与药物过量引起的肌无力症状，药物过量时，用药后症状无缓解，甚而加重。建议肌无力患者随身携带疾病证明。

2. 用药中

（1）用药方法：新斯的明口服吸收少且不规则，一般口服剂量应比注射剂量大 10 倍以上。重症病例宜皮下或肌内注射给药。一般不用于静脉注射，以免引起严重的心动过缓甚至心脏骤停。

（2）用药注意：有吞咽困难者，应避免口服；病情重者每 2~4 小时给药一次；一天内给药间隔最长不超过 6~8 小时，保证肌肉张力，避免呼吸麻痹发生。

3. 用药后 密切观察患者用药后的反应，给药后若肌无力症状未缓解反而加重，要警惕胆碱能危象，应及时通知医生。

毒扁豆碱

【作用及临床应用】

毒扁豆碱（physostigmine）可逆性抑制胆碱酯酶，产生 M 样和 N 样作用。因其选择性差，仅作眼科用药。对眼的作用似毛果芸香碱，缩瞳、降低眼压、调节痉挛作用较强且持久，主要用于治疗青光眼。

【不良反应】

1. 由于其对眼部睫状肌收缩作用较强，常引起眼痛、头痛、视物模糊等副作用。
2. 本品因脂溶性高、易吸收、分布广、毒性大，一般不用于全身性疾病的治疗；中毒量可致呼吸中枢抑制。

【用药护理】

1. 毒扁豆碱水溶液刺激性较大、不稳定，见光易变色、失效且刺激性增加，应避光保存。溶液呈深红色时则不宜使用。
2. 滴眼时应压迫内眦，避免药物吸收中毒。

（二）难逆性抗胆碱酯酶药

本类药物为有机磷酸酯类，其对人畜均有毒性，临床用药价值不大，但有毒理学意义。

有机磷酸酯主要作为农业和环境卫生杀虫剂，如敌百虫（dipterex）、马拉硫磷（malathion）、乐果（rogor）、敌敌畏（DDVP）、对硫磷（1605）、内吸磷（1059）和甲拌磷（3911）等。有些则用作神经毒气（战争毒剂），如沙林（sarin）、塔朋（tabun）及梭曼（soman）等。

杀虫剂中毒在临床较为常见，职业性中毒最常见途径为经皮肤或呼吸道吸入，而非职业性中毒大多经口摄入。

1. 中毒机制 有机磷酸酯类脂溶性高，易经皮肤、呼吸道等途径吸收，吸收后与胆碱酯酶牢固结合，形成不易解离的磷酰化胆碱酯酶，使胆碱酯酶失活，造成突触间隙乙酰胆碱大量蓄积，产生一系列中毒症状。

2. 中毒症状

（1）轻度中毒 以 M 样症状为主，表现为瞳孔缩小、视力模糊、流涎，甚至口吐白沫、大汗淋漓、呼吸困难、恶心呕吐、腹痛、腹泻、大小便失禁、心动过缓、血压下降等。

（2）中度中毒 可同时有 M 样症状和 N 样症状，后者主要表现为肌肉震颤、抽搐、肌麻痹、心动过速、血压升高等。

（3）严重中毒 除有 M、N 样症状外，还出现中枢神经系统症状，表现为先兴奋，如不安、谵妄、精神错乱及全身肌肉抽搐，进而因过度兴奋转入抑制，出现昏迷，因血管运动中枢抑制，导致血压下降、呼吸中枢麻痹而致呼吸停止。

3. 解救措施

（1）清除毒物　发现中毒时，应立即把患者移出现场，去除污染的衣服。对由皮肤吸收者，应用温水和肥皂清洗皮肤。经口中毒者，应首先抽出胃液和毒物，并用微温的2%碳酸氢钠溶液或1%盐水、高锰酸钾溶液反复洗胃，直至洗出液中不含农药味，然后可用硫酸镁或速尿，加快有机磷酸酯类农药的排出。敌百虫遇碱可转化为毒性作用更强的敌敌畏，不宜使用碱性溶液洗胃。对硫磷遇高锰酸钾可被氧化为毒性作用更强的对氧磷，不宜使用高锰酸钾洗胃。

（2）对症治疗　①维持患者气道通畅，包括支气管内吸引术。必要时进行人工呼吸、给氧。②用地西泮（5~10mg，静脉注射）控制持续惊厥。③抗休克。

（3）特异解毒药

①对症治疗药：M受体阻断剂阿托品等，能迅速解除有机磷酸酯类中毒时的M样症状和部分中枢神经兴奋症状。对中枢的作用较弱，能解除一部分中枢神经系统中毒症状，使昏迷患者苏醒。大剂量阿托品还具有阻断神经节作用，从而对抗有机磷酸酯类的兴奋神经节作用。但对N_2受体激动引起的骨骼肌震颤、呼吸肌麻痹等无效，也无复活胆碱酯酶的作用，因此，需与对因治疗药——胆碱酯酶复活剂合用。

阿托品应早期、足量、反复使用，直至阿托品化后，可根据病情减少剂量，维持，逐渐延长给药间隔，直至临床症状和体征基本消失后方可停药。有机磷酸酯类中毒者，对阿托品的耐受量明显提高，故此时用量比常规用量要大。

②对因治疗药：胆碱酯酶复活药，可使失活的胆碱酯酶恢复活性，常用药物有氯解磷定和碘解磷定。

二、胆碱酯酶复活药

氯解磷定

氯解磷定（pyraloxime methylchloride，PAM-Cl）水溶液较稳定，使用方便，可肌内注射或静脉给药，作用较快，不良反应较少，故临床上较为常用。

 案例分析

患者，女，35岁。1小时前因与家人不和自服敌百虫，家人发现后急送医院，途中患者出现腹痛、恶心并呕吐一次，入院后神志不清、口吐白沫、皮肤湿冷。

诊断：有机磷急性中毒。

治疗：

1. 立即抽出胃液并用1%温盐水洗胃。

2. 阿托品注射液，每次1~3mg，每15~30分钟静脉给药1次。

3.氯解磷定注射液：首次 1000～1500mg 静注，30～60 分钟后病情未见好转可再注射 750～1000mg，以后静滴 250～500mg/h，好转后逐渐停药。

用药护理：

1.静脉给药后要严密观察患者的反应，血压、心率、呼吸及瞳孔变化。

2.观察体液平衡情况，有无脱水，适当补充液体量。

【作用及临床应用】

氯解磷定可与磷酰化胆碱酯酶结合为复合物，置换出胆碱酯酶，使其恢复活性。也可直接与体内游离的有机磷酸酯类结合，成为无毒的磷酰化氯解磷定从尿中排出。

用于解救有机磷酸酯类中毒时，可明显减轻 N 样症状和中枢症状，但对 M 样症状影响较小，故应与阿托品合用，以控制症状。

解救有机磷中毒时，氯解磷定为胆碱酯酶复活药中的首选药物。对 1059、1065、敌百虫、敌敌畏、苏化 203、甲拌磷（3911）等中毒有效。

【不良反应】

治疗剂量的氯解磷定毒性较小，肌内注射局部有轻微疼痛。静脉注射过快（＞500mg/min）可出现头痛、眩晕、视力模糊、恶心、呕吐及心动过速等；剂量过大（＞8g/24h）可抑制胆碱酯酶，加重有机磷酸酯类中毒程度，故应控制剂量。

【用药护理】

1.解救用药要尽早、足量和反复，若治疗不及时，被磷酰化的胆碱酯酶难以复活，即磷酰化胆碱酯酶"老化"。中毒 36 小时以上者疗效差。

2.静脉给药过快，可引起乏力、头痛、眩晕、视力模糊、心动过速及呼吸抑制等症状。在用药过程中应密切观察患者的症状和体征（心率、血压、尿量等）。

3.在碱性条件下可水解出氰离子（CN^-），故禁与碱性药物配伍。

4.给药剂量过大，可抑制胆碱酯酶，应注意与有机磷中毒症状相区别。

碘解磷定

碘解磷定（pralidoxime iodide）为最早应用的胆碱酯酶复活药，药理作用和应用与氯解磷定相似。本品对不同有机磷酸酯类中毒疗效存在差异，如对内吸磷、马拉硫磷和对硫磷中毒疗效好，对敌百虫和敌敌畏中毒疗效稍差，对乐果中毒则无效。由于碘解磷定含碘，可引起口苦、咽痛和对注射部位有刺激性，不良反应多，药理作用弱，且只能静脉注射，故目前已较少使用。

第五节 肾上腺素受体激动药

一、α、β 肾上腺素受体受体激动药

肾上腺素

肾上腺素（adrenaline）是肾上腺髓质分泌的主要激素。药用肾上腺素是家畜肾上腺提取物或人工合成品，化学性质不稳定，见光易失效，在中性尤其在碱性溶液中，易氧化变为粉红色或棕色而失效，在酸性溶液中相对稳定。

课堂互动

> 试述 α 效应和 β 效应。

【药理作用】

肾上腺素对 α、β 受体都有强大激动作用。起效快、作用强、持续时间短。

1.兴奋心脏 激动 β_1 受体，引起心脏兴奋，表现为心肌收缩力加强，传导加快，心率加快，心输出量增加，心肌耗氧量增加，使心脏正、异位起搏点的自律性均升高，过量或静脉给药速度过快可引起心律失常。激动 β_2 受体，舒张冠状血管，改善心肌血液供应。

2.收缩或舒张血管 可激动血管平滑肌的 α_1 受体和 β_2 受体，对血管有收缩和舒张双重作用。皮肤黏膜血管、腹腔内脏血管以 α_1 受体占优势，故肾上腺素对上述部位的血管收缩作用强烈。骨骼肌血管和冠脉血管以 β_2 受体占优势，故上述血管呈现舒张效应。

3.影响血压 治疗量的肾上腺素可使心脏兴奋，使心输出量增加，故收缩压升高。因骨骼肌等部位的血管舒张作用超过或抵消了皮肤黏膜等部位的血管收缩作用，故可致舒张压不变或降低。大剂量或静脉快速注射肾上腺素，由于缩血管作用明显增强，外周阻力显著增加，收缩压和舒张压均升高。

若先用 α 受体阻断药取消肾上腺素的 α 样缩血管作用，再用原升压剂量的肾上腺素，则肾上腺素 β_2 样扩血管作用就能明显表现出来，导致血压下降，这种现象称为肾上腺素升压作用的翻转。

4.舒张支气管 激动支气管平滑肌的 β_2 受体，产生强大舒张作用，平滑肌在痉挛状态时舒张作用更明显。肾上腺素还激动支气管黏膜血管的 α_1 受体，产生缩血管作用，降低血管通透性，减轻黏膜水肿和充血。还能抑制肥大细胞释放组胺、白三烯等过敏物质。

5.促进代谢 肾上腺素能明显提高机体代谢率和耗氧量，促进糖原、脂肪分解，升高血糖和血中游离脂肪酸含量。

考点链接

用足量 α 受体阻断药后，再用肾上腺素，血压的反应为（　　　）

A.先升后降　　B.只升不降　　C.只降不升　　D.不降不升　　E.先降后升

解析：升压药物肾上腺素对血管呈现 α_1 受体激动的收缩效应和 β_2 受体激动的舒张效应，若事先用 α 受体阻断药取消肾上腺素的缩血管作用，再用肾上腺素时则其扩血管作用就明显表现出来，导致血压下降。故答案应为C。

【临床应用】

1.心脏骤停 肾上腺素加速传导，加快心率，兴奋心脏，故可用于因麻醉、手术意外、溺水、急性传染病、药物中毒和心脏高度传导阻滞等引起的心脏骤停。在进行心脏按压、人工呼吸和纠正酸中毒等措施的同时，可用肾上腺素心内注射，使心脏重新起搏。在治疗电击引起的心脏骤停时因常伴有或诱发心室纤颤，故在用肾上腺素的同时，应配合使用除颤器或利多卡因等进行抢救。

2.过敏性休克 肾上腺素是抢救过敏性休克的首选药物。通过肾上腺素收缩支气管黏膜血管、消除黏膜水肿、松弛支气管平滑肌、抑制过敏物质释放以及升压等作用，迅速缓解过敏性休克的症状。一般采用皮下或肌内注射，必要时亦可用生理盐水稀释10倍后缓慢静脉注射。

3.支气管哮喘 用于控制支气管哮喘急性发作，皮下或肌内注射能于数分钟内奏效，但维持时间较短。

4.局麻辅助用药及局部止血 一般局麻药中肾上腺素的浓度为 1 : 250000，一次用量不超过 0.3mg，可延缓局麻药的吸收，延长局麻时间，减轻毒性反应。鼻黏膜或牙龈出血时，可用浸有 1 : 2 000 ~ 1 : 1 000 肾上腺素溶液的棉球或纱布填塞局部而止血。

【不良反应】

一般剂量可引起心悸、不安、头痛等，经休息可消失。剂量过大产生剧烈的搏动性头痛，血压剧烈上升，有诱发脑出血的危险，亦可引起心律失常，甚至心室纤颤，故应严格掌握剂量。

【用药护理】

1.用药前

（1）护理评估：估计病史，询问是否有心血管系统、呼吸系统、内分泌系统及眼科疾病。明确患者有无禁用肾上腺素的情况，如器质性心脏病、高血压、脑动脉硬化、甲状腺功能亢进、糖尿病、心源性哮喘及 α 受体阻断药引起的低血压。

（2）避光保存：肾上腺素化学性质不稳定，在中性、碱性溶液中易氧化，见光易分解，变成棕色或红色即失效不可用，宜避光阴凉处保存。

（3）宣传教育：对病情急、重患者，护士应简明地向患者家属介绍患者病情及所要用的药物，待患者病情稳定后再系统教导患者用药后可能出现的不良反应；在使用肾上腺素期间避免用其他含有肾上腺素的非处方药。

2. 用药中

用药方法：口服无效；皮下或肌内注射时应注意抽回血，每次 0.25～1mg，必要时可稀释后静注或心室内注射；极量为 1mg；气管吸入时要监测患者的用药反应，若 20 分钟内效果不明显或症状加重应立即通知医生。

3. 用药后 密切观察患者血压、心率、面色及情绪等。

多 巴 胺

多巴胺（dopamine，DA）是去甲肾上腺素的前体，药用多巴胺为人工合成品。主要激动 α、β_1 受体和外周多巴胺受体。

【药理作用】

1. 兴奋心脏 小剂量时激动心脏的 β_1 受体，使心肌收缩力加强，心输出量增加，对心率的影响不明显。大剂量时可加快心率，提高自律性，甚至引起心律失常，但发生率比肾上腺素低。

2. 舒缩血管 多巴胺对血管和血压的影响因剂量大小而不同。小剂量时，心输出量增加，α_1 受体激动使全身皮肤黏膜血管轻度收缩，DA 受体激动使肾和肠系膜血管舒张，总外周阻力变化不明显，故收缩压升高，舒张压不变或稍增加，脉压增大；大剂量时，心输出量增加，心率加快，血管收缩占优势，肾及肠系膜血管收缩，总外周阻力增大，收缩压和舒张压均升高。

3. 改善肾脏功能 多巴胺激动 DA 受体使肾血管舒张，肾血流量及肾小球滤过率均增加，还能直接抑制肾小管对去甲肾上腺素的重吸收，有排钠利尿效应。

考点链接

治疗中毒性休克伴尿量减少的病人，最好选用（　　）

A. 去甲肾上腺素　　B. 肾上腺素　　C. 多巴胺　　D. 麻黄碱　　E. 间羟胺

解析：多巴胺激动 α 受体、β_1 受体和 DA 受体，在兴奋心脏，收缩血管，升高血压的同时，通过激动 DA 受体使肾血管舒张，肾血流量及肾小球滤过率均增加，有排钠利尿效应，适宜于伴尿少的休克。故答案应为 C。

【临床应用】

1. 治疗休克　用于各种休克，如感染中毒性休克、心源性休克及出血性休克等。对于伴有心肌收缩力减弱及尿量减少而血容量已补足的休克患者疗效较好。

2. 治疗急性肾衰竭　常与高效利尿药合用，使尿量增加，血中非蛋白氮含量降低。

【不良反应】

治疗量多巴胺不良反应较轻，偶有恶心、呕吐。若静滴速度过快，可出现心动过速，甚至诱发心律失常、头痛和高血压。减慢静滴速度或停药，上述症状可自行消失。

【用药护理】

1. 应用多巴胺治疗休克时应正确评估血容量。必须补足血容量，同时纠正酸中毒，才可取得较好疗效。

2. 多巴胺作用时间短，需静脉滴注，滴注时应严格控制药物剂量和滴速。为避免头痛、心动过速、血压增高等不良反应的发生，可根据患者的血压调整滴速。

3. 用药时应监测患者心率、心律及血压等。

麻　黄　碱

【药理作用】

麻黄碱（ephedrine）能直接激动 α 受体和 β 受体，还能促进神经末梢释放去甲肾上腺素，间接激动 α 受体和 β 受体。

其特点为：①化学性质稳定，可口服；②拟肾上腺素作用较弱而持久；③中枢兴奋作用显著；④反复使用易产生快速耐受性；⑤升压作用可靠，维持时间长，不易引起少尿及心律失常，可肌内注射。

【临床应用】

1. 预防支气管哮喘的发作和轻症的治疗，对于重症急性发作疗效差。

2. 缓解鼻黏膜充血引起的鼻塞，减轻荨麻疹和血管神经性水肿的皮肤黏膜症状。

3. 防治某些低血压状态，如用于防治硬膜外麻醉和蛛网膜下麻醉引起的低血压。

【不良反应】

有时出现中枢兴奋所致的不安、失眠等。

【用药护理】

药物对中枢神经系统有兴奋作用，应避免在睡前给药，注意观察用药反应，必要时可给予适量的镇静催眠药对抗。

美芬丁胺

美芬丁胺（mephentermine）为 α、β 受体激动药，通过直接作用于肾上腺素受体和间接促进递质释放两种机制发挥作用。美芬丁胺能加强心肌收缩力，增加心排出量，略增加外周血管阻力，使收缩压和舒张压升高。其兴奋心脏的作用弱而持久，加快心率作用不明显，较少引起心律失常。与麻黄碱相似，也具有中枢兴奋作用。主要用于腰麻时预防血压下降，也可用于心源性休克或其他低血压，此外尚可用 0.5% 溶液滴鼻治疗鼻炎。本药可产生中枢兴奋症状，避免睡前给药引起中枢兴奋。甲状腺功能亢进患者禁用，失血性休克慎用。

二、α.肾上腺素受体激动药

去甲肾上腺素

去甲肾上腺素（noradrenaline）主要激动 α 受体，对 β_1 受体作用较弱，对 β_2 受体几乎无作用。

【药理作用】

1.兴奋心脏 激动心脏的 β_1 受体，使心肌收缩力加强，心率加快，传导加快，心输出量增加。在整体情况下，因小动脉收缩，总外周阻力升高，血压急剧升高，可反射性引起心率减慢。

2.收缩血管 激动 α_1 受体，几乎使全身所有的小动脉和小静脉（除冠状血管外）出现强烈收缩。皮肤黏膜血管收缩最明显，其次为肾血管，肠系膜血管、肝血管和骨骼肌血管也有不同程度收缩。冠状血管主要因心脏兴奋、心肌代谢产物如腺苷等增加而舒张；同时，因心输出量增加，冠脉血流量增加，冠脉被动扩张。

3.影响血压 小剂量静滴时，因心脏兴奋、心输出量增加，收缩压升高，此时血管收缩尚不十分剧烈，故舒张压升高不多，而脉压加大。剂量较大时，因血管强烈收缩，外周阻力明显增加，收缩压、舒张压均升高，脉压变小。

【临床应用】

1.休克和低血压 目前仅限于治疗神经源性休克早期以及嗜铬细胞瘤切除后或药物中毒时的低血压。

2.上消化道出血 用去甲肾上腺素稀释后口服，使食管和胃内黏膜血管收缩而产生局部止血作用。

课堂互动

去甲肾上腺素口服不吸收。为何治疗上消化道出血时，需口服给药？

案例分析

患者，女，35 岁。因肺炎伴感染性休克收住入院。给予：①肌注青霉素；②吸氧；③静滴 0.002% 去甲肾上腺素，每分钟 80 滴。血压未见明显好转，增加去甲肾上腺素浓度为 0.003%，同时加用氢化可的松，血压回复。第 3 天，患者自述两上肢发麻，两上肢静滴处皮肤暗红。

诊断：去甲肾上腺素所致局部组织缺血。

治疗：①更换静滴部位；②缺血部位皮肤局部热敷；③局部封闭治疗；④缺血部位局部注射 α_1 受体阻断剂。

用药护理：密切观察病人注射部位的皮肤状况，并检测病人血压。

【不良反应】

1. 局部组织缺血坏死 静滴浓度过高、时间过长或药液漏出血管，均可使局部血管强烈收缩，导致组织缺血坏死。

2. 急性肾衰竭 用量过大或用药时间过长均可使肾血管剧烈收缩，产生少尿、无尿等急性肾衰竭表现。

【用药护理】

1. 用药前

（1）护理评估：估计病史，询问是否有心血管系统疾病。明确患者有无禁用去甲肾上腺素的情况，如高血压、动脉硬化症、器质性心脏病、少尿、无尿及严重微循环障碍。

（2）避光保存：去甲肾上腺素化学性质不稳定，在中性、碱性溶液中易氧化，见光易分解，变红色或棕色即失效不可用。宜避光阴凉处保存。

（3）宣传教育：护士应简明地向患者家属介绍患者病情及所要用的药物，静脉滴注时要求家属注意注射部位有无药液外漏，严禁家属擅自调整滴速。

2. 用药中 用药方法：严禁皮下和肌内注射，一般采用静脉滴注给药。①此药与多种药物有配伍禁忌，应单独使用静脉通道，并避免药液外溢；②控制药物的剂量和滴速，一般 2mg 去甲肾上腺素加入 5% 的葡萄糖注射液 500mL 中静滴，1～2mL/min。

3. 用药后

（1）静滴时应防止药液外漏，注意观察患者注射部位情况，若发生药液外漏或注射部位出现皮肤苍白和疼痛，应立即停止注射或更换注射部位，进行热敷，并用普鲁卡因封闭或酚妥拉明做局部浸润注射，以扩张血管。

（2）观察患者血压和尿液变化，若尿量小于 25mL/h，立即通知医生。

（3）静脉滴注结束后，注意观察有无突然停药引起的血压骤降。

（4）不宜突然停药，以免出现停药反跳。

间羟胺

间羟胺（metaraminol）能直接激动 α 受体，还可促进去甲肾上腺素能神经末梢释放递质，间接激动 α 受体，对 β_1 受体作用较弱。作用较持久，短时间内连续应用，可产生快速耐受性。其特点为：①收缩血管、升高血压作用较去甲肾上腺素弱而持久；②很少引起急性肾衰竭；③兴奋心脏使心排出量增加，同时对心率影响不明显，很少引起心律失常；④化学性质稳定，可静脉滴注，也可肌内注射。作为去甲肾上腺素代用品，间羟胺主要用于治疗各种休克或防治低血压。

去氧肾上腺素

去氧肾上腺素（phenylephrine）主要激动 α_1 受体。通过激动瞳孔开大肌上 α_1 受体，具有不升高眼内压、不麻痹睫状肌而快速、短效扩瞳等特点，临床用于眼底检查，也可作为开角型青光眼的辅助治疗药物。全身用药时，其收缩血管、升高血压作用较弱而持久，用于防治麻醉和药物所致的低血压、治疗阵发性室上性心动过速。

考点链接

异丙肾上腺素和肾上腺素不同的作用是（   ）

A. 心肌收缩力加强，心率加快　　　　B. 血管收缩，血压升高

C. 肥大细胞释放过敏物质减少　　　　D. 支气管平滑肌松弛

E. 促进分解代谢

解析：肾上腺素激动 α_1、β_1 和 β_2 受体，异丙肾上腺素激动 β_1 和 β_2 受体。两者的区别在于异丙肾上腺素对 α_1 受体无作用，对血管只有舒张作用。故答案应为 B。

三、β 肾上腺素受体激动药

异丙肾上腺素

异丙肾上腺素（isoprenaline）为强大的 β 受体激动药，对 β_1 和 β_2 受体的选择性很低，对 α 受体几乎无作用。

【药理作用】

1.兴奋心脏　对心脏 β_1 受体有强大的激动作用，表现为正性肌力和正性频率作用，缩短收缩期和舒张期。与肾上腺素相比，异丙肾上腺素加快心率、加快传导的作用较强，对窦房结有显著兴奋作用，也能引起心律失常，但较肾上腺素少见。

2.舒张血管和降低血压　激动血管的 β_2 受体，使 β_2 受体占优势的冠状血管和骨

骼肌血管舒张，尤其骨骼肌血管明显舒张，总外周阻力下降。小剂量静脉滴注，收缩压升高，舒张压下降，脉压增大，大剂量静脉注射时血压明显下降。

3. 舒张支气管　激动支气管平滑肌 β_2 受体，松弛支气管平滑肌，缓解支气管痉挛，作用比肾上腺素强，但长期反复应用，容易产生耐受性。本药也具有激动肥大细胞膜上 β_1 受体，抑制过敏物质释放作用；对支气管黏膜血管无收缩作用，故消除黏膜水肿作用不如肾上腺素。

4. 促进代谢　促进糖原和脂肪分解，增加组织耗氧量。

【临床应用】

1. 抢救心脏骤停　抢救因心室自身节律缓慢、高度房室传导阻滞或窦房结功能衰竭而引起的心脏骤停。亦可与其他强心药合用抢救溺水、麻醉意外等引起的心脏骤停。

2. 治疗房室传导阻滞　采用舌下含化或静脉滴注法治疗Ⅱ度、Ⅲ度房室传导阻滞。

3. 治疗支气管哮喘　舌下或气雾吸入给药能迅速控制哮喘急性发作，疗效快而强。

4. 治疗感染性休克　适用于中心静脉压高、心排出量低的感染性休克，但要注意补液及心脏毒性。

【不良反应】

常见心悸、头晕、心动过速、头痛、面色潮红等。支气管哮喘患者在明显缺氧时，气雾吸入剂量过大或过于频繁可出现心悸、室性心动过速或室颤等心律失常，长期大量应用可引起猝死。

【用药护理】

1. 用药前

（1）护理评估：估计病史，询问是否有心血管系统疾病。明确患者有无禁用异丙肾上腺素的情况，如冠心病、心肌炎和甲亢。

（2）宣传教育：护士应简明地向患者家属介绍患者用药后可能出现的不良反应。

2. 用药中　用药方法：①注射剂：0.5～1mg 经稀释后缓慢（0.5～2mL/min）静滴。②气雾剂：气雾吸入，每次 0.1～0.4mg，极量为每次 0.4mg，2.4mg/d。

3. 用药后

（1）本品起效快、作用强、持续时间长，给药后要观察患者心率变化，静滴时根据心率调整滴速。注意哮喘患者在用药期间要保持心率不超过 120 次 / 分。

（2）气雾吸入治疗支气管哮喘时，若患者用药后痰液呈粉红色，或出现室性心律失常尤其是频发的室性早搏，应立即停药。

（3）此药长期使用不仅可产生自体耐受性，还可与同类的其他药物产生交叉耐药性，应避免长期用药。

多巴酚丁胺

多巴酚丁胺（dobutamine）为人工合成品，口服无效，仅供静脉注射给药。能选择性激动 β₁ 受体，其正性肌力作用显著，能增强心肌收缩力，增加心排出量，继发地促进排钠、排水、增加尿量，有利于消除水肿，使心功能改善。对心率影响不明显。主要用于治疗心肌梗死并发心力衰竭、心脏手术后心排出量低的休克、顽固性左心功能不全等。用药期间可引起血压升高、心悸、头痛、气短等不良反应，偶致室性心律失常。梗阻型肥厚性心肌病、心房纤颤者禁用。

第六节　肾上腺素受体阻断药

一、α 肾上腺素受体阻断药

酚妥拉明

酚妥拉明（phentolamine）为人工合成品，口服给药生物利用度低，其效果仅为注射给药的 20%，故临床常采用肌内注射或静脉给药。

【药理作用】

1. 扩张血管与降低血压　静脉注射酚妥拉明，能通过直接舒张血管平滑肌及阻断 α₁ 受体作用，使血管舒张，外周阻力下降，血压下降。

2. 兴奋心脏　使心肌收缩力加强，心率加快，心输出量增加。酚妥拉明可通过血管舒张、血压下降引起的交感神经反射兴奋，从而兴奋心脏，也可通过阻断心脏交感神经末梢突触前膜的 α₂ 受体，取消负反馈作用，促进去甲肾上腺素递质释放使心脏兴奋。

3. 其他　拟胆碱作用使胃肠平滑肌兴奋；组胺样作用使胃酸分泌增加、皮肤潮红等。

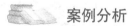 案例分析

患者，男，42 岁。既往有胃溃疡病史，近日左足及左小腿时有疼痛、发凉、怕冷、麻木感，严重时肌肉抽搐，不能行走，休息后症状减轻或消失。

诊断：左足及左下肢血栓栓塞性脉管炎。

治疗：酚妥拉明注射液，10mg，肌注，需要时可间隔 30 分钟后重复给药。此治疗方案是否合理？

分析：此治疗方案不合理。原因为酚妥拉明可促进胃酸分泌，加重消化性溃疡，禁用于消化性溃疡患者。

【临床应用】

1. 外周血管痉挛性疾病　如肢端动脉痉挛的雷诺综合征、血栓闭塞性脉管炎及冻伤后遗症。

2. 去甲肾上腺素滴注外漏　长期过量静脉滴注去甲肾上腺素或静脉滴注去甲肾上腺素外漏时，可致皮肤缺血、苍白和剧烈疼痛，甚至坏死。此时，可用酚妥拉明10mg溶于10～20mL生理盐水中做皮下浸润注射。

3. 顽固性充血性心力衰竭和急性心肌梗死　酚妥拉明扩张小动脉，降低外周阻力，使心脏后负荷明显降低，改善心脏泵血功能，有利于心衰的纠正。可用于其他药物无效的急性心肌梗死及充血性心脏病所致的心力衰竭。

4. 抗感染性休克　酚妥拉明能使毛细血管前括约肌开放，解除小血管痉挛，增加组织血液灌注量，改善微循环，又可加强心肌收缩力，增加心输出量，这些均有利于休克的纠正。使用酚妥拉明前必须补足血容量，否则可致血压下降。

5. 肾上腺嗜铬细胞瘤　酚妥拉明降低嗜铬细胞瘤所致的高血压，用于肾上腺嗜铬细胞瘤的鉴别诊断、骤发高血压危象以及手术前的准备。

6. 药物引起的高血压　用于肾上腺素等拟交感胺药物过量所致的高血压。亦可用于突然停用可乐定或应用单胺氧化酶抑制药患者食用富含酪胺食物后出现的高血压危象。

7. 其他　酚妥拉明口服或直接阴茎海绵体注射用于诊断或治疗男性勃起功能障碍。

【不良反应】

1. 消化道症状　本药的拟胆碱作用和组胺样作用可致恶心、呕吐、腹痛、腹泻、胃酸增多等消化道症状，可诱发溃疡病。

2. 心血管功能紊乱　静脉给药量大可引起心动过速、心律失常、心绞痛、直立性低血压等心血管功能紊乱。应缓慢注射或静脉滴注。

【用药护理】

1. 用药前

（1）护理评估：评估患者血压、脉搏、心率、体重及输出入量的基础值。有无消化性溃疡、低血压和冠心病等禁忌证。

（2）应备有必需的升压药。

（3）宣传教育：护士应简明地向患者及其家属介绍用药初期可能出现的不良反应，如头晕、疲乏及直立性低血压。建议患者缓慢改变体位，适当进行肢体的肌肉运动。

2. 用药中　用药方法：肌注或静注，每次5～10mg，20～30分钟后可按需要重复给药。治疗休克时，稀释后以0.3mg/min静滴；诊断嗜铬细胞瘤时，用5mg静注后，每30秒测血压1次，如在2～3分钟内血压下降35/25mmHg以上，且持续3～5分钟者为阳性，提示可能患嗜铬细胞瘤。

3. 用药后　静脉给药时要严格控制滴速，密切观察患者血压、心率的变化。一旦发生低血压反应，可使患者头低位仰卧，用去甲肾上腺素或间羟胺升压，禁用肾上腺素。

酚 苄 明

酚苄明（phenoxybenzamine）与酚妥拉明相比，其特点为：①起效缓慢，作用强大而持久；②扩血管及降压强度取决于血管受交感神经控制的程度，当患者处于直立位或低血容量时，酚苄明的降压作用更为显著；③主要抗休克，治疗外周血管痉挛性疾病、嗜铬细胞瘤和良性前列腺增生；④最常见的不良反应是直立性低血压、心悸。

哌 唑 嗪

哌唑嗪（prazosin）为选择性 α_1 受体阻断剂，对 α_2 受体无明显阻断作用，因而在拮抗去甲肾上腺素和肾上腺素的升压作用的同时，无促进神经末梢释放去甲肾上腺素及明显加快心率的作用，使心脏兴奋的作用较轻。主要用于良性前列腺增生及原发性高血压的治疗。

育 亨 宾

育亨宾（yohimbine）为选择性 α_2 受体阻断剂。育亨宾易进入中枢神经系统，阻断 α_2 受体，可促进去甲肾上腺素能神经末梢释放去甲肾上腺素，增加交感神经张力，导致血压升高、心率加快。育亨宾也是 5-HT 的拮抗剂。

育亨宾主要用作实验研究中的工具药，并可用于治疗男性性功能障碍及糖尿病患者的神经病变。

二、β 肾上腺素受体阻断药

β 肾上腺素受体阻断药能选择性地与 β 受体结合，阻断去甲肾上腺素能神经递质或拟肾上腺素药与 β 受体结合而产生效应。在整体情况下，本类药物的阻断作用依赖于机体交感神经的张力，当交感神经张力增高时，本类药的阻断作用较强。

考点链接

普萘洛尔的临床应用不包括（　　　）

A. 严重心功能不全　　　　B. 心律失常　　　　C. 心绞痛　　　　D. 高血压

E. 甲状腺功能亢进

解析：心功能不全是由多种病因引起的心脏病，表现为心肌收缩力降低、心输出量减少、各组织缺血缺氧。普萘洛尔阻断 β 受体，抑制心脏，使心输出量减少，会加重心功能不全患者的症状。故普萘洛尔禁用于心功能不全患者。故答案应为 A。

【药理作用】

1. β 肾上腺素受体阻断作用

（1）心血管系统：阻断心脏的 $β_1$ 受体，使心率减慢，传导减慢，心肌收缩力减弱，心输出量减少，心肌耗氧量减少。阻断血管平滑肌的 $β_2$ 受体，加之心功能受抑制，反射性兴奋交感神经，使血管收缩，外周阻力增加，肝、肾、骨骼肌血管及冠脉血流量减少。

（2）支气管平滑肌：阻断支气管平滑肌的 $β_2$ 受体，使支气管平滑肌收缩、管径变小，增加呼吸道阻力。该作用对正常人影响较小，但对支气管哮喘患者，可诱发或加重哮喘。

（3）代谢：本类药对血糖和血脂正常者的脂肪和糖代谢影响较小，但可抑制交感神经兴奋引起的脂肪分解，减弱肾上腺素的升高血糖作用，延缓用胰岛素后血糖水平的恢复，且往往会掩盖低血糖症状如心悸等，从而使低血糖不宜及时察觉。

（4）肾素：阻断肾脏近球细胞的 $β_1$ 受体而抑制肾素释放，这可能是本类药产生降压作用的原因之一。

2. 内在拟交感活性

某些 β 受体阻断药与 β 受体结合后除能阻断受体外，对 β 受体亦具有部分激动作用，该现象称内在拟交感活性。由于这种作用较弱，往往被 β 受体阻断作用所掩盖。

3. 膜稳定作用　某些 β 受体阻断药可直接降低细胞膜对钠离子的通透性，从而稳定神经细胞膜和心肌细胞膜，产生局麻作用和奎尼丁样的作用，称为膜稳定作用。但该作用在高于临床有效血药浓度几十倍时才出现，所以目前认为这一作用在常用量时与其治疗作用关系不大。

【临床应用】

1. 抗心律失常　对多种原因引起的快速型心律失常有效。

2. 抗心绞痛及心肌梗死　对稳定型型心绞痛有良好疗效。对心肌梗死，早期应用普萘洛尔、美托洛尔和噻吗洛尔等均可降低心肌梗死病人的复发和猝死率。

3. 抗高血压　是治疗高血压的常用药物。普萘洛尔、阿替洛尔及美托洛尔等均可有效控制原发性高血压，可单独使用，也可与其他降压药联合使用，提高疗效，降低不良反应。

4. 其他　辅助治疗甲状腺功能亢进、甲状腺中毒危象及充血性心力衰竭。

【不良反应】

一般不良反应有恶心、呕吐、轻度腹泻等消化道症状，偶见过敏性皮疹和血小板减少等。应用不当所致严重不良反应为诱发或加重支气管哮喘、诱发急性心力衰竭、诱发低血糖，长期用药后突然停药，可产生反跳现象，使原来病症加剧，因此在病情控制后应逐渐减量直至停药。

临床常用 β 受体阻断药分类及特点见表 4-4。

表 4-4　临床常用 β 受体阻断药分类及特点

药物名称	内在拟交感活性	膜稳定作用	脂溶性（lgKp*）	口服生物利用度（%）	血浆半衰期（h）	首关消除（%）	主要消除器官
非选择性 β 受体阻断药							
普萘洛尔	++		3.65	25	3~5	60~70	肝
纳多洛尔			0.7	35	10~20	0	肾
噻吗洛尔			2.1	50	3~5	25~30	肝
吲哚洛尔	++	±	1.75	75	3~4	10~13	肝、肾
选择性 β 受体阻断药							
美托洛尔		±	2.15	40	3~4	50~60	肝
阿替洛尔			0.23	50	5~8	0~10	肾
艾司洛尔					0.13		红细胞中分解
醋丁洛尔	+	+	1.5	40	2~4	30	肝
α、β 受体阻断药							
拉贝洛尔		±		20	4~6	60	肝

＊辛醇/水分配系数

【用药护理】

1. 应用普萘洛尔反应个体差异大，应从小剂量开始给药，逐渐加大剂量。肝功能不良时应调整剂量或慎用。

2. 不宜在临睡前给药，以免产生多梦、失眠、抑郁、幻觉等精神症状。

3. 用药过程中注意观察消化、循环等系统的表现，尤其是心率的变化，如心率低于50次/分，应及时报告医生。

4. 长期用药者要防止反跳现象的发生，不宜突然停药，须在两周内逐渐减量停药。

5. 糖尿病患者在使用降糖药期间，不宜合用本药，以免掩盖低血糖时交感神经兴奋的症状，使低血糖症状不易察觉。

6. 禁用于严重心功能不全、窦性心动过缓、重度房室传导阻滞和支气管哮喘的病人。心肌梗死病人及肝功能不良者应慎用。

实践 1　毛果芸香碱与阿托品对家兔瞳孔和唾液分泌的作用

【工作任务】

1. 观察传出神经系统药对兔瞳孔的影响，并联系其临床应用。
2. 学会家兔的捉拿、滴眼及量瞳方法。

【用物及器械】

1. **动物**　家兔。
2. **药品**　1%硝酸毛果芸香碱溶液、1%硫酸阿托品溶液。
3. **器材**　量瞳尺、剪刀、滤纸、手电筒。

【操作规范】

1. 取对光反射正常的家兔 1 只，剪去眼睫毛，于自然光照强度一致的条件下测量并记录两眼正常瞳孔直径。

2. 将兔下眼睑拉成杯状并压迫鼻泪管，家兔左眼滴 1%硫酸阿托品溶液，右眼滴 1%硝酸毛果芸香碱溶液。每眼各 3 滴，让药液在眼内保留 1 分钟并与角膜充分接触后，将手放开，任其溢出，并记时。

3. 15 分钟后，在同样光照下，再测量并记录两侧瞳孔大小、检查对光反射情况。将实验结果整理填入。

4. 家兔耳缘静脉注射 0.1%硝酸毛果芸香碱溶液 0.2mL/kg，记时，并观察家兔唾液分泌情况。10 分钟后耳缘静脉注射 0.1%硫酸阿托品溶液，记时，并观察家兔唾液分泌情况。

【注意事项】

1. 量瞳应在同样光照下进行。确保用药前后两次测量时，家兔两眼的朝向及眼前色差一致。

2. 操作过程中避免使家兔受惊或挣扎，否则家兔的交感神经兴奋，去甲肾上腺素分泌引起瞳孔扩大肌上 α 受体兴奋，干扰毛果芸香碱和阿托品的作用。

3. 正确滴眼。避免药物经鼻泪管吸收后产生全身作用干扰实验结果。

4. 确保实验前 24 小时内给家兔足够的饮水和青菜。

【结果与讨论】

1.结果

家兔眼睛	药物	用药前			用药后		
		瞳孔直径	对光反射	唾液分泌	瞳孔直径	对光反射	唾液分泌
左眼	0.1%硝酸毛果芸香碱						
右眼	0.1%硫酸阿托品						

2.讨论

（1）滴眼给药时要注意什么？

（2）对于阿托品对腺体的副作用应该如何护理？

实践 2 有机磷酸酯类的中毒和解救

【工作任务】

1. 观察敌百虫中毒症状。

2. 观察阿托品和解磷定解救有机磷酸酯类中毒的效果。

【用物及器械】

1.动物 家兔 1 只。

2.药品 5% 敌百虫溶液、2.5%碘解磷定注射液、0.1%硫酸阿托品注射液。

3.器材 磅秤 1 台、5mL 注射器（6 号针头）、10mL 注射器（6 号针头）、量瞳尺 1 把、75%酒精棉球。

【操作规范】

1. 取家兔 1 只，称重并标记。观察并记录活动情况、唾液分泌、肌紧张度、有无排便（包括粪便形态）、瞳孔大小、呼吸频率等各项指标。

2. 按 2mL/kg 剂量分别给家兔耳静脉注射 5% 敌百虫溶液，观察上述指标变化情况（若给药 20 分钟后无任何中毒症状，可再追加 0.5mL/kg）。

3. 待家兔中毒症状明显后（瞳孔明显缩小、呼吸变浅变快、唾液大量分泌、大小便失禁和骨骼肌震颤等），由耳静脉注射 0.1%硫酸阿托品注射液 1mL/kg，观察家兔中毒症状缓解情况，5 分钟后由耳静脉注射 2.5%碘解磷定注射液 2mL/kg，观察家兔中毒症状缓解情况。

4. 观察上述各项指标变化情况并记录。

【注意事项】

1. 给家兔耳静脉注射时由耳静脉远端开始进针，保证注射解救药时有进针部位。

2. 注射敌百虫溶液后注意观察，一旦家兔出现中毒情况（M 样症状和 N 样症状），立即停止注射敌百虫溶液，并开始解救。

【结果与讨论】

1. 结果

家兔体重（kg）	用药前后　药量	瞳孔直径（mm）	呼吸频率（次 / 分）	唾液分泌	有无排大小便	活动情况	有无肌震颤
	给药前						
	5 % 敌百虫						
	0.1 % 硫酸阿托品						
	2.5 % 碘解磷定						

2. 讨论

（1）有机磷酸酯类农药中毒有哪些中毒症状?

（2）为何中、重度中毒需合用阿托品和解磷定解救?

同步训练

【A1 型题】

1. 不是 α 受体激动时效应的是（　　）

　　A. 血管收缩　　　　　　B. 支气管松弛　　　　　　C. 瞳孔散大

　　D. 血压升高　　　　　　E. 括约肌收缩

2. β₁ 受体存在于（　　）

　　A. 瞳孔开大肌　　　　　B. 血管　　　　　　　　　C. 心脏

　　D. 支气管　　　　　　　E. 胃肠壁

3. 胆碱能神经兴奋时不出现（　　）

　　A. 抑制心脏　　　　　　B. 舒张血管　　　　　　　C. 腺体分泌

　　D. 瞳孔散大　　　　　　E. 支气管收缩

4. β 受体兴奋时不会引起（　　　）

　　A. 心脏兴奋　　　　　　　　B. 血管收缩　　　　　　　　C. 平滑肌松弛

　　D. 脂肪分解　　　　　　　　E. 视近物不清

5. 水解乙酰胆碱的酶是（　　　）

　　A. 单胺氧化酶（MAO）　　　B. 胆碱酯酶　　　　　　　　C.COMT

　　D. 胆碱乙酰化酶　　　　　　E. 酪氨酸羟化酶

6. 毛果芸香碱的作用原理是（　　　）

　　A. 激动 M 受体　　　　　　　B. 阻断 M 受体　　　　　　C. 激动 N 受体

　　D. 阻断 N 受体　　　　　　　E. 抑制胆碱酯酶

7. 毛果芸香碱对眼的作用是（　　　）

　　A. 缩瞳，降低眼压，调节麻痹

　　B. 缩瞳，降低眼压，调节痉挛

　　C. 缩瞳，升高眼压，调节痉挛

　　D. 散瞳，升高眼压，调节麻痹

　　E. 散瞳，降低眼压，调节痉挛

8. 主要用于治疗手术后肠麻痹和膀胱麻痹的药物是（　　　）

　　A. 毒扁豆碱　　　　　　　　B. 新斯的明　　　　　　　　C. 山莨菪碱

　　D. 乙酰胆碱　　　　　　　　E. 阿托品

9. 毛果芸香碱滴眼后瞳孔缩小的原因是（　　　）

　　A. 使睫状肌收缩　　　　　　B. 使虹膜开大肌松弛　　　　C. 使抑制胆碱酯酶

　　D. 使虹膜括约肌收缩　　　　　　　　　　　　　　　　　E. 使睫状肌松弛

10. 下列阿托品的作用，与阻断 M 受体无关的是（　　　）

　　A. 抑制腺体分泌　　　　　　B. 扩瞳　　　　　　　　　　C. 扩张血管，改善微循环

　　D. 使心率加快　　　　　　　E. 松弛胃肠平滑肌

11. 阿托品不具有的药理作用是（　　　）

　　A. 改善微循环　　　　　　　B. 加速房室传导　　　　　　C. 抑制腺体分泌

　　D. 松弛骨骼肌　　　　　　　E. 散瞳，升高眼压，调节麻痹

12. 阿托品用于麻醉前给药的主要目的是（　　　）

　　A. 防止手术中出血　　　　　B. 镇静　　　　　　　　　　C. 减少呼吸道腺体分泌

　　D. 抑制排尿、排便　　　　　E. 协助改善心脏功能

13. 给家兔滴眼后，可使瞳孔明显扩大的药物是（　　　）

　　A. 异丙肾上腺素　　　　　　B. 新斯的明　　　　　　　　C. 阿托品

　　D. 多巴胺　　　　　　　　　E. 毛果芸香碱

14. 阿托品治疗胃绞痛时，出现口干、心悸等反应属于（　　　）

　　A. 兴奋反应　　　　　　　　B. 继发反应　　　　　　　　C. 后遗作用

　　D. 副作用　　　　　　　　　E. 毒性作用

15. 具有明显镇静作用的 M 受体阻断药是（　　　）

    A. 阿托品   B. 山莨菪碱   C. 东莨菪碱

    D. 普鲁本辛   E. 胃复康

16. 与东莨菪碱比较，阿托品作用不包括（　　　）

    A. 解除胃肠肌痉挛   B. 抗震颤麻痹   C. 镇静

    D. 抑制腺体分泌   E. 治疗感染性休克

17. 胆绞痛的最佳治疗方案是（　　　）

    A. 阿托品 + 阿司匹林   B. 哌替啶   C. 阿托品

    D. 阿托品 + 哌替啶   E. 阿司匹林

18. 肌松药过量致死的主要原因是（　　　）

    A. 抑制心脏   B. 严重损害肝肾功能   C. 过敏性休克

    D. 抑制呼吸中枢   E. 呼吸肌麻痹

19. 筒箭毒碱过量中毒的解救药是（　　　）

    A. 新斯的明   B. 碘解磷定   C. 毛果芸香碱

    D. 尼可刹米   E. 毒扁豆碱

20. 肾上腺素用于治疗心脏骤停，其主要的药理作用是（　　　）

    A. 增加心肌收缩力   B. 扩张外周血管   C. 减慢心率

    D. 抗心律失常   E. 纠正酸碱平衡

21. 在动物血压实验中，可使肾上腺素升压作用翻转的药物是（　　　）

    A. 酚妥拉明   B. 阿托品   C. 麻黄碱

    D. 多巴胺   E. 新斯的明

22. 多巴胺舒张肾脏和肠系膜血管机制是（　　　）

    A. 阻断 β-R   B. 阻断 a-R   C. 激动 DA-R

    D. 激动 M-R   E. 直接舒张平滑肌

23. 防治腰麻、硬膜外麻醉引起的低血压最好选用（　　　）

    A. 多巴胺   B. 去甲肾上腺素   C. 肾上腺素

    D. 麻黄碱   E. 间羟胺

24. 治疗过敏性休克首选药物是（　　　）

    A. 肾上腺素   B. 去甲肾上腺素   C. 多巴胺

    D. 麻黄碱   E. 异丙肾上腺素

25. 心脏新三联针组成正确的是（　　　）

    A. 肾上腺素、阿托品、利多卡因

    B. 去甲肾上腺素、利多卡因、阿托品

    C. 去氧肾上腺素、阿托品、利多卡因

    D. 异丙肾上腺素、阿托品、利多卡因

    E. 去甲肾上腺素、肾上腺素、利多卡因

26. 酚妥拉明临床应用不包括（　　　）

    A. 血管痉挛性疾病 　　　　B. 支气管哮喘 　　　　　C. 抗休克

    D. 嗜铬细胞瘤诊断 　　　　E. 心力衰竭

27. 使用过量最容易引起心律失常的药物是（　　　）

    A. 去甲肾上腺素 　　　　　B. 多巴胺 　　　　　　　C. 肾上腺素

    D. 异丙肾上腺素 　　　　　E. 间羟胺

28. 去甲肾上腺素用于上消化道出血的给药途径是（　　　）

    A. 肌注 　　　　　　　　　B. 皮下注射 　　　　　　C. 口服

    D. 静脉注射 　　　　　　　E. 静脉滴注

【A2 型题】

29. 患者，男，55 岁。因青光眼，医生给予毛果芸香碱，通过缩瞳促进房水流出而降低眼压。此治疗是利用毛果芸香碱的（　　　）

    A. M 样作用 　　　　　　　B. N 样作用 　　　　　　C. α 型作用

    D. β 型作用 　　　　　　　E. α、β 型作用

30. 患者，女，44 岁。误服敌敌畏后（有机磷酸酯类）大汗淋漓，此症状属于下列哪种作用过强所导致？（　　　）

    A. M 样作用 　　　　　　　B. N 样作用 　　　　　　C. α 型作用

    D. β 型作用 　　　　　　　E. α、β 型作用

31. 患者，男，27 岁。严重腹泻伴高热、昏睡，诊为中毒性菌痢并感染性休克，下列护理措施错误的是（　　　）

    A. 抗感染 　　　　　　　　B. 关注血压，补足血容量

    C. 用小剂量阿托品 　　　　D. 关注体温，必要时给予物理降温

    E. 抗毒

32. 患者，男，37 岁。右手食指针刺样疼痛，局部肿胀、苍白，诊断为化脓性指头炎，拟在局部麻醉下施行手术切开引流。为防止局麻药吸收后的毒性反应（　　　）

    A. 在局麻药中加 0.1% 肾上腺素

    B. 宜用高浓度的局麻药，以减少药液体积

    C. 限制局麻药的用量

    D. 手术后吸氧

    E. 手术前给予东莨菪碱

33. 患者，男，35 岁。与家人争吵后服敌敌畏 100mL，送往医院急救。在使用阿托品治疗时，提示患者已"阿托品化"的指标是（　　　）

    A. 瞳孔直径 2mm 　　　　　B. 心率 58 次 / 分 　　　C. 颜面潮红、口干

    D. 皮肤潮湿 　　　　　　　E. 肺部湿啰音明显

（张晓红）

第五章　局部麻醉药

结构导图

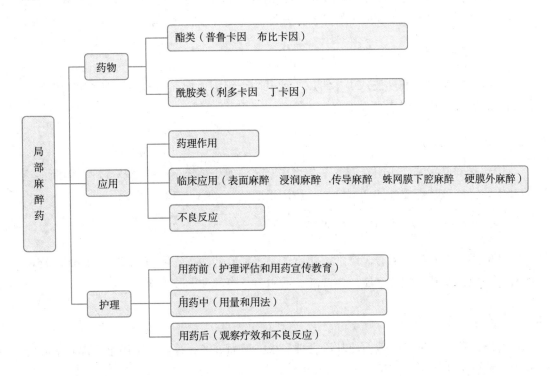

局部麻醉药
- 药物
  - 酯类（普鲁卡因　布比卡因）
  - 酰胺类（利多卡因　丁卡因）
- 应用
  - 药理作用
  - 临床应用（表面麻醉　浸润麻醉　传导麻醉　蛛网膜下腔麻醉　硬膜外麻醉）
  - 不良反应
- 护理
  - 用药前（护理评估和用药宣传教育）
  - 用药中（用量和用法）
  - 用药后（观察疗效和不良反应）

教学要求

知识目标

1. 知道局部麻醉药的给药方法。

2. 掌握普鲁卡因的作用与应用、不良反应及用药护理。

3. 知道常用局部麻醉药的适用范围。

技能目标

1. 学会普鲁卡因用药前、用药中、用药后的护理要点。

2. 学会小白鼠的捉拿及腹腔注射方法。

情感目标
1. 通过实训增强学习兴趣与动手能力。
2. 通过实训掌握局部麻醉药的毒性，以增强在术后护理的责任感。

第一节　局部麻醉药的给药方法

一、表面麻醉

表面麻醉又称黏膜麻醉，是将穿透力强的局麻药喷或涂于黏膜表面，使黏膜下的感觉神经麻醉。适用于黏膜腔道（如口腔、鼻腔、咽喉、气管、食管等）的小手术或检查。

二、浸润麻醉

浸润麻醉是将局麻药注入手术野皮下或其附近组织，使局部的感觉神经末梢被药液浸润而麻醉。适用于浅表小手术。

三、传导麻醉

传到麻醉又称神经干阻滞麻醉，是将局麻药注射于神经干或神经丛周围，阻断神经冲动传导，使该神经支配的区域麻醉。适用于四肢、面部、口腔等手术。

四、蛛网膜下腔麻醉

蛛网膜下腔麻醉又称脊髓麻醉或腰麻，是将局麻药注入蛛网膜下腔，阻断相应部位的脊神经根，使其支配的区域产生麻醉。适用于下腹部和下肢手术。

五、硬膜外麻醉

将局麻药注入硬膜外隙，使其沿脊神经根扩散而麻醉脊神经。可用于颈部到下肢的手术，特别适用于上腹部手术。

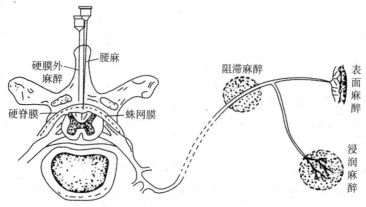

图 5-1　局部麻醉药给药途径示意图

第二节　常用局部麻醉药

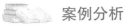 案例分析

患者，女，43岁。局麻下行"乳房良性肿瘤切除术"。局麻药局部浸润麻醉5分钟后，患者突然烦躁不安、寒战、呼吸急促、胸闷，继之四肢抽搐、惊厥。为什么会出现上述症状？如何预防？

分析：上述症状为患者应用局麻药出现的不良反应。

产生原因：①用量过大；②误入血管；③吸收过快。

用药护理：①注药前先做"回抽试验"，回抽无血后方可注入药物；②警惕中毒先兆，如多语、抽搐、昏睡等症状。

普鲁卡因

普鲁卡因（procaine）为酯类短效局麻药，首次应用需做皮试。

【作用及临床应用】

1. 局部麻醉　本药对黏膜穿透力弱，但毒性小，应用广泛。用于除表面麻醉以外的浸润麻醉、传导麻醉、蛛网膜下腔麻醉、硬膜外麻醉。

2. 局部封闭　用0.25%～0.5%的溶液注射于病灶周围，可使发炎、损伤部位对中枢神经系统的不良刺激得到缓解，促进病变痊愈。常用于治疗急性化脓性炎症、神经痛及外伤痛，并能纠正四肢血管舒缩机能障碍及静脉滴注去甲肾上腺素引起的局部组织疼痛和坏死。

【不良反应】

1. 毒性反应　用量过大或误入血管可引起中枢神经系统先兴奋后抑制，导致呼吸衰竭；心血管系统可见心脏抑制、血管扩张，可致血压下降甚至心脏停搏。

2. 过敏反应　极为少见。表现为荨麻疹、咽喉黏膜水肿、哮喘、休克等。

【用药护理】

1. 用药前

（1）询问患者有无过敏史并做皮肤过敏试验，阳性者禁用。

（2）普鲁卡因为酸性药，不得与碱性药液配伍应用；与磺胺类药物或葡萄糖合用局麻作用降低。

2. 用药中

（1）为避免局麻药误入血管内，在浸润麻醉和传导麻醉时，每次推药前必须回吸无血后方可注射。

（2）在局麻药中加入少量肾上腺素可延缓局麻药吸收，减少中毒反应发生，同时可提高局麻药作用时间；但在手指、足趾及阴茎等肢体末梢部位用药时，应禁用肾上腺素，以免产生局部组织坏死；心脏病、高血压、甲亢等患者进行麻醉时禁用肾上腺素。

3. 用药后

（1）腰麻和硬膜外麻醉时可能引起血压下降，术后应保持头低脚高卧位12小时，以防直立性低血压。

（2）严密观察患者，警惕出现早期中毒症状；出现中枢兴奋、肌肉震颤、惊厥时可静脉注射地西泮对抗；出现呼吸抑制时应立即进行人工呼吸或吸氧。中毒症状经处理得到控制后，还应注意复发的可能性。

利多卡因

利多卡因（lidocaine）为酰胺类局麻药，有全能麻醉药之称，但腰麻慎用。

【作用及临床应用】

1. 局麻作用　药物脂溶性高，穿透力好，对组织无刺激性，作用比普鲁卡因快而久。临床用于各种麻醉。可作为普鲁卡因过敏者的替代品。

2. 抗心律失常　用于治疗室性心律失常。

【不良反应】

毒性比普鲁卡因大，不良反应与普鲁卡因相似。

丁 卡 因

丁卡因（tetracaine）为酯类长效局麻药，局麻强度大，毒性大，对黏膜穿透力强。主要用于表面麻醉，也可用于传导麻醉和硬膜外麻醉。因毒性大，一般不用于浸润麻醉。

布比卡因

布比卡因（bupivacaine）为长效、强效酯类局麻药，穿透力弱，可用于除表面麻醉外的各种局部麻醉及术后镇痛。心脏毒性强，且复苏困难，应予警惕。

表 5-1　常用局麻药比较表

药名	类型	麻醉强度	毒性	作用时间（h）	穿透力	局麻范围
普鲁卡因	酯类	1	1	1	弱	浸润麻醉、传导麻醉、腰麻、硬膜外麻
利多卡因	酰胺类	2	1~2	1~2	强	表面麻醉、浸润麻醉、传导麻醉、腰麻、硬膜外麻
丁卡因	酰胺类	10	10~12	2~3	强	表面麻醉、传导麻醉、腰麻、硬膜外麻
布比卡因	酯类	10~18	6.5	4~6	弱	浸润麻醉、传导麻醉、腰麻、硬膜外麻

实践　普鲁卡因与丁卡因毒性比较

【工作任务】

1. 小白鼠的捉拿及腹腔注射方法。
2. 比较普鲁卡因与丁卡因的毒性大小，并联系临床应用。

【用物及器械】

1. **动物**　小白鼠 2 只。
2. **药品**　1% 盐酸普鲁卡因溶液、1% 盐酸丁卡因溶液。
3. **器材**　1mL 注射器（$5_{1/2}$ 号针头）。

【操作规范】

取 $20 \pm 2g$ 小白鼠两只，甲鼠腹腔注射 1% 盐酸普鲁卡因溶液 0.1mL，乙鼠腹腔注射盐酸丁卡因溶液 0.1mL。观察两鼠用药后反应的差异。

【注意事项】

左手固定小鼠，右手持注射器，从小腹部一侧向头部方向以 45° 刺入腹腔。针头刺入不宜太深或太接近上腹部，以免损伤内脏。

【结果与讨论】

1. 结果

小白鼠	使用药物	用药后反应	反应出现时间
甲	1% 盐酸普鲁卡因		
乙	1% 盐酸丁卡因		

2. 讨论

普鲁卡因和丁卡因毒性大小及作用有何不同？临床用药应注意什么？

同步训练

【A1 型题】

1. 下列局部麻醉药中可用于抗心律失常的药物是（　　　）
   A. 普鲁卡因　　　　　　B. 丁卡因　　　　　　C. 利多卡因

D. 布比卡因　　　　　　　　E. 苯妥英钠

2. 下列药物中首次使用需要做药物过敏试验的是（　　　　）

　A. 普鲁卡因　　　　　　　B. 丁卡因　　　　　　　C. 肾上腺素

　D. 布比卡因　　　　　　　E. 利多卡因

3. 可用于各种局部麻醉方法的局麻药是（　　　）

　A. 普鲁卡因　　　　　　　B. 丁卡因　　　　　　　C. 肾上腺素

　D. 布比卡因　　　　　　　E. 利多卡因

4. 浸润麻醉，在局麻药中加入少量肾上腺素的目的是（　　　）

　A. 减少吸收中毒，延迟局麻时间　　　　　　　　B. 抗过敏

　C. 预防心脏骤停　　　　D. 预防术中低血压　　　　E. 用于止血

5. 丁卡因最常用于（　　　）

　A. 浸润麻醉　　　　　　　B. 蛛网膜下腔麻醉　　　　C. 传导麻醉

　D. 硬膜外麻醉　　　　　　E. 表面麻醉

（龙　怡）

第六章　中枢神经系统药

📖 结构导图

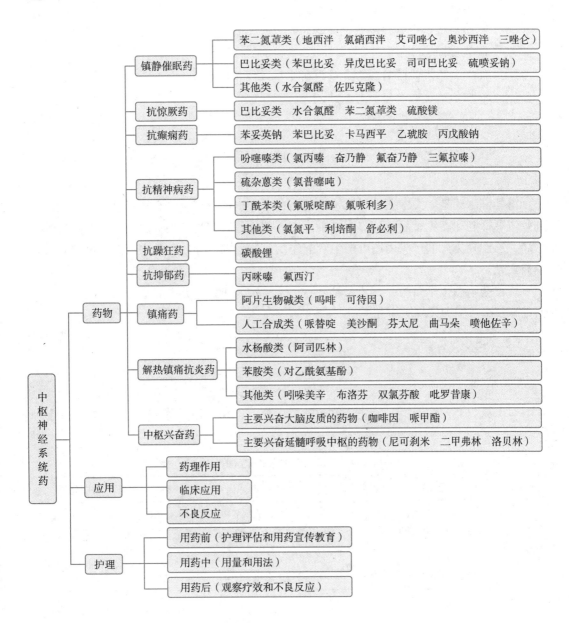

教学要求

知识目标

1.知道抗癫痫药、抗精神病药、抗躁狂药、抗抑郁药及中枢兴奋药的作用特点、临床应用和不良反应。

2.知道巴比妥类药物的作用特点、临床应用和不良反应。

3.掌握地西泮、吗啡、哌替啶、阿司匹林、对乙酰氨基酚的作用、应用和不良反应。

技能目标

1.学会中枢神经系统药物的用药护理。

2.学会观察中枢神经系统药物的疗效和不良反应。

情感目标

1.体会患者的病痛和护士在用药护理过程中的责任。

2.增强学习的兴趣和自主性。

第一节　镇静催眠药和抗惊厥药

镇静催眠药是一类中枢神经系统抑制药，对中枢神经系统具有选择性抑制作用，小剂量轻度抑制，产生镇静、抗焦虑作用；中等剂量具有催眠作用；大剂量时产生抗惊厥作用，巴比妥类大剂量应用还可产生麻醉作用；过量则能导致急性中毒甚至麻痹呼吸中枢而致死。

该类药物按化学结构分为苯二氮䓬类、巴比妥类和其他类镇静催眠药。其中，苯二氮䓬类安全范围大，临床应用广泛。

一、镇静催眠药

（一）苯二氮䓬类

苯二氮䓬类多为1，4-苯并二氮䓬的衍生物。以地西泮为代表，衍生物有20余种（表6-1）。

表6-1　临床常用的苯二氮䓬类药物

作用时间	药物	半衰期（h）	主要适应证	不良反应及注意事项
长效类（24～72h）	地西泮（diazepam，安定）	20～70	焦虑症、各型失眠症、惊厥、癫痫持续状态首选，麻醉前给药	孕妇、青光眼、重症肌无力患者禁用
	氟西泮（flurazepam）	40～100	催眠作用强而持久，短期或间断用于各型失眠症	孕妇、15岁以下儿童禁用

续表

作用时间	药物	半衰期（h）	主要适应证	不良反应及注意事项
	硝西泮 （nitrazepam）	23～36	用于各种失眠、惊厥，麻醉前给药	儿童、老年人慎用，用药期间忌酒
	氯硝西泮 （clonazepam）	26～49	广谱抗癫痫药，常用于儿童癫痫、癫痫持续状态	可见嗜睡、头昏、共济失调。孕妇、哺乳期妇女、新生儿禁用
	氯氮䓬 （chlordiazepoxide）	5～30	作用同地西泮，但较弱，用于焦虑症、失眠、癫痫	肝肾功能不全者慎用，孕妇及哺乳期妇女禁用
中效类 （10～20h）	艾司唑仑 （estazolam）	10～24	作用同硝西泮，起效快、作用强，用于焦虑症、失眠症	不良反应少，过量可致口干、嗜睡
	奥沙西泮 （oxazepam）	5～12	与地西泮作用相似但较弱，用于焦虑症、失眠症、癫痫	嗜睡、头昏、乏力等。肝肾功能不全者慎用，儿童禁用
短效类 （3～8h）	三唑仑 （triazolam）	2～3	肌松、催眠作用强而短，用于焦虑、失眠、神经紧张	少数可发生昏倒、幻觉，依赖性强

地 西 泮

地西泮（diazepam，安定）口服吸收完全，肌内注射吸收慢而不规则，临床可用静脉给药。静注后中枢抑制作用出现快，维持时间短。可透过胎盘和乳汁分泌。本药主要由肝药酶代谢，代谢产物为仍具有与母体相似活性的去甲地西泮和去甲羟地西泮，最终与葡萄糖醛酸结合为无活性产物，由肾排出。

【药理作用】

1.抗焦虑　小于镇静剂量时，能显著改善患者的紧张烦躁、忧虑不安、恐惧失眠等症状。具有明显的抗焦虑作用。

课堂互动

同学们是否有过失眠的经历，用过何药，用药后又有何反应？

2.镇静催眠　小剂量即可产生镇静作用，镇静作用发生快而明显，可产生暂时性记忆缺失；较大剂量产生催眠作用。可缩短睡眠诱导时间，延长睡眠持续时间，减少觉醒次数。对快波睡眠影响小，产生近似生理性睡眠，醒后无明显后遗效应；安全范围大，对呼吸影响小，对肝药酶无诱导作用。

3. 抗惊厥和抗癫痫 抗惊厥作用较强。静脉注射可迅速减轻或终止惊厥的发作。

4. 中枢性肌肉松弛 缓解骨骼肌痉挛，但不影响正常骨骼肌活动。能缓解中枢及局部关节病变患者的肌肉痉挛。

考点链接

患儿，男，2 岁。发热 1 天，体温 39℃，伴有轻咳来诊。既往有癫痫病史。门诊就诊过程中突然发生惊厥，即刻给予输氧、镇静，此刻首选药物是（ ）

A. 苯巴比妥肌注 B. 地西泮静注 C. 水合氯醛灌肠 D. 氯丙嗪肌注

E. 肾上腺皮质激素静注

解析：苯巴比妥和水合氯醛均可用于治疗小儿高热惊厥，但二者的安全范围小，不良反应多，故正确答案应为 B。

【临床应用】

1. 治疗焦虑症和各种神经官能症。

2. 用于各种失眠症 地西泮是治疗癫痫持续状态的首选，辅助治疗破伤风、子痫、小儿高热惊厥和药物中毒性惊厥。

3. 静注可用于全麻的诱导和麻醉前给药 用于麻醉前给药，可缓和患者对手术的恐惧情绪，减少麻醉药用量而增加其安全性。

4. 其他 缓解炎症引起的反射性肌肉痉挛、脑血管意外或脊髓损伤引起的中枢性肌强直以及腰肌劳损，并可作为内窥镜检查辅助用药等。

【不良反应】

1. 中枢神经系统反应 治疗量连续用药可见嗜睡、头昏、乏力、记忆力下降；大剂量可有共济失调、震颤、视力模糊、言语不清等。

2. 静脉注射过快可引起急性中毒，导致血压下降、呼吸抑制、昏迷甚至死亡。

3. 耐受性和依赖性 长期服用该药物后停药可出现反跳和戒断症状，如失眠、焦虑、噩梦、震颤甚至惊厥。

（二）巴比妥类

巴比妥类（barbiturates）为巴比妥酸的衍生物。主要药物有苯巴比妥（phenobarbital）、异戊巴比妥（amobarbital）、司可巴比妥（secobarbital）、硫喷妥钠（thiopentalsodium）等。根据脂溶性高低、作用持续时间，可分为 4 类（表 6-2）。

表 6-2　巴比妥类药物分类及应用

分类	药物名称	脂溶性	显效时间（h）	持续时间（h）	应用
长效	巴比妥	低	0.5 ~ 1	6 ~ 8	镇静催眠
	苯巴比妥		0.5 ~ 1	6 ~ 8	抗惊厥、癫痫大发作
中效	异戊巴比妥		0.25 ~ 0.5	3 ~ 6	镇静、催眠、抗惊厥（小儿高热惊厥、破伤风惊厥等）
	戊巴比妥		0.25 ~ 0.5	3 ~ 6	抗惊厥
短效	司可巴比妥		0.25	2 ~ 3	抗惊厥、镇静催眠
超短效	硫喷妥钠	高	i.v. 立即	0.25	静脉麻醉、诱导麻醉

【作用及临床应用】

　　巴比妥类药物对中枢神经系统有广泛抑制作用，随剂量增加依次呈现镇静、催眠、抗惊厥和抗癫痫、麻醉作用，过量可因抑制延髓呼吸中枢和血管运动中枢而致死。

　　本类药物催眠时可缩短 REMS，引起非生理性睡眠，后遗效应明显，久用停药后易出现反跳现象，易产生依赖性和成瘾性，同时不良反应多，安全性远不如苯二氮䓬类，10 倍催眠剂量即可显著抑制呼吸，甚至致死，故已不作为镇静催眠药常规使用。

　　苯巴比妥可用于小儿高热、破伤风、子痫等引起的惊厥，治疗癫痫大发作和癫痫持续状态。硫喷妥钠为静脉麻醉药，可用于基础麻醉和诱导麻醉。

【不良反应与注意事项】

　　1. 后遗效应　服用催眠剂量的巴比妥类药物后，次晨常有头晕、嗜睡、倦怠、乏力和定向障碍等症状，也叫"宿醉"。

　　2. 耐受性和依赖性　短期内反复用药可产生耐受性；长期连续用药可引起依赖性，突然停药可产生戒断症状，表现为兴奋、焦虑不安等。故应严格控制使用。

　　3. 其他　偶见皮疹、荨麻疹、血管神经性水肿、剥脱性皮炎等过敏反应。有过敏史者禁用。

　　4. 急性中毒　剂量过大或静脉注射过快，可致急性中毒，表现为昏迷、血压下降、体温降低、呼吸抑制，甚至呼吸麻痹而死亡。

　　急性中毒的处理：①清除毒物：口服中毒者，3 小时内立即洗胃。一般可用 1∶2000 高锰酸钾溶液，将胃内药物尽量洗出；以 10 ~ 15g 硫酸钠导泻（忌用硫酸镁）。②保证呼吸循环功能：进行人工呼吸、给氧等支持治疗；必要时给予呼吸兴奋剂和升压药。③加速毒物排泄：5% 碳酸氢钠注射液静脉滴注以碱化尿液，加速排泄；或应用利尿剂，加速毒物排泄，一般用 20% 甘露醇注射液或 25% 山梨醇注射液 200mL 静脉注射或快速滴注等。

　　注意加强护理、保温及预防感染。

考点链接

患者，男，60岁。因巴比妥中毒急诊入院，立即给予洗胃，应选择的灌洗溶液是（　　）

A. 蛋清水　　　B. 牛奶　　　C. 高锰酸钾溶液　　　D. 硫酸铜　　　E. 硫酸镁

解析：巴比妥类药物中毒，未超3小时的，应用1：2000的高锰酸钾溶液洗胃，硫酸钠导泻。同时，静脉滴注5%碳酸氢钠注射液以碱化尿液，加速毒物排出。故正确答案应为C。

（三）其他类镇静催眠药

水合氯醛

水合氯醛（chloral hydrate）口服易吸收。常用10%口服液，催眠作用强，起效快，不缩短REMS，无后遗效应，停药时不易发生"反跳"现象。临床主要用于顽固性失眠或其他催眠药效果不佳者。大剂量有抗惊厥作用，可用于破伤风、子痫和小儿高热等引起的惊厥。

本药对胃肠道有刺激性，可引起恶心、呕吐及上腹部不适等，需稀释后口服，也可稀释后直肠用药，可减少刺激反应。

佐匹克隆

佐匹克隆（zopiclone）为新型催眠药，与苯二氮䓬类药物相比具有高效、低毒、成瘾性小的特点。口服吸收迅速，具有抗焦虑、镇静、催眠、肌松和抗惊厥作用。用于各种失眠症。优点是使人入睡快、睡眠时间延长，可加深睡眠，不良反应有头痛、嗜睡、口干、遗忘等。长期服药后突然停药会出现戒断症状。

（四）镇静催眠药的用药护理

失眠与焦虑受多种因素影响，目前无理想根治药物，应用镇静催眠药主要以改善症状、缓解痛苦、提高患者生活质量为目的。

1. 用药前

（1）询问既往病史、过敏史；了解患者失眠焦虑的原因及程度、机体状况、肝肾功能等，确认有无镇静催眠药的禁忌证和慎用情况。老年人、小儿、心肺功能不全、肝肾功能不全者要慎用；孕妇和哺乳期妇女禁用；闭角型青光眼、重症肌无力患者禁用地西泮；溃疡病患者禁用水合氯醛。

（2）告知患者用本类药期间不宜吸烟和饮酒，吸烟可降低本类药的疗效，酒精可加强中枢抑制作用，可少量多次饮水；静注后最好卧床3小时以上，起床时宜缓慢；用药后不宜从事驾驶、操作机器或高空作业等。

（3）向患者宣传精神药品的危害性。本类药物大多数属于二类精神药品，长期大剂量应用可产生精神依赖。

2. 用药中

（1）合理应用给药方法

①地西泮口服吸收快而完全，需快速起效时应口服。因其几乎不溶于水，静脉注射时最好用原溶液直接注射，不宜用注射液稀释。

②注射给药者应严格掌握剂量和注射速度，如巴比妥类药物注射速度不宜过快，以防急性中毒；静脉注射地西泮应缓慢，每分钟不宜超过 5mg；抗惊厥时重复使用宜间隔15 分钟，以免引起血压过低、呼吸抑制等不良反应。如有不良反应发生，抢救时除采用洗胃、导泻、利尿、促进排泄、对症治疗外，同时配以特效解救药氟马西尼。

③地西泮注射液刺激性强，宜选用较细的针头和较粗的血管注射，每次注射应更换穿刺静脉，静注后应立刻用少量生理盐水冲洗静脉，避免药液漏出血管外。如用药局部发生疼痛或呈条索状发红，应停止使用该部位，可进行轻柔的按摩或热敷。

④指导患者根据用药目的正确服药。避免长期用药对药物产生依赖，一般来说，连续使用地西泮不应超过 4～6 周，如需继续使用，应停药 2 周后再继续使用，并尽量尽早及时逐渐停药，应避免突然停药；护士应看见患者将药物服下后离开，以防患者囤积药物而发生意外。

⑤巴比妥类药物在注射前应用适量注射用水溶解。

 案例分析

患者，男，19 岁。高三理科生，近 3 个月来，因高考临近，出现入睡困难，容易被惊醒，自感整夜都在做噩梦，睡过之后精力没有恢复，白天没精神学习，焦虑、烦躁不安。来院就诊。

诊断：焦虑性失眠。

医嘱：地西泮 5～10mg 睡前服用，用药 2 周后，失眠症状好转。

用药护理：

1. 向患者宣传精神药品的危害性。长期大剂量应用可产生精神依赖。连续使用地西泮不应超过 4～6 周，应尽早逐渐停药。

2. 嘱咐患者服药期间忌酒、忌烟，少饮浓茶、咖啡。用药后不宜驾驶、操作机器。

3. 对患者进行心理疏导，鼓励其采用非药物的方法缓解焦虑失眠。

（2）采取促进治疗的措施

①嘱咐患者服药期间忌酒、忌烟，少饮浓茶、咖啡。

②和患者进行沟通，注重心理疏导，避免过度劳累、精神紧张。引导患者改变不利于睡眠的生活方式，培养健康的兴趣爱好，提高心理和身体素质，尽量用非药物方法缓解焦虑和失眠问题。

2. 用药后

（1）评估疗效和安全性：定期测量患者的血压、心率、呼吸，进一步评价用药后改善睡眠和精神状态程度，如睡眠延长、焦虑缓解、精神乐观积极等。密切观察药物的毒性反应、依赖性、成瘾性等，并指导患者及家属学会早期识别，一经发现，及时报告医生调整给药方案。对药物过量中毒患者，要注意监测呼吸、体温变化。

（2）制订进一步措施，完善护理计划：考察患者心理治疗和适当休息、增强运动等其他综合治疗手段的效果，根据患者的实际情况，不断修订护理计划。

二、抗惊厥药

惊厥是中枢神经系统过度兴奋导致全身骨骼肌不自主地强烈收缩，多见于小儿高热、子痫、破伤风、癫痫大发作和中枢兴奋药中毒等。常用的抗惊厥药包括巴比妥类、水合氯醛、苯二氮䓬类中的部分药物及硫酸镁。

硫 酸 镁

硫酸镁（magnesium sulfate）给药途径不同，药理作用亦不同。

【作用及临床应用】

口服时能导泻、利胆；较大量静脉注射可阻断外周神经肌肉的传导使骨骼肌松弛，产生抗惊厥作用。临床主要用于缓解子痫、破伤风等惊厥；还可使血管舒张而降压，临床常用于高血压危象和高血压脑病。50% 的硫酸镁热敷患处，有消炎去肿的功效。

【不良反应与注意事项】

1. 硫酸镁注射的安全范围窄，血镁过高可抑制中枢引起呼吸抑制、血压骤降和心脏骤停，膝腱反射是呼吸抑制的先兆，故每次用药前和用药过程中，定时做膝腱反射检查，测定呼吸次数，如出现膝腱反射明显减弱或消失，或呼吸次数每分钟少于 14 ~ 16次 / 分，应及时停药。

2. 如出现急性镁中毒现象，可用钙剂静注解救，常用 10% 葡萄糖酸钙注射液 10mL 缓慢注射。

3. 当用于解救中枢抑制药中毒导泻时，不宜用硫酸镁，以免镁离子吸收加重中枢抑制作用。

4. 口服导泻禁用于月经期妇女、孕妇、有脱水症状者及肾功能不全者。

第二节　抗癫痫药

癫痫是多种原因引起的大脑神经元异常放电，并向周围正常脑组织扩散而引起的大脑功能失调综合征，具有突发性、暂时性和反复性的特点。

一、常用抗癫痫药

苯妥英钠

苯妥英钠（phenytoin sodium）又名大仑丁，口服吸收慢且不规则，需连续用药数日才达有效血药浓度，生物利用度个体差异大，应注意剂量个体化。

【作用及临床应用】

1. 抗癫痫　苯妥英钠能阻止异常高频放电及向周围脑组织的扩散，是治疗癫痫大发作和单纯局限性发作的首选药。对精神运动性发作有一定疗效，对小发作无效。稀释后静脉注射也可控制癫痫持续状态。

2. 抗中枢疼痛综合征　对三叉神经痛疗效较好，对舌咽神经痛和坐骨神经痛也有一定疗效，使疼痛减轻，发作次数减少。

3. 抗心律失常　对强心苷中毒引起的室性心律失常疗效较好，为其首选药。

> **考点链接**
>
> 　　患者，女，30岁。患癫痫，使用苯妥英钠和卡马西平进行治疗，她询问护士有关结婚生子的问题。护士回答最恰当的是（　　　　）
> 　　A. 在癫痫治愈之前不要考虑要孩子的问题
> 　　B. 你的孩子不一定存在癫痫的危险
> 　　C. 如果你打算要孩子，请医生为你换药
> 　　D. 癫痫妇女一般很难受孕
> 　　E. 停药后才能怀孕
> 　　解析：苯妥英钠在妊娠早期用药可致畸胎。患者需停药后，待体内药物消除完全方可受孕。故答案应为E。

【不良反应与注意事项】

1. 局部刺激　本品碱性较强，口服对胃肠道有刺激，易引起恶心、呕吐、胃痛等，宜饭后服；静脉注射易引起静脉炎；不宜肌内注射。

2. 牙龈增生　该药部分经唾液分泌排出，刺激胶原组织增生，多见于儿童及青少年。停药后数周可自行消退。

3. 神经系统反应　用量过大可致小脑功能失调，表现为眩晕、复视、眼球震颤、共济失调等。严重者可致语言障碍、精神错乱甚至昏睡、昏迷等中毒性脑病症状。

4. 造血系统反应　久用可致叶酸吸收及代谢障碍，出现巨幼红细胞性贫血，可用亚叶酸钙来治疗。久用应定期检查血象。

5. 过敏反应　可引起皮疹、发热等，偶见剥脱性皮炎、肝损害等，用药期间应定期检查肝功能。

6. 其他　本药为药酶诱导剂，能加速多种药物代谢，如维生素 D，长期用药可引起低血钙，儿童发生佝偻病样改变。偶有男性乳房增大、女性多毛等。妊娠早期用药偶致畸胎，孕妇禁用。

苯巴妥

苯巴妥（phenobarbital）又称鲁米那（luminal），本药除具镇静催眠作用外，尚有抗癫痫作用，且起效快、广谱、低毒、价格便宜，对大发作效果最好，对单纯局限性发作及精神运动性发作有效，但对小发作无效。临床用于癫痫大发作，也可用于癫痫持续状态。因其中枢抑制作用明显，一般不作为首选。

卡马西平

卡马西平（carbamazepine）是安全、有效、广谱的抗癫痫药，对精神运动性发作疗效好，为首选药；对大发作和单纯局限性发作也有效，对小发作疗效较差；对三叉神经痛效果优于苯妥英钠；还有抗躁狂和抗抑郁作用，对锂盐无效的躁狂症、抑郁症患者有一定疗效。

常见的不良反应为眩晕、视物模糊、恶心、呕吐、嗜睡，少数患者出现共济失调、手指震颤、心血管反应等，一般不需停药，一周左右逐渐消失。偶见血小板减少、粒细胞缺乏、再生障碍性贫血、肝损害等。本药有较强的肝药酶诱导作用。

心、肝、肾功能不全者及妊娠初期和哺乳期妇女禁用。

丙戊酸钠

丙戊酸钠（sodium valproate）是广谱抗癫痫药。对大发作疗效不及苯妥英钠和苯巴妥，但当后两者无效时，本药仍然有效。对精神运动性发作疗效与卡马西平相似，对小发作的疗效优于乙琥胺，但有肝毒性，不作为首选。

常见不良反应主要有恶心、呕吐、食欲减退，偶有嗜睡、乏力、共济失调、震颤等。也可致肝损害，甚至肝衰竭，故用药期间应注意定期检查肝功能。

乙琥胺

乙琥胺（ethosuximide）口服吸收迅速，对癫痫小发作疗效最好，是首选药。对其他类型无效。常见副作用为嗜睡、眩晕、呕逆、食欲不振等，偶见粒细胞减少、骨髓抑制，长期用药应注意检查血象。

二、抗癫痫药的应用原则

1. 药物的选择　主要根据癫痫发作类型，其次是考虑药物的不良反应和患者具体情况合理选择药物。大发作和局限性发作首选苯妥英钠，小发作首选乙琥胺，癫痫持续状态首选地西泮，精神运动性发作首选卡马西平。

2.治疗方案个体化　小剂量开始渐至有效量，剂量增加不能太快，隔一周调整一次为宜。

3.合理用药　对在夜间发作的病人，可在睡前顿服，或晚饭后和睡前分两次服，用一种药有效就不用两种药；长期用药不可突然停药；如需更换药物，要在原药基础上加用新药，然后逐渐减量直至停用原药。

4.长期用药　癫痫症状完全控制后至少维持 2～3 年才逐渐停药，一般大发作减药至少需要 1 年左右，小发作需要 6 个月左右。

5.定期检查　用药期间定期观察药物的疗效与不良反应；定期进行血、尿、肝功能等检查。

三、抗癫痫药的用药护理

（一）用药前

1.了解患者疾病情况、机体状况、肝肾功能，了解患者用药史、过敏史等，有精神病史、心血管严重疾患、肝肾功能不全的患者，以及妊娠期和哺乳期妇女、老人、小儿等慎用，妊娠早期禁用苯妥英钠。

2.向病人和家属说明药物治疗对药物剂量、疗程的要求及不规则用药的严重后果。指导患者及家属坚持按时规律用药，尽量用同一厂家的产品，切忌随便停药、换药。

3.正确选择药物，应根据患者身体状况和癫痫类型合理选择药物。如有疑问，应及时与医生沟通。

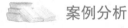　案例分析

　　某患儿，15 岁。因意外脑部受伤。出院后，常出现突然晕倒、口吐白沫、两眼上翻、四肢抽搐、尖叫等，有时还会大小便失禁，持续发作。

　　诊断：癫痫大发作。

　　治疗：苯妥英钠，0.1～0.3g/d，分 3 次服用。

　　用药护理：

　　1.指导患者及家属坚持按时用药。

　　2.在饭后服或与牛奶同服。教育患者避免精神紧张、过度劳累、过饱，禁食辛辣刺激性食物、禁酒等。

　　3.指导患者保持口腔清洁，经常按摩牙龈。长期用药应注意补充维生素 D 和叶酸。定期查血象。

（二）用药中

1.为避免局部刺激，苯妥英钠应在饭后服或与牛奶同服；不宜肌内注射；静脉注射时应选较粗大的血管缓慢注射，且不可与其他药物混合注射。

2. 注意苯妥英钠用药个体化，且苯妥英钠为肝药酶诱导剂，与其他药物合用时，应注意调整剂量。能加速其他药物代谢而使之药效降低，如皮质激素、避孕药、卡马西平等；与磺胺类、阿司匹林、苯二氮䓬类、氯霉素、异烟肼等合用可使苯妥英钠血药浓度升高，疗效增强。

3. 指导患者保持口腔清洁，经常按摩牙龈。告知患者，停药 3 ~ 6 个月后牙龈增生可自行消退。定期查血常规、肝功等。

4. 建议患者用药期间保证充足的睡眠，避免过度紧张、激烈运动，避免驾驶、高空作业和机械操作，禁食辛辣刺激性食物，禁烟酒等。多食清淡、富含维生素的蔬菜和水果，长期用药可补充维生素 D、四氢叶酸制剂。

（三）用药后

1. **评估疗效和安全性**　定期测量患者的血象，以及心、脑、肝、肾功能等。重点防治不良反应，及时发现问题，帮助医生调整给药方案。

2. **制订进一步措施，完善护理计划**　根据患者的实际情况，不断修订护理方案。

第三节　抗精神病药

抗精神病药主要用来治疗精神分裂症，也能治疗其他精神病的躁狂症状，治疗剂量下并不影响患者的智力和意识，却能有效控制患者的幻觉、妄想、敌对情绪等阳性症状。常用的药物包括吩噻嗪类、硫杂蒽类、丁酰苯类及其他。

一、常用抗精神病药

（一）吩噻嗪类

氯 丙 嗪

氯丙嗪（chlorpromazine）又称冬眠灵，是吩噻嗪类代表药物。口服吸收不规则，个体差异大，应注意临床用药的个体化。

【药理作用】

主要阻断 DA 受体，也可阻断 α 受体和 M 受体，作用广泛。

1. 中枢神经系统

（1）镇静安定、抗精神病：正常人口服 0.1g 氯丙嗪后，表现为镇静、安定、淡漠、注意力下降、反应迟钝，但理智正常，在安静环境下易诱导入睡，但容易唤醒，加大剂量不引起麻醉。精神病患者用药后可迅速控制兴奋、躁动症状，连续用药后能消除幻觉、妄想等症状，减轻思维障碍，理智恢复，达到生活自理。

抗精神分裂症作用通过阻断中脑 – 边缘系统和中脑 – 皮质系统的 DA 受体发挥作用。

（2）镇吐：小剂量阻断延髓催吐化学感受器触发区（CTZ）的多巴胺受体，大剂量可直接抑制呕吐中枢，作用强大。

（3）对体温的影响：能抑制下丘脑体温调节中枢，使体温调节失灵，使得体温随环境温度的变化而改变。如配合物理降温，氯丙嗪不但能降低发热者体温，也能降低正常者体温，可使发热者和正常人的体温降至正常以下。

（4）加强中枢抑制药的作用：氯丙嗪可加强麻醉药、镇静催眠药、镇痛药和乙醇的作用，合用时应适当减量。

2. 自主神经系统

（1）阻断 α 受体：扩张血管，降低血压，但副作用较多，不宜用于高血压的治疗。

（2）阻断 M 受体：产生较弱的阿托品样作用，如口干、便秘、视物模糊等。

3. 内分泌系统 长期大剂量应用能阻断结节 – 漏斗通路的多巴胺受体。减少促肾上腺皮质激素、生长激素、促性腺激素的分泌，增加催乳素分泌。

【临床应用】

1. 治疗精神病 主要用于治疗以阳性症状为主的Ⅰ型精神分裂症。对其他类型精神病伴有的躁狂、妄想、幻觉等症状也有效。对Ⅱ型精神分裂症和抑郁症无效，甚至使之加重。

2. 止吐和治疗顽固性呃逆 主要用于药物（强心苷、吗啡、化疗药等）和疾病（胃肠炎、尿毒症、放射病等）所致的呕吐；对顽固性呃逆有效，但对刺激前庭引起的晕动病呕吐无效。

3. 人工冬眠和低温麻醉 临床常以氯丙嗪配合物理降温用于低温麻醉；与哌替啶、异丙嗪配伍组成"冬眠合剂"，再配合物理降温，可使患者处于体温低、睡眠深、基础代谢和组织耗氧量低的状态，称为"人工冬眠"。可增强机体对缺氧的耐受能力，减轻机体对伤害刺激的反应，多用于严重创伤、感染休克、高热惊厥、中枢性高热、大面积烧伤及甲状腺危象等病症的辅助治疗。

【不良反应与注意事项】

氯丙嗪的药理作用广泛，长期应用不良反应较多。

1. 一般反应 常见的有嗜睡、无力、淡漠等中枢抑制症状；口干、便秘、视物模糊、尿潴留等 M 受体阻断症状；鼻塞、血压下降、直立性低血压、反射性心悸等 α 受体阻断症状；局部刺激较强，静脉注射可引起血栓性静脉炎。

2. 锥体外系反应 此为长期大量应用氯丙嗪最主要的不良反应。包括：①药源性帕金森综合征：表现为肌张力增高、动作迟缓、面容呆板、肌肉震颤、流涎等。②静坐不能：表现为坐立不安、反复徘徊。③急性肌张力障碍：常在用药后 1～5 天出现，表现为强迫性张口、伸舌、斜颈、呼吸障碍及吞咽困难等。④迟发性运动障碍：表现为口、面部不自主的刻板运动，如鼓腮、吸吮、舔舌、咀嚼及舞蹈样手足徐动症。

3. 心血管系统反应 直立性低血压较常见。静脉注射后应卧床休息 2 小时左右后缓慢起立。可用去甲肾上腺素和阿拉明治疗。

4. 过敏反应 常见皮疹、光敏皮炎，少数患者也可出现粒细胞缺乏、贫血、再生障碍性贫血、肝损害等。

5. 急性中毒 一次大量（1～2g）吞服，可致急性中毒，表现为昏睡、呼吸抑制、血压下降、休克，并出现心肌损害、心电图异常。

6. 其他 氯丙嗪可引起精神异常，如兴奋、抑郁、幻觉、意识障碍等，还可导致内分泌紊乱，可引起乳房肿大、泌乳、月经延迟、儿童生长发育迟缓等。有癫痫史、严重肝功能损害和肝昏迷者禁用；有心血管病的老年患者慎用。吩噻嗪类药物作用特点见表6-3。

表 6-3 吩噻嗪类抗精神病药作用特点

药物	抗精神病剂量（mg/d）	镇静作用	降压作用	镇吐作用	锥体外系反应
氯丙嗪	50～800	+++	++	++	++
奋乃静	6～40	++	+	+++	+++
氟奋乃静	2～20	+	+	+++	+++
三氟拉嗪	15～45	+	+	+++	+++
硫利达嗪	150～800	+++	++	+	+

注：+++ 强，++ 次强，+ 弱。

（二）硫杂蒽类

氯普噻吨

氯普噻吨（chlorprothixene）具有抗精神分裂症、抗幻觉和妄想作用，以及 α 受体、M 受体阻断作用，但均较氯丙嗪弱，但镇静作用强，兼有较弱的抗抑郁作用。临床用于伴有焦虑、抑郁症状的精神分裂症，以及更年期抑郁症、焦虑性神经官能症等。锥体外系不良反应与氯丙嗪相似，但较轻。

（三）丁酰苯类

氟哌啶醇

氟哌啶醇（haloperidol）作用与氯丙嗪类似，抗精神病作用迅速、强大而持久，对以兴奋躁动、幻觉、妄想为主的各种急慢性精神分裂症均有较好疗效。锥体外系反应发生率高达80%，且程度严重。对心血管系统和肝脏的不良反应少。

氟哌利多

氟哌利多（droperidol）作用与氟哌啶醇相似但持续时间短，主要用于精神分裂症的急性发作。与芬太尼合用，增强镇痛作用，可使病人处在痛觉消失、精神恍惚、反应淡漠的特殊麻醉状态，称为神经安定镇痛术，可应用于小型外科手术和某些特殊检查等。其特点是集镇痛、安定、镇吐、抗休克作用于一体。

（四）其他

氯 氮 平

氯氮平（clozapine）属苯二氮䓬类新型抗精神病药，疗效与氯丙嗪相似，几无锥体外系和内分泌系统不良反应。适用于急、慢性Ⅰ型和Ⅱ型精神分裂症。可作为对其他抗精神病药物无效或不能耐受锥体外系反应的替换药物。可引起粒细胞减少，是限制其广泛应用的原因，临床用药时应重点监测。

利 培 酮

利培酮（risperidone）又名维思通。是 20 世纪 90 年代开始应用于临床的新一代抗精神病药物。因其用药剂量小、起效快、不良反应轻和病人依从性高等特点而明显优于其他抗精神病药物。

舒 必 利

舒必利（sulpiride）镇静作用弱，镇吐作用强，并有一定的抗抑郁作用，对以木僵、退缩、幻觉和妄想症状为主的精神症状有较好疗效。常作为强效中枢性镇吐药应用，也可用于抑郁症的治疗。不良反应相对较少。

二、抗精神病药的用药护理

（一）用药前

1. 掌握患者基本情况 了解患者用药史，既往不良反应；了解患机体状况，确认是否有禁忌证和慎用的情况。有癫痫或惊厥病史、严重心血管疾病、严重肝肾疾病、青光眼、乳腺增生、乳腺癌、过敏症的患者不宜使用氯丙嗪；器质性脑病患者、孕妇、哺乳期妇女、老年人、前列腺增生患者等应尽量避免使用氯丙嗪。

2. 为患者及其家属提供用药基本知识 强调疗程较长，需严格遵医嘱用药，如果漏服，下次服药时不应补服；不可随意增减药量或停药；大剂量应用氯丙嗪后应卧床休息 1~2 小时，避免热水浴或淋浴，以免晕厥；用氯丙嗪期间不宜饮酒和含乙醇的饮料，宜少量多次饮水，多食富含粗纤维的食物，防止发生尿潴留及便秘；避免从事驾驶、机械操作及高空作业；应用氯丙嗪后尿液可呈粉红色或棕色，不必担心。

（二）用药中

1. 合理应用给药方法。一般口服给药，宜从小剂量开始。氯丙嗪碱性刺激性强，口服可与食物或牛奶同服，肌内注射应深部肌注，并经常更换注射部位，静脉给药用葡萄糖溶液或生理盐水稀释后缓慢注射；不宜与其他药物合用注射；冬眠合剂要现用现配。

2. 每次发药后，确定患者将药物全部服下方可离开，防止患者藏药、吐药或与其他患者换药。

3. 监测患者立位及卧位血压，如出现严重低血压、抑郁情绪、定向力障碍、排尿困难和眼压升高等症状，均须立即报告医生。患者出现直立性低血压应用去甲肾上腺素解救，禁用肾上腺素。

4. 用氯丙嗪后避免暴晒，应注意炎热环境中的通风散热，防止体温升高或中暑；注意患者进食，防止发生噎食窒息。

5. 注意药物相互作用。氯丙嗪可加强镇静催眠药、抗组胺药、镇痛药的作用，某些肝药酶诱导剂如苯妥英钠、卡马西平合用可加速氯丙嗪的代谢，与吗啡、哌替啶合用时容易引起呼吸抑制和血压降低，合用时应注意调整剂量。

课堂互动

应用氯丙嗪导致直立性低血压，为何不能用肾上腺素升压？

（三）用药后

定期测量患者的血象及心、脑、肝、肾功能等。了解患者思维、情感活动情况，有无新精神症状出现，重点防治不良反应。帕金森综合征的对抗治疗可选用苯海索，急性肌张力障碍可注射东莨菪碱，静坐不能可用苯二氮䓬类药物对抗；出现迟发性运动障碍时，宜早停药。

第四节　抗躁狂药和抗抑郁药

一、抗躁狂药

躁狂症主要以情绪活动过分高涨、烦躁不安、思维和语言不能自控为特征。目前，临床上主要选用抗精神病药和碳酸锂治疗。

碳　酸　锂

【作用及临床应用】

碳酸锂（Lithium carbonate）口服吸收快而完全。治疗剂量对正常精神活动几乎无影响，但对躁狂症状有显著疗效。临床用于躁狂症，对精神分裂症的兴奋症状也有效，与抗精神病药合用疗效较好。长期用药还可防止继发抑郁症。

【不良反应】

锂盐安全范围窄，不良反应多，胃肠道症状很常见，初期可见恶心、呕吐、腹痛、腹泻、手颤等，后期有甲状腺肿大、黏液性水肿、体重增加等，减量或停药后可恢复。中毒时可有精神紊乱、共济失调、反射亢进、惊厥甚至昏迷而死亡，治疗时应加强监护，适当补充生理盐水促进锂的排泄。

【用药护理】

1. 了解患者机体状况，有甲状腺功能低下、糖尿病、脑损伤、帕金森病、严重脱水、尿潴留等的患者禁用碳酸锂。

2. 用锂盐期间，每日饮水 2000mL 以上，食盐摄入量每日不少于 3g。

3. 用药期间注意观察有无锂中毒的早期症状，如出现意识障碍、昏迷、肌张力增高、深反射亢进、共济失调等中枢神经症状，应立即停药并向上级报告，同时备好生理盐水注射液，以静脉注射加速锂的排泄。

二、抗抑郁药

抑郁症是情感活动过分消极的一种病态表现，如情绪低落、悲观失望、言语减少、思维迟缓、自责自罪，甚至产生自杀企图。临床上常用丙咪嗪、氟西汀等药物治疗。

丙 咪 嗪

丙咪嗪（imipramine）又名米帕明，为三环类抗抑郁药的代表药。

【作用及临床应用】

口服吸收好，正常人用药后出现镇静、困倦、乏力、注意力不集中等症状；抑郁症病人用药后，表现为情绪高涨、精神振奋的明显抗抑郁作用。

主要用于各型抑郁症的治疗，对内源性、更年期抑郁症疗效较好，对反应性抑郁症次之，对精神病抑郁症状疗效较差。也可用于强迫症和小儿遗尿症，但起效缓慢。

【不良反应及用药护理】

不良反应主要是因阻断 M 受体而产生，表现为口干、便秘、眼压升高、视物模糊、尿潴留。对心脏的毒性表现为心悸、直立性低血压、心律失常等。神经系统不良反应有无力、头晕、反射亢进、共济失调等，大剂量可诱发兴奋躁狂症状，应注意防范患者的自杀倾向。青光眼、前列腺肥大、心血管病患者禁用丙咪嗪。长期应用时，应定期做白细胞计数和肝功检查。

多数抗抑郁药具有镇静作用，一般适宜晚间一次服用，以减轻不良反应。三环类抗抑郁药应避免与单胺氧化酶抑制剂如异烟肼合用，以免发生严重的高血压、高热和惊厥。

氟 西 汀

氟西汀（fluoxetine）用于抑郁症，疗效与三环类相当，口服吸收好，不良反应轻。一般以睡前顿服为宜，长期使用也可以隔日给药，禁与单胺氧化酶抑制药（如苯乙肼、异卡波肼等）合用。

第五节　镇痛药

镇痛药是一类主要作用于中枢神经系统，选择性减轻或消除疼痛以及疼痛引起的精神紧张等情绪反应，但不影响意识及其他感觉的药物。

镇痛药可分为3类：①阿片生物碱类镇痛药；②人工合成镇痛药；③其他镇痛药。其中多数药物反复应用可成瘾，又称麻醉性镇痛药，应严格控制和使用。

一、常用镇痛药

课堂互动

大家都知道鸦片战争，鸦片有什么危害？是其中的什么物质产生的呢？

（一）阿片生物碱类镇痛药

吗　啡

吗啡（morphine）为阿片中的主要生物碱，口服易吸收，首过效应明显，常注射给药。

【药理作用】

1. 作用于中枢神经系统

（1）镇痛　吗啡通过激动阿片受体发挥强大的镇痛作用，皮下或肌注给药，15～30分钟起效，作用持续4～6小时。吗啡对各种疼痛均有效，对持续性慢性钝痛的效力大于间断性锐痛，且不影响意识和其他感觉。

（2）镇静　吗啡能改善因疼痛引起的恐惧、焦虑、紧张等情绪反应，连续多次用药可出现欣快感。外界环境安静时，患者容易入睡。

（3）抑制呼吸　治疗量吗啡即可抑制呼吸中枢，降低呼吸中枢对 CO_2 的敏感性，使呼吸频率变慢、潮气量降低、肺通气量减少；随着剂量加大，呼吸抑制加强，甚至导致呼吸麻痹。呼吸抑制是吗啡中毒死亡的主要原因。

（4）镇咳　可直接抑制延髓咳嗽中枢，产生强大的镇咳作用，对各种咳嗽均有效，但易成瘾，常用可待因替代。

（5）其他　可引起恶心、呕吐，使瞳孔缩小，针尖样瞳孔是其中毒的特征。

2. 作用于平滑肌

（1）胃肠道　吗啡提高胃肠道平滑肌和括约肌张力，使其蠕动减慢。同时，抑制消化液分泌，使食物消化减慢，加上中枢抑制，患者便意迟钝，因而有止泻作用，可引起便秘。

（2）胆道　吗啡可使胆道的奥狄括约肌收缩，使胆道排空受阻，胆囊内压增高，可引起上腹部不适甚至胆绞痛。

（3）其他　提高膀胱括约肌张力，导致排尿困难、尿潴留；对妊娠末期的子宫，可对抗催产素对子宫平滑肌的兴奋作用而延长产程；大剂量吗啡可使支气管平滑肌收缩，甚至诱发或加重哮喘。

3. 作用于心血管系统　吗啡可使中枢交感张力降低，并促进组胺释放，使外周血管扩张，引起直立性低血压；此外，因吗啡抑制呼吸中枢，造成 CO_2 潴留，使脑血管扩张，颅内压升高。

考点链接

为急性胰腺炎患者解痉镇痛时，不能使用的药品是（　　　）

A. 山莨菪碱　　　B. 吗啡　　　C. 阿托品　　　D. 哌替啶　　　E. 普鲁本辛

解析：吗啡会使胆道的奥狄扩约肌收缩，故答案为 B。

【临床应用】

1. 镇痛　吗啡对各种疼痛均有效。但因其成瘾性，临床上除癌症剧痛可长期使用外，一般仅短期用于其他镇痛药无效的急性锐痛，如严重烧伤、创伤、手术等引起的剧痛；对肾绞痛和胆绞痛等内脏绞痛，应与阿托品类解痉药合用；对急性心肌梗死引起的剧痛，如血压正常，可用吗啡止痛。

2. 治疗心源性哮喘　对于急性左心衰竭突发急性肺水肿所致的心源性哮喘，除应用强心苷、氨茶碱和吸入氧气外，配合静注吗啡可迅速缓解患者气促和窒息感，其镇静作用可消除患者的焦虑紧张情绪，获得良好疗效。

【不良反应及注意事项】

1. 副作用　治疗量吗啡可引起恶心、呕吐、眩晕、便秘、排尿困难、胆绞痛、呼吸抑制、直立性低血压等。

2. 耐受性和成瘾性　连续多次用药易产生耐受性，使需求量增大及用药间隔缩短；成瘾性表现为停药后出现戒断症状，出现兴奋、失眠、呕吐、流泪、出汗、虚脱、幻觉、意识丧失等。

3. 急性中毒　应用过量可致急性中毒，表现为昏迷、深度呼吸抑制、严重缺氧、尿潴留、瞳孔极度缩小呈针尖样，伴有血压下降甚至休克。呼吸麻痹是主要死亡原因。

4. 禁忌证　支气管哮喘、肺源性心脏病、颅内压增高、肝功能严重减退患者禁用；禁用于分娩止痛、哺乳期妇女止痛及新生儿、婴儿。

可 待 因

可待因（codeine）又称为甲基吗啡，作用与吗啡相似，镇痛作用为吗啡的 1/10，镇咳作用为其 1/4，为典型的中枢镇咳药。对呼吸抑制较轻，无明显的镇静作用。成瘾性也比吗啡弱。但仍属限制使用的麻醉药品。

临床上主要用于无痰干咳及剧烈频繁的咳嗽；也用于中等程度的疼痛，常与解热镇痛抗炎药合用，可增强镇痛效果。

（二）人工合成镇痛药

哌 替 啶

哌替啶（pethidine）又名杜冷丁，为临床常用的人工合成镇痛药，口服生物利用度为 52%，临床上多采用皮下或肌内注射。

【**药理作用**】

哌替啶作用与吗啡相似，强度相对较弱。

1. 中枢神经系统　镇痛强度约为吗啡的 1/7 ~ 1/10，起效快，维持时间较短；镇静、呼吸抑制、致欣快作用与吗啡相似，可消除疼痛引起的紧张、烦躁不安等情绪反应，长期使用可产生依赖性。

2. 兴奋平滑肌　能提高平滑肌和括约肌张力，但作用较弱，维持时间短，故不引起便秘和尿潴留。大剂量可导致支气管平滑肌收缩，诱发或加重哮喘；对妊娠末期子宫正常收缩无影响，对产程影响不大。

3. 心血管系统　可扩张外周血管和脑血管，可致颅内压升高，偶可引起直立性低血压。

【**临床应用**】

1. 镇痛　首选用于烧伤、创伤、手术后和癌症晚期等各种剧痛。用于分娩止痛时，在 2 ~ 4 小时内胎儿不能娩出时可考虑使用，以免抑制新生儿呼吸。胆绞痛等内脏绞痛应合用解痉药阿托品等。

2. 治疗心源性哮喘　可替代吗啡治疗心源性哮喘。

3. 麻醉前给药　能使患者安静，消除患者术前恐惧、紧张情绪，减少麻醉药用量。

4. 人工冬眠　经常与氯丙嗪、异丙嗪组成冬眠合剂用于人工冬眠。

案例分析

患者，男，53岁。两周前因突发心前区压榨样疼痛而入院，经心电图检查诊断为急性前壁心肌梗死，治疗后病情较平稳。两天前夜间突然发作剧烈咳嗽，并伴以憋气而醒转。患者平卧时感到气急难忍，不得不采取坐位，且咳出粉红色泡沫样痰。除给予吸氧及强心、利尿、扩血管等治疗外，重要的药物是？

诊断：急性左心衰。

治疗：哌替啶50～100mg　i.m.。

用药护理：

1.用药后卧床，缓慢改变体位，防止出现低血压。确定无支气管哮喘、肺心病史。

2.嘱患者戒烟禁酒，防止便秘、尿潴留。

3.严格控制剂量和疗程，防止成瘾性发生。

4.注意观察呼吸节律和瞳孔大小的改变，备好纳洛酮、尼可刹米等。

【不良反应及注意事项】

1.副作用　主要有眩晕、出汗、口干、恶心、呕吐、直立性低血压等。

2.耐受性和依赖性　较吗啡轻，但仍需严格限制使用。

3.急性中毒　可出现昏迷、呼吸抑制、瞳孔散大、震颤、肌肉痉挛、反射亢进甚至惊厥。纳洛酮可对抗呼吸抑制，合用抗惊厥药可治疗惊厥症状。

禁忌证与吗啡相似。

芬 太 尼

芬太尼（fentanyl）镇痛效力是吗啡的80～100倍。起效快，持续时间短。可用于各种剧痛。镇痛剂量对呼吸抑制作用轻，成瘾性较弱。与麻醉药合用，可减少麻醉药用量；可用于麻醉辅助用药和静脉复合麻醉；与氟哌利多配伍用于神经安定镇痛术。

不良反应有恶心、呕吐、眩晕、胆道括约肌痉挛，大剂量导致明显的肌肉僵直。静脉注射过快可抑制呼吸；成瘾性较吗啡、哌替啶小。禁用于支气管哮喘、脑肿瘤或颅脑外伤、重症肌无力及2岁以下小儿。

美 沙 酮

美沙酮（methadone）镇痛作用强度与吗啡相似，但持续时间较长，副作用轻，耐受性和成瘾性发生缓慢，口服与注射给药效果相似。临床上用于各种剧痛，如创伤、手术及晚期癌症等；也广泛用于吗啡、海洛因等阿片类毒品成瘾者的脱毒治疗。

不良反应有恶心、呕吐、眩晕、口干、便秘等；皮下注射有局部刺激性，可致疼痛和硬结。禁用于分娩止痛。

喷他佐辛

喷他佐辛（pentazocine）又名镇痛新，为阿片受体部分激动药。单独使用时产生与吗啡相似的作用，与吗啡合用时可减弱吗啡的镇痛作用。成瘾性很小，已列入非麻醉药品。其镇痛效力为吗啡的 1/3，呼吸抑制作用约为吗啡的 1/2，且抑制程度不随剂量增加而增强。适用于各种慢性疼痛。

常见的不良反应有镇静、眩晕、嗜睡、恶心、呕吐、出汗等，剂量增大能引起呼吸抑制、心率加快、血压升高等，甚至焦虑、幻觉等。纳洛酮能对抗其呼吸抑制毒性。

曲 马 朵

曲马朵（tramadol）镇痛效果好，不产生欣快感，治疗量不抑制呼吸，也不影响心血管及胃肠道功能。镇痛效力类似喷他佐辛，有一定镇咳作用。适用于中、重度的急慢性疼痛，如手术、创伤、关节痛、神经痛、分娩及晚期癌症。

不良反应偶见多汗、眩晕、恶心、呕吐等不良反应，耐受性和成瘾性小。

（三）其他镇痛药

罗 通 定

罗通定（rotundine）有镇静、安定、催眠、镇痛和中枢性肌肉松弛的作用，镇痛作用比哌替啶弱，但较解热镇痛药物作用强。主要用于慢性钝痛，如头痛、月经痛等，也可用于分娩痛，对产程和胎儿无不良影响。本药安全性较大，不良反应少，无明显成瘾性。

二、镇痛药的用药护理

（一）用药前

1. 掌握患者基本情况。了解疼痛产生的原因和程度，询问既往病史，确认其是否有镇痛药的禁忌证及慎用情况。不明原因的疼痛、支气管哮喘、肺心病、颅内高压等禁用；哺乳期妇女、新生儿和婴儿不宜使用；分娩应用哌替啶应进行产程评估，胎儿2～4小时内不能娩出时方可使用。

2. 向患者及其家属讲解麻醉性镇痛药的适应证及用药后的不良反应，防止滥用。

3. 嘱患者多饮水，多食蔬菜水果及富含膳食纤维的食物，防止便秘；提醒患者用药后4～6小时排尿一次，防止尿潴留；用药期间戒酒、戒烟，以免加深呼吸抑制。

（二）用药中

1.给药方法多采用口服、肌内和皮下注射，一般不用静注和静滴。缓释药要整片吞下；肌注时要注意抽回血；每次用药间隔至少4小时，防止产生耐受性和成瘾性。

2.应用吗啡期间应定时检测血压、呼吸，注意观察有无舌、唇发绀，以及瞳孔大小、呼吸频率改变等，年老体弱者注射给药应防止出现严重的呼吸抑制。发现中毒症状应及时通知医生，积极给予人工呼吸、吸氧等对症支持治疗，备好急救用药纳洛酮、尼可刹米等。

3.患者用药后应卧床，缓慢改变体位，防止出现低血压。

4.**防治药物依赖性**

（1）采用癌症患者镇痛的三级止痛阶梯疗法：①轻度疼痛患者，选用解热镇痛抗炎药，如阿司匹林、布洛芬等；②中度疼痛患者，选用弱效阿片类药物，如可待因、罗通定等；③剧烈疼痛患者，选用强效阿片类药物，如吗啡，哌替啶等。尽量选择口服给药；应按时而非按需给药。

（2）尽量选择使用非麻醉性镇痛药，如喷他佐辛、罗通定等。

（三）用药后

1.**评估疗效和安全性**　确定患者疼痛缓解的程度，监测患者呼吸、血压、大小便及依赖性发生情况。

2.**成瘾性的戒除**　麻醉性镇痛药要严格按照麻醉药品管理规定进行处方、调剂和使用。对已经发生的药物依赖性应采取强制性戒除措施，采用药物治疗、心理康复和管理教育等综合手段加以克服。

第六节　解热镇痛抗炎药

解热镇痛抗炎药是一类具有解热、镇痛作用，多数还兼有抗炎和抗风湿作用的药物。目前认为，这类药物共同的作用机制是抑制前列腺素（PG）的生物合成而发挥作用。

一、解热镇痛抗炎药的作用

1.**解热**　本类药物通过抑制PG合成酶，减少PG合成，使体温调定点恢复，体温降低，可使发热者的体温降到正常，而对正常人的体温无影响。

2.**镇痛**　本类药物仅有中、低等程度的镇痛作用，对慢性钝痛有效，如头痛、牙痛、神经痛、肌肉痛、关节痛和痛经等效果良好。对严重创伤所致的剧痛及内脏平滑肌绞痛无效。无成瘾性，不呼吸抑制，故临床应用广泛。本类药通过减少外周痛觉感受器PG的合成，产生镇痛作用，其作用部位主要在外周。

3.**抗炎、抗风湿**　PG是参与炎症反应的重要活性物质，不仅能扩张血管、增加血管通透性，导致局部充血、水肿、疼痛，还能协同和增强缓激肽等致炎物质的作用，加重炎症反应。本类药物抑制 PG 合成和释放，缓解炎症反应，发挥抗炎抗风湿作用。

二、常用解热镇痛抗炎药

根据化学结构的不同，将解热镇痛抗炎药分为水杨酸类、苯胺类、吡唑酮类及其他有机酸类。

（一）水杨酸类

阿司匹林

阿司匹林（aspirin），又名乙酰水杨酸。

课堂互动

阿司匹林和吗啡均可镇痛，其机制和应用有何不同？

【作用及临床应用】

1. 解热镇痛　常用量（1.2 ~ 2g/d）时即有较强的解热、镇痛作用，常与其他药物组成复方制剂，用于感冒发热及头痛、牙痛、肌肉痛、关节痛、神经痛、痛经等慢性钝痛。

2. 抗炎、抗风湿　大剂量（3 ~ 4g/d）时，有较强的抗炎抗风湿作用。急性风湿热患者服用后 24 ~ 48 小时内退热，关节红肿及疼痛缓解，血沉下降，控制该病的疗效迅速而确实，可用于急性风湿热的诊断性治疗。对类风湿关节炎患者可使关节炎症消退、疼痛减轻。目前仍是风湿性和类风湿性关节炎对症治疗的首选药。

3. 抗血栓　小剂量（50 ~ 100mg/d）时可选择性地抑制血小板中的 PG 合成酶，减少血小板中血栓素 A_2（TXA_2）合成，从而抑制血小板的聚集。特别注意，大剂量的阿司匹林则可促进血小板聚集和血栓形成。

【不良反应及注意事项】

1. 胃肠道反应　最为常见。口服后引起上腹部不适、恶心、呕吐等。大剂量诱发和加重消化道溃疡，引起无痛性胃出血。

2. 凝血障碍　小剂量抑制血小板聚集，导致出血时间延长。大剂量（5g/d 以上）或长期使用，可抑制凝血酶原生成，从而导致凝血障碍。

3. 水杨酸反应　剂量过大（> 5g/d）可出现头痛、眩晕、恶心、呕吐、耳鸣、视力及听力减退，称为水杨酸反应。严重者出现高热、过度呼吸、酸碱失衡、昏迷甚至危及生命。

4. 过敏反应 偶见荨麻疹、血管神经性水肿和过敏性休克。某些哮喘患者服用阿司匹林后可诱发哮喘，称"阿司匹林哮喘"。该哮喘用拟肾上腺素类药物无效，可应用糖皮质激素和抗组胺药治疗。

5. 瑞夷综合征 见于极少数病毒性感染并伴有发热的儿童和青少年，使用阿司匹林退热后，出现肝功能异常，并出现惊厥、昏迷等急性脑水肿症状，死亡率高，称为瑞夷综合征。

考点链接

患儿，女，7岁。因风湿热入院，目前使用青霉素和阿司匹林治疗。近日，该患儿出现食欲下降、恶心等胃肠道不适，护士可以给予的正确指导是（　　）

A. 饭后服用阿司匹林　　B. 暂时停用阿司匹林　　C. 暂时停用青霉素

D. 两餐间注射青霉素　　E. 阿司匹林与维生素C同服

解析：阿司匹林呈酸性，对胃肠道刺激，出现腹部不适、恶心、呕吐等反应，甚至可诱发或加重溃疡，应饭后服，也可同服抗酸药或选用肠溶片。故正确答案为A。

（二）苯胺类

对乙酰氨基酚

对乙酰氨基酚（acetaminophen）又名扑热息痛，口服吸收快而完全，解热作用强，镇痛作用较弱，几乎不具有抗炎抗风湿作用。临床主要用于退热和镇痛，如感冒发热、头痛、牙痛、肌肉痛等，及对阿司匹林过敏或不能耐受的患者。不良反应少，偶见皮疹、药热等过敏反应。长期、大量用药可致明显肝肾损害。

（三）吡唑酮类

保泰松

保泰松（phenylbutazone）具有较强的抗炎抗风湿作用，而解热镇痛作用较弱。主要用于风湿性及类风湿性关节炎、强直性脊柱炎，对急性进展期疗效较好；较大剂量能促进尿酸的排泄，可用于治疗急性痛风。由于不良反应多且重，临床很少单独使用。

（四）其他有机酸类

吲哚美辛

吲哚美辛（indomethacin）是目前最强的PG合成酶抑制剂之一，其抗炎和镇痛作用比阿司匹林强10～40倍，对炎性疼痛效果显著。但不良反应多且重，一般用于其他药不能耐受或疗效不佳的风湿性及类风湿性关节炎、强直性脊柱炎、骨关节炎、恶性肿瘤引起的发热及难以控制的发热。

本品的不良反应多，发生率高。常见：①胃肠道反应，如恶心、呕吐、腹泻，加重溃疡，偶有出血或穿孔；②头痛、眩晕等中枢神经系统反应，偶可诱发精神失常；③可致粒细胞减少和血小板减少，偶有再生障碍性贫血；④少数人出现皮疹、哮喘，"阿司匹林哮喘"者禁用。

布 洛 芬

布洛芬（ibuprofen）口服吸收完全，可缓慢进入滑膜腔。解热、镇痛和抗炎抗风湿作用强。广泛用于风湿性及类风湿性关节炎、骨关节炎及一般解热镇痛。疗效与阿司匹林相似，不良反应发生率低，消化道反应轻，但长期服用仍可诱发消化性溃疡。

双氯芬酸

双氯芬酸（diclpfenac）具有解热、镇痛和抗炎抗风湿作用。其作用比阿司匹林强26~50倍。主要用于风湿性及类风湿性关节炎、骨关节炎、滑囊炎、强直性脊柱炎等。不良反应少，常见胃肠道反应，偶见肝功能异常、白细胞减少等。

吡罗昔康

吡罗昔康（piroxicam）抑制COX的效力与吲哚美辛相似，适用于治疗风湿性关节炎及类风湿性关节炎、强直性脊柱炎。其主要特点为半衰期长（36~45小时）、用药剂量小、不良反应较少。用量过大或长期服用可致消化性溃疡、出血。

尼美舒利

尼美舒利（nimesulide）解热、镇痛、抗炎作用强，持续时间长。常用于风湿性和类风湿性关节炎、骨关节炎、手术后痛、牙痛、痛经、发热等。副作用小，偶有胃肠道反应、肝损害。

三、解热镇痛抗炎药的用药护理

（一）用药前

1. 明确治疗目的 发热是机体的一种防御反应，热型也是诊断疾病的重要依据。因此，对一般发热患者可不必急于用解热药。对于热度过高或持续高热，已危害心、肺功能，特别是小儿高热惊厥，则应考虑使用解热药。

2. 确认患者有无解热镇痛药的禁忌证和慎用情况 胃溃疡、消化道出血、严重肝损害、维生素K缺乏症、血友病、低凝血酶原血症、近期可能接受手术者、12岁以下病毒感染的儿童、孕妇、产妇禁用阿司匹林。高血压、心功能不全者禁用保泰松。癫痫、精神失常、高血压等禁用吲哚美辛。

3. 注意药物间相互作用 阿司匹林与香豆素类抗凝血药、磺酰脲类降血糖药等合用时，可加重出血、低血糖等不良反应；与肾上腺皮质激素合用，更易诱发溃疡；与呋塞米、青霉素等药物合用时，可增强毒性。

4. 宣传教育 抗炎药不会使风湿痛的症状立即消失，需 1～2 周才能见效，应坚持用药。应用阿司匹林应餐后服药，避免空腹服药。用于解热时要告知患者多饮水补充体液，疗程不超 1 周。服药期间不要饮酒或含乙醇的饮料，防止加重胃肠道反应。

（二）用药中

1. 嘱患者出现胃痛、便血、牙龈出血、眩晕、耳鸣等，及时通知护士或医生。若出现困倦、头晕等，应避免驾驶或机械操作。

2. 观察用药反应，注意消化道潜血的鉴别，必要时服用维生素 K 和抗溃疡药；出现水杨酸反应，应立即停药，静脉滴注碳酸氢钠溶液以碱化尿液，加速药物排泄；"阿司匹林哮喘"一旦发作，应立即停药，并应用糖皮质激素和抗组胺药治疗。

3. 对胃肠道反应难以耐受者，可建议同服抗酸药或改用肠溶阿司匹林。

（三）用药后

评价患者红、肿、热、痛等症状的改善情况，观察是否有呼吸困难、哮喘、肝及肾功能损伤、胃溃疡等不良反应，应记录并给出相关建议和指导。

第七节 中枢兴奋药

中枢兴奋药是一类提高中枢神经系统功能活动的药物。根据其对中枢作用部位的不同分为两类，即主要兴奋大脑皮层的药物和主要兴奋延髓呼吸中枢的药物。

一、常用中枢兴奋药

（一）主要兴奋大脑皮层的药物

咖 啡 因

咖啡因（caffeine）是从可可豆和茶叶中提取的生物碱，现已人工合成。

【药理作用】

1. 中枢作用 小剂量（50～200mg）能兴奋大脑皮层，振奋精神，减轻疲劳，使思维敏捷，提高工作效率。较大剂量（250～500mg），直接兴奋延髓呼吸中枢和血管运动中枢，使呼吸加深加快，血压升高。过量（大于 800mg）中毒则引起中枢神经系统广泛兴奋，甚至惊厥。

2. 心血管系统作用 可直接兴奋心脏，增强心肌收缩力，加快心率；直接扩张血管，降低外周阻力。同时能兴奋迷走中枢，使心率减慢，兴奋血管运动中枢，使血管收缩。二者互相拮抗，故治疗剂量时心率和血压无明显变化。还可收缩脑血管，减小波动幅度。

3.其他　还可松弛支气管、胆道及胃肠平滑肌；刺激胃酸和胃蛋白酶分泌，诱发和加重溃疡；增加肾小球滤过率，产生利尿作用。

课堂互动

请同学们说一说，喝咖啡后有什么不同的感觉？

【临床应用】

临床上主要用于解救严重感染及中枢抑制药过量所致的呼吸抑制及循环衰竭。与麦角胺配伍，治疗偏头痛；与解热镇痛抗炎药合用，治疗一般性疼痛。

【不良反应】

治疗量不良反应较少且较轻。较大剂量可见躁动不安、失眠、头痛、心悸；过量可致惊厥，婴幼儿高热易发生惊厥，应选用无咖啡因的复方制剂退热。胃溃疡病人禁用。

哌甲酯

哌甲酯（methylphenidate）又名利他林，中枢兴奋作用温和，能消除疲劳，振奋精神。较大剂量可兴奋呼吸中枢，过量可引起惊厥。临床主要用于小儿多动症、中枢性抑制药过量引起的昏睡和呼吸抑制、小儿遗尿症，也可用于轻度抑郁症、发作性睡病等。

治疗量时不良反应较少，偶有失眠、心悸、口干、焦虑等；大剂量可引起血压升高、头痛、眩晕甚至惊厥。久用可影响儿童生长发育。癫痫、高血压患者禁用。

（二）主要兴奋延髓呼吸中枢的药物

考点链接

呼吸衰竭的患者，呼吸中枢兴奋性下降，应使用的药物是（　　　）
A.沙丁胺醇　　B.酚妥拉明　　C.头孢曲松　　D.可拉明　　E.卡托普利
解析：可拉明可直接兴奋延髓呼吸中枢，同时也刺激颈动脉体和主动脉体化学感受器，反射性地兴奋呼吸中枢，使呼吸加深加快。故正确答案为D。

尼可刹米

尼可刹米（nikethamide）又名可拉明。

【药理作用】

可直接兴奋延髓呼吸中枢，同时也刺激颈动脉体和主动脉体化学感受器，反射性地兴奋呼吸中枢；并能提高呼吸中枢对 CO_2 的敏感性，使呼吸加深加快。作用温和，安全范围大，持续时间短，一次静脉注射仅维持 5 ~ 10 分钟，常需反复间歇给药。

【临床应用】

主要用于各种原因引起的中枢性呼吸抑制。对肺心病引起的呼吸衰竭和吗啡类药物中毒所致呼吸抑制效果最好，对吸入全麻药中毒次之，对巴比妥类药物中毒效果最差。

【不良反应】

治疗量不良反应较少。大剂量时可使血压升高、心动过速、出汗、呕吐、震颤甚至惊厥。

二甲弗林

二甲弗林（dimefline）又名回苏灵，可直接兴奋呼吸中枢，使呼吸加深加快，作用比尼可刹米强 100 倍，作用快、强、维持时间短。临床用于治疗各种原因引起的中枢性呼吸抑制，对肺性脑病有较好的促苏醒的作用。对吗啡中毒者易诱发惊厥，故不宜使用。

本药安全范围小，过量易致惊厥，小儿尤易发生。孕妇禁用。

洛 贝 林

洛贝林（lobeline）又名山梗菜碱，为从山梗菜中提取的生物碱，现已人工合成。本药可刺激颈动脉体和主动脉体化学感受器，反射性地兴奋呼吸中枢。作用快、弱、短暂，作用仅持续数分钟。安全范围大，不易致惊厥。临床上常用于新生儿窒息、小儿传染病引起的呼吸衰竭、一氧化碳中毒等。

较大剂量可兴奋迷走神经中枢，导致心动过缓、传导阻滞。过量可兴奋交感神经节及肾上腺髓质，从而引起心动过速，甚至惊厥。

贝 美 格

贝美格（bemegride）又名美解眠，能直接兴奋延髓呼吸中枢，作用快而短，选择性差，安全范围小，过量易致惊厥。临床主要用于巴比妥类、水合氯醛等中枢抑制药物中毒的解救。

多沙普仑

多沙普仑（doxapram）小剂量可通过刺激颈动脉体化学感受器反射性地兴奋呼吸中枢；大剂量直接兴奋呼吸中枢。作用快、强、短，安全范围大。用于治疗麻醉药、中枢抑制药引起的呼吸抑制。不良反应可见心律失常、血压升高，过量可致惊厥。

二、中枢兴奋药的用药护理

（一）用药前

1. 了解患者现病史、用药史，以及机体状况、肝肾功能等。识别患者是否有药物的禁忌证，如溃疡、癫痫、高血压、小儿高热者不能用含咖啡因的复方制剂等。

2. 口服给药者，嘱咐患者用药期间不能饮茶，并向患者及家属讲明本类药物的作用特点及不良反应的观察和预防。

（二）用药中

1. 合理选择给药方法及护理

（1）尼可刹米不可与碱性药物配伍，否则会发生沉淀。

（2）二甲弗林静脉给药需用葡萄糖稀释后缓慢注射。

（3）注射给药时，应严格掌握剂量和给药频率，防止过量引起中枢神经系统广泛而强烈的兴奋，甚至导致惊厥。因药物作用维持时间短，在临床急救中常需反复用药。为防止过量中毒，可交替使用几种中枢兴奋药。

2. 采取促进治疗的措施

（1）在合理应用呼吸兴奋药的同时，应注意综合治疗，如畅通气道、治疗原发病、氧疗等。

（2）对于中枢抑制药中毒引起的呼吸抑制，以采用人工呼吸、给氧、促进毒物排泄等综合措施为主，中枢兴奋药仅作辅助治疗，以免引起超限抑制。

3. 密切观察患者用药后的反应，如有烦躁不安、反射亢进、局部肌肉震颤、抽搐现象，往往是惊厥发生的先兆，应立即报告医生，酌情减量或停药。

（三）用药后

1. 评估疗效和安全性。定期测量患者的血压、心率、呼吸、精神状态及运动状态等。指导患者家属学会观察药物的副作用及不良反应的早期表现。

2. 评价药物治疗后是否达到预期效果，制订进一步措施，不断修订护理计划。

实践 1　地西泮的抗惊厥作用

【工作任务】

观察地西泮的抗惊厥作用，联系其应用及用药护理。

【用物及器械】

1. 动物　小白鼠 2 只。

2. 药品　0.5% 地西泮溶液，2.5% 尼可刹米溶液，生理盐水。

3. 器材　1mL 注射器（$5_{1/2}$ 号针头）。

【操作规范】

取小白鼠 2 只，称重编号为甲、乙，甲鼠腹腔注射地西泮溶液 0.5mg/10g（即按 0.1mL/10g 给药），乙鼠腹腔注射生理盐水 0.1mL/10g 作为对照。记录时间，20 分钟后，两只小白鼠均皮下注射尼可刹米 5mg/10g（按 0.2mL/10g 给药），记录反应。重点观察有无兴奋、惊厥和死亡发生。

【注意事项】

1. 给药剂量要准确，时间掌握好。

2. 给药后应保持室内安静，避免刺激实验动物。

3. 实验前宜给足食物和水，否则低血糖致惊厥影响实验结果。

【结果与讨论】

1. 结果

编号	体重（g）	0.5% 地西泮（mL/10g）	2.5% 尼可刹米（mL/10g）	现象
甲				
乙				

2. 讨论

（1）地西泮的主要作用和用途有哪些？

（2）地西泮的给药护理应注意哪些方面？

实践2　抗精神病药、镇痛药和解热镇痛抗炎药的用药护理

【工作任务】

学会氯丙嗪、哌替啶和阿司匹林的用药护理。

【用物及器械】

1. 临床病例　与氯丙嗪、哌替啶和阿司匹林的应用有关的病例各一份。

2. 教学录像　精神病人的临床表现，以及用氯丙嗪治疗后的不良反应的表现；哌替啶成瘾的临床表现；类风湿性关节炎的临床表现介绍及X线片，以及服用阿司匹林后的治疗效果。

【操作规范】

1. 观看教学录像片

（1）精神病人的临床表现及用氯丙嗪治疗后的不良反应的表现。

（2）哌替啶成瘾的临床表现。

（3）类风湿性关节炎的临床表现介绍及X线片，以及服用阿司匹林后的治疗效果。

2. 案例分析

案例1　患者，女，32岁。经常发呆、傻笑、自言自语、思维混乱，总觉有人在跟她说话。医生诊断为精神分裂，并给予氯丙嗪治疗，请思考：

（1）长时间应用氯丙嗪可能出现哪些不良反应？

（2）应用氯丙嗪应如何进行用药护理？

案例2　患者，男，48岁。自述下午田间干活时突然腰部疼痛，剧烈难忍，阵发性发作，同时有镜下血尿、恶心、呕吐，查体时患者肋脊角压痛明显。诊断为肾绞痛，并给予阿托品和哌替啶进行治疗，请问：

（1）为什么要把阿托品和哌替啶合用？

（2）应用哌替啶时应采取哪些护理措施？

案例3　患者，女，46岁。关节肿痛3年，加重1个月，手、足、踝关节肿胀、发红、发热、疼痛，早晨起床时关节活动不灵活更为明显，数小时后缓解。X线片显示：有轻度关节面下骨质侵袭或破坏，关节间隙轻度狭窄，医生诊断为类风湿性关节炎，并给予阿司匹林口服，每次1g，每日4次，请回答此时应采取哪些护理措施？

【注意事项】

1.分小组进行讨论，各组内部做好分工汇总，找出代表发言。

2.病例分析以学生分析为主，教师进行精讲点拨。

【分组讨论】

【汇报总结】

同步训练

【A1 型题】

1.关于地西泮的叙述，错误的是（　　　）

　　A.口服吸收迅速而安全

　　B.肌注吸收慢而不规则

　　C.青光眼及重症肌无力者禁用

　　D.具有镇静催眠、抗焦虑的作用

　　E.为显效迅速，静注速度应快

2.地西泮对下列哪个病症无效（　　　）

　　A.失眠　　　　　　　　B.破伤风惊厥　　　　　　　C.癫痫持续状态

　　D.中枢性肌强直　　　　E.精神病

3.某患者因与人发生争吵后，一气之下服了大量苯巴比妥，造成苯巴比妥急性中毒。为加速药物排泄应选用的药物是（　　　）

　　A.静脉滴注 5% 葡萄糖注射液

　　B.静脉滴注碳酸氢钠溶液

　　C.静脉滴注低分子右旋糖酐

　　D.静脉滴注甘露醇

　　E.静脉滴注生理盐水

4.某患儿，因出生时颅脑产伤发生多次癫痫大发作，近 2 天因发作频繁，发作间隙持续昏迷而入院。诊断为癫痫持续状态。首选的治疗药物是（　　　）

　　A.地西泮　　　　　　　B.硫喷妥钠　　　　　　　　C.苯巴比妥

　　D.苯妥英钠　　　　　　E.水合氯醛

5.巴比妥类药物中毒致死的主要原因是（　　　）

　　A.肝功能损害　　　　　B.呼吸中枢抑制　　　　　　C.肾功能损害

　　D.循环衰竭　　　　　　E.继发感染

6.患者被汽车撞伤，右上腹剧痛，呼吸 36 次 / 分，脉搏 100 次 / 分，BP 90/65mmHg，诊断不明。禁用（　　　）

　　A.非那根　　　　　　　B.安定　　　　　　　　　　C.6– 氨基己酸

　　D.吗啡　　　　　　　　E.鲁米那

7. 胆绞痛最好选用（　　）

  A. 哌替啶＋阿托品   B. 吗啡   C. 哌替啶

  D. 曲马朵   E. 乙酰水杨酸

8. 吗啡中毒致死的主要原因是（　　）

  A. 昏迷   B. 针尖样瞳孔   C. 呼吸麻痹

  D. 血压降低   E. 心律失常

9. 下列药物中，可用于人工冬眠的是（　　）

  A. 吗啡   B. 美沙酮   C. 哌替啶

  D. 芬太尼   E. 苯巴比妥

10. 用于防治血栓栓塞性疾病的药物是（　　）

  A. 对乙酰氨基酚   B. 阿司匹林   C. 布洛芬

  D. 吲哚美辛   E. 吡罗昔康

11. 为减轻阿司匹林对胃的刺激，可采取（　　）

  A. 餐后服药或同服抗酸药 B. 餐前服药

  C. 餐前服药并同服抗酸药 D. 合用乳酶生   E. 合用镇痛药

12. 新生儿窒息及一氧化碳中毒宜选用（　　）

  A. 洛贝林   B. 二甲弗林   C. 咖啡因

  D. 尼可刹米   E. 阿托品

13. 尼可刹米对下列哪种呼吸衰竭疗效较差（　　）

  A. 巴比妥类中毒   B. 肺心病   C. 硫酸镁中毒

  D. 吸入麻醉药中毒   E. 吗啡中毒

【A2 型题】

14. 患者，女，29 岁。口服安定 100 片，被家人发现时呼之不应，意识昏迷，来院急诊。错误的护理措施是（　　）

  A. 立即洗胃   B. 立即催吐   C. 硫酸镁导泻

  D. 0.9% 生理盐水洗胃 E. 监测生命体征

15. 患者，男，55 岁。1 小时前因右侧腰背部剧烈疼痛，难以忍受，出冷汗，服颠茄片不见好转，急来院门诊。尿常规检查可见红细胞，B 超检查示肾结石。首选的镇痛药是（　　）

  A. 阿托品   B. 哌替啶   C. 阿托品＋哌替啶

  D. 吗啡   E. 可待因

16. 患者，男，53 岁。3 个月前曾发生急性心肌梗死，经治疗后基本好转。昨日夜间患者突发剧咳而憋醒，不能平卧，且咳出粉红色泡沫样痰，患者烦躁、大汗淋漓。查体：心率 120 次 / 分、呼吸 38 次 / 分、血压 160/95mmHg，两肺可闻及密集小水泡音。该患者宜选用下列哪组药物治疗？（　　）

  A. 地高辛与氢氯噻嗪 B. 硝普钠与氢氯噻嗪

C. 毒毛花苷 K 与吗啡

D. 卡托普利与氢氯噻嗪　　E. 氨茶碱与氢氯噻嗪

17. 某精神分裂症患者，误服大量氯丙嗪后出现严重的低血压症状，应选用下列何药升压（　　）

A. 肾上腺素　　　　　B. 去甲肾上腺素　　　　C. 麻黄碱

D. 异丙肾上腺素　　　E. 阿托品

18. 患者，男，52 岁。有胃溃疡病史。近日发现手指关节肿胀，疼痛，早晨起床后感到指关节明显僵硬，活动后减轻，经化验后确诊为类风湿性关节炎，应选用哪种药治疗（　　）

A. 阿司匹林　　　　　B. 对乙酰氨基酚　　　　C. 布洛芬

D. 吲哚美辛　　　　　E. 吡罗昔康

【A3 型题】

（19～20 题共用题干）

患者，女，48 岁。游走性关节疼痛 10 年，诊断为风湿性关节炎。医嘱用阿司匹林治疗，用药后出现头痛、眩晕、恶心、呕吐、耳鸣、视力及听力减退等症状。

19. 判断该症状出现的原因（　　）

A. 过敏症状　　　　　B. 药物过量中毒　　　　C. 用量过小，病情加重

D. 药物选择错误　　　E. 药物的副作用

20. 如何处理（　　）

A. 不需处理　　　　　B. 增加药量　　　　　　C. 停药并滴注碳酸氢钠

D. 应用维生素 K　　　E. 饭后服药

（艾福花）

第七章 利尿药和脱水药

结构导图

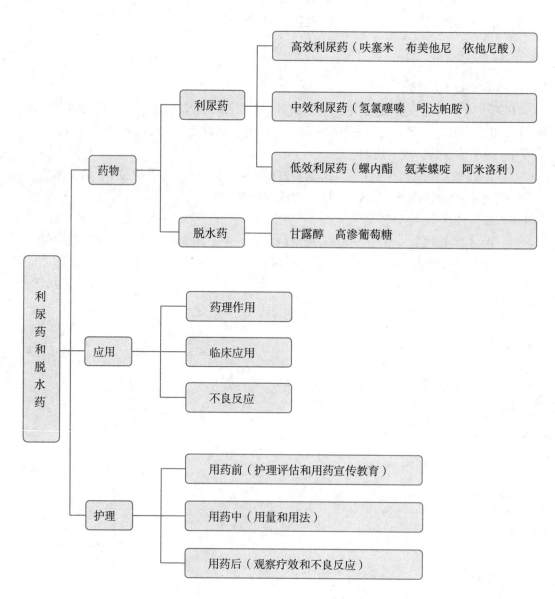

教学要求

知识目标

1. 知道利尿药作用的生理学基础。

2. 掌握呋塞米、氢氯噻嗪、螺内酯的作用、应用和不良反应。

3. 理解脱水药的作用、应用和不良反应。

技能目标

1. 学会利尿药及脱水药的用药护理。

2. 学会观察利尿药和脱水药的疗效及不良反应。

情感目标

1. 体会患者的病痛和护士在用药护理过程中的责任。

2. 增强学习的兴趣和自主性。

第一节　利尿药

利尿药是一类促进 Na^+、Cl^- 等电解质和水从体内排出，产生利尿作用，消除水肿的药物。临床主要用于治疗各种原因引起的水肿，如急慢性肾衰竭、肾病综合征、心力衰竭等，也可用于高血压、高钙血症等非水肿性疾病的治疗。

一、利尿药作用的生理学基础

尿液的生成通过肾小球滤过、肾小管和集合管的重吸收及分泌而实现。利尿药是通过作用于肾小管的不同部位（图 7-1）而产生利尿作用的。

（一）肾小球滤过

血液流经肾小球时，除血细胞、蛋白质外，其他成分均可经肾小球滤过而形成原尿。原尿量的多少取决于肾血流量及有效滤过压。正常人每日经肾小球滤过的原尿约 180L，但每日排出终尿量仅为 1~2L，表明原尿流经肾小管和集合管时约 99% 被重吸收，仅 1% 左右成为终尿排出体外。

（二）肾小管和集合管的重吸收及分泌

1. 近曲小管　原尿中约 85% 的 $NaHCO_3$、40% 的 NaCl、葡萄糖、氨基酸等有机溶质在近曲小管被重吸收，近曲小管对水有高度通透性，在渗透作用下使水重吸收。碳酸酐酶抑制药可抑制近曲小管对 HCO_3^- 重吸收而产生利尿作用，但由于近曲小管及其以下各段对 Na^+ 和 H_2O 的重吸收有代偿性增加，故利尿作用较弱。

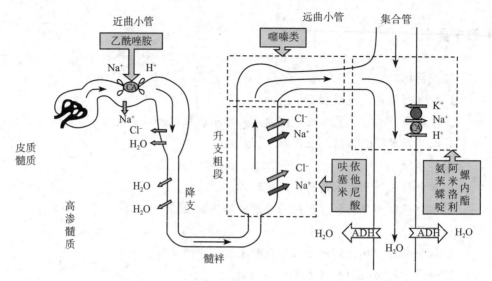

图 7-1 肾小管各段重吸收和利尿药作用部位

2. 髓袢降支细段 此段上皮细胞存在水通道蛋白,水通道蛋白是特异通透水分子的通道,对水的通透性大。髓袢降支细段只吸收水,由于此段髓质为高渗状态,水被渗透压驱动而重吸收。

3. 髓袢升支粗段髓质和皮质部 此段是高效利尿药的重要作用部位。可将原尿中约 35% 的 Na^+ 重吸收。髓袢升支粗段对 NaCl 重吸收依赖于管腔膜上的 Na^+–K^+–$2Cl^-$ 共转运子,高效利尿药选择性地阻断该转运子,因而也称其为袢利尿剂。进入细胞内的 Na^+ 由基侧质膜上的 Na^+–K^+–ATP 酶主动转运至细胞间质,进入细胞内的 K^+,通过腔膜侧 K^+ 通道顺浓度差扩散返回管腔,形成 K^+ 的再循环,同时造成管腔内正电位,驱动 Mg^{2+} 和 Ca^{2+} 的重吸收。因此,抑制髓袢升支粗段的利尿药,不仅增加 NaCl 的排出,也增加 Ca^{2+}、Mg^{2+} 的排出。

髓袢升支粗段不通透水,当原尿流经此段时,由于 NaCl 的重吸收,使管腔内尿液逐渐由高渗变为低渗,这是肾对尿液的稀释功能。吸收的 Na^+ 与尿素一起维持此段髓质的高渗,当尿液流经集合管时,由于管腔内液体与高渗髓质间存在着渗透压差,在抗利尿激素调节下,大量的水被再吸收,使尿液浓缩,即肾对尿液的浓缩功能。高效利尿药抑制 NaCl 的重吸收,使肾的稀释功能和浓缩功能都降低而排出大量接近于等渗的尿液,产生强大的利尿作用。

4. 远曲小管 可重吸收约 10% 的 NaCl,主要通过远曲小管腔膜侧的 Na^+–Cl^- 共转运子的作用,由于此段相对不通透,而 NaCl 的重吸收可进一步稀释小管液。噻嗪类利尿药通过阻断 Na^+–Cl^- 共转运子而产生利尿作用。

5. 集合管 原尿中 2% ~ 5% 的 NaCl 在集合管被重吸收,主细胞顶质膜通过不同的通道转运 Na^+ 和排出 K^+,进入主细胞内的 Na^+,通过基侧质膜的 Na^+–K^+–ATP 酶转运进入血液循环。醛固酮增加顶质膜 Na^+ 和 K^+ 通道的活性及 Na^+–K^+–ATP 酶的活性,促进 Na^+ 的重吸收及 K^+ 的分泌。醛固酮拮抗药螺内酯及氨苯蝶啶等药作用于此部位,产生

排 Na^+ 保 K^+ 利尿作用，因此称为保钾利尿药。

二、常用利尿药

（一）高效利尿药

高效利尿药主要作用为抑制髓袢升支粗段 Na^+、Cl^- 的重吸收，利尿作用强，常用药有呋塞米（furosemide）、依他尼酸（etacrynic acid）、布美他尼（bumetanide）。

【药理作用】

本类药物的利尿特点：迅速、强大、短暂。均抑制髓袢升支粗段（髓质及皮质部） K^+-Na^+-$2Cl^-$ 共同转运载体蛋白，减少 NaCl 和水的重吸收，小管液稀释，且髓质间液渗透压降低。抑制肾脏尿稀释和浓缩功能，减少 Ca^{2+}、Mg^{2+} 吸收，大量 Na^+ 在远端促进 K^+-Na^+ 交换。

【临床应用】

1. 急性肺水肿和脑水肿　对急性肺水肿，静注后能迅速解除症状，因为呋塞米能扩张血管，降低外周阻力，减少回心血量，从而减轻左心负荷。由于大量排尿使血液浓缩，使脑组织脱水，降低颅内压，也有利于消除脑水肿。

2. 其他严重水肿　其他利尿药无效的严重水肿患者。

3. 急性肾衰竭早期　静注呋塞米用于急性少尿型肾衰竭早期。由于利尿作用强大、迅速，可使阻塞的肾小管得到冲洗，减少肾小管萎缩坏死。

4. 急性药物中毒　静注可加速毒物随尿排出。主要用于经肾排泄的药物如巴比妥类、水杨酸类等药物中毒的抢救。

【不良反应】

1. 水与电解质紊乱　因过度利尿所引起，导致低血容量、低血钾、低血镁、低氯性碱中毒，诱发肝昏迷或增加强心苷对心脏的毒性。其中，以低血钾最常见。

2. 耳毒性　长期大剂量静脉给药可引起耳鸣或暂时性耳聋，与内耳淋巴液电解质成分改变有关。故应用本类药物期间，避免合用同样易损伤听神经的氨基糖苷类抗生素。

3. 高尿酸血症　细胞外液浓缩增加尿酸重吸收，竞争肾小管共同分泌通道，从而诱发痛风。严重肝肾功能不全者及孕妇慎用。

4. 胃肠道反应　常见有恶心、呕吐、上腹不适及胃肠道出血等。

考点链接

　　患者，女，52岁。诊断为"高血压急症"，医嘱速尿20mg，i.v.。执行后患者出现乏力、腹胀、肠鸣音减弱的症状。该患者可能发生了（　　　）

　　A. 高钾血症　　B. 低钾血症　　C. 高钠血症　　D. 低钠血症　　E. 低氯血症

　　解析：对照以上低血钾的危害及高效利尿药的不良反应可知，该题的正确答案应为B。

（二）中效利尿药

　　中效利尿药为噻嗪类利尿药。主要作用是抑制远曲小管近端 Na^+ 的重吸收，利尿作用较强，是临床常用的一类利尿药。常用药物有氢氯噻嗪（hydrochlorothiazide）和吲达帕胺（indapamide）。

【药理作用】

　　此类利尿药作用温和持久，作用于远曲小管近端，抑制 Na^+–$2Cl^-$ 共同共同转运子，降低肾的稀释功能，大量 Na^+ 在远端促进 K^+–Na^+ 交换功能。轻度抑制碳酸酐酶，H^+ 生成减少。

【临床应用】

　　1. 各型水肿　可用于各种原因引起的水肿，是临床广泛应用的口服利尿药，对心性及肾性水肿疗效好。

　　2. 尿崩症　可明显减少尿崩症患者的尿量。主要用于肾性尿崩症及用加压素无效的垂体性尿崩症。

　　3. 高血压　常作为基础降压药，可单独或与其他降压药物联合应用。

【不良反应】

　　1. 水、电解质紊乱　如低血钾、低血钠、低血镁、低氯血症等。

　　2. 高尿酸血症、高血糖、高脂血症　干扰尿酸排出，使血中尿酸水平升高，抑制胰岛素分泌及葡萄糖利用，使糖耐量降低，导致血糖升高。痛风和糖尿病患者慎用。吲达帕胺的不良反应比氢氯噻嗪小。

　　3. 过敏反应　与磺胺类药物有交叉过敏反应，可见皮疹、皮炎等。

（三）低效利尿药

　　低效利尿药为保钾利尿药，在远曲小管和集合管与醛固酮竞争醛固酮受体，抑制 K^+–Na^+ 交换。常用药物有螺内酯（spironolactone）、氨苯蝶啶（triamterene）、阿米洛利（amiloride）。

螺内酯（安体舒通）

【作用及临床应用】

螺内酯化学结构与醛固酮相似，是醛固酮的竞争性拮抗药。表现出排 Na^+ 保 K^+ 的温和而持久的利尿作用。主要用于治疗与醛固酮增多有关的顽固性水肿或腹水，如肝硬化腹水、肾病综合征。在慢性充血性心力衰竭的治疗中也起到重要作用。

【不良反应】

1. 长期应用可因排钾减少而引起高钾血症，肾功能不全时更易发生，故肾功能不全者禁用。

2. 有性激素样副作用，可引起男性乳房女性化和性功能障碍及妇女月经紊乱、多毛症等。

氨苯蝶啶和阿米洛利

【作用及临床应用】

抑制远曲小管和集合管对 Na^+ 重摄取，从而抑制 K^+–Na^+ 交换。作用特点与螺内酯相似。常与高效或中效利尿药合用于各种水肿的治疗。能促进尿酸排泄，可作为痛风患者的利尿药物。

【不良反应】

不良反应较少。长期服用可致高钾血症，严重肝、肾功能不全者禁用；偶见嗜睡、恶心、呕吐、腹泻等消化道症状。

三、利尿药的用药护理

（一）用药前

1. 在非危重情况下，利尿药最好在早上或上午使用，以免夜间尿量过多而影响休息。

2. 了解患者心、肝、肾功能及血压、血糖、血脂情况及尿酸水平，有无药物过敏史，或联合用药情况。如高效利尿药与氨基糖苷类药物合用加重耳毒性；与第一、二代头孢菌素合用加重肾毒性；与糖皮质激素类药物合用易致低血钾；与强心苷类药物合用加重心脏毒性。

3. 高效利尿药肌注或稀释后静脉滴注时，切忌加入酸性液体稀释，以免产生沉淀。

（二）用药中

在大剂量快速静滴高效利尿药时，警惕耳毒性。患者如出现耳鸣、听力减退或暂时性耳聋，应立即停药；肾功能不全或与其他耳毒性药物如氨基糖苷类抗生素合用时更易发生，故应避免与氨基糖苷类药物合用。

（三）用药后

1. 长期应用高效、中效利尿药应定期监测血钾，患者如出现恶心、呕吐、腹胀、肌无力及心律失常等现象，应立即报告医生。告知患者多吃香蕉等含钾丰富的食物。

2. 应用噻嗪类利尿药时，应定期监测血糖、血脂，防止出现代谢紊乱。

3. 定期监测患者血清尿酸水平，注意患者有无关节疼痛等症状，预防痛风出现。

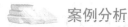 案例分析

患者，男，60 岁。因出现乏力、疲倦、心慌、晚上休息时呼吸困难及双下肢水肿来诊。临床诊断为慢性心功能不全。

医嘱：呋塞米注射液 20mg 静脉注射，立即！

用药护理：

1. 早上注射呋塞米，以免夜间尿量过多而影响患者休息。

2. 用药期间监测血钾、血清尿酸值。

3. 及时询问患者有无耳鸣、听力下降等现象。一旦出现，立即停药。

4. 鼓励患者在用药期间多食用香蕉等补钾食物。

第二节 脱水药

脱水药，因其渗透性强，又称为渗透性利尿药。是一类静脉注射后能迅速提高血浆渗透压，使水在髓袢升支和近曲小管的重吸收减少，肾排水增多，而使组织细胞脱水的药物。其特点是：静脉注射后不易通过毛细血管进入组织、易经肾小球滤过、不易被肾小管重吸收、在体内不被代谢或少被代谢。常用的药物有甘露醇（mannitol）、高渗葡萄糖（glucose）等。

甘 露 醇

【作用及临床应用】

1. 脱水作用　静脉注射后能迅速产生组织脱水作用，可降低颅内压和眼内压。临床用于脑肿瘤、脑外伤等引起的脑水肿，是治疗脑水肿的首选药。也可用于治疗青光眼或青光眼术前用药。

2. 利尿作用　利尿作用强大，可用于预防急性肾衰竭。

3. 胃肠道消毒　口服用药产生渗透性腹泻作用，可配合用于食物中毒的解救。

【不良反应】

1.注射过快可引起一过性头痛、眩晕、视力模糊等。大剂量长期应用可引起急性肾衰竭、脑出血等。

2.快速注射可使静脉收缩、变硬，产生疼痛，导致静脉炎。

【用药护理】

1.临床多配制成20%的高渗溶液静脉注射。

2.甘露醇遇冷易析出结晶，故应用前应仔细检查，如有结晶，可将制剂瓶放在温水中待结晶溶解后再使用。

3.用药时宜用大号针头快速静脉滴注，不能与其他药物混合静脉注射。严禁肌内和皮下注射。

4.静脉注射避免药液外漏而引起皮下水肿或组织坏死。

5.注意监测尿量及水电解质情况及血压、脉搏、呼吸的变化，防止出现心功能不全。

6.禁用于慢性心功能不全者，禁用于颅内活动性出血者。

高渗葡萄糖

50%的葡萄糖静脉注射可产生脱水和渗透性利尿作用。但因其可部分进入组织参与代谢，故作用较弱，且不持久。一般与甘露醇合用治疗脑水肿和急性肺水肿。

实践　利尿药的用药护理

【工作任务】

1.学会利尿药的用药护理。
2.能安全合理地应用利尿药。

【用物及器械】

1.临床病例　与利尿药、脱水药的临床应用相关的病例1份。
2.处方分析　与利尿药相关的处方1份。
3.教学示教片　利尿药与脱水药临床应用的示教片。

【操作规范】

1.病例分析

患者，女，63岁。20年前确诊为风湿性二尖瓣狭窄，10多年来常因劳累、感冒或生气后自觉呼吸困难、心慌，并伴有咳粉红色泡沫痰。近几年，消化道症状明显，恶心、呕吐。尿量减少，下肢浮肿。半月前因感冒发烧病情加重，全身浮肿，来院就诊。

诊断：心源性水肿。

请根据病例确定可用的利尿药，并分析相应的用药护理措施。如与强心苷类药物合用时更应该注意什么？

2. 处方分析

患者，男，51 岁。因心力衰竭、肾功能不全合并泌尿系感染入院。医生开处方如下：

RP：①硫酸庆大霉素注射液：8 万 U×6

用法：8 万 U/ 次，2 次 / 日，肌内注射 。

②5% 葡萄糖氯化钠注射液：500mL×3

呋塞米注射液：20mg×3

用法：1 次 / 日，静滴。

分析用药是否合理，为什么？

3. 观看利尿药、脱水药教学示教片。

【注意事项】

1. 病例分析与处方分析应以学生分析为主，教师进行点拨和评价。
2. 集体观看教学示教片，分小组进行讨论。

【分组讨论】

【汇报总结】

同步训练

【A1 型题】

1. 与呋塞米合用可加重耳毒性的药物是（　　　）

    A. 螺内酯　　　　　　　B. 氨苯蝶啶　　　　　　C. 青霉素 G

    D. 庆大霉素　　　　　　E. 头孢他啶

2. 急性肾衰竭少尿期宜静注（　　　）

    A. 甘露醇　　　　　　　B. 山梨醇　　　　　　　C. 呋塞米

    D. 氢氯噻嗪　　　　　　E. 螺内酯

3. 过量使用易引起低氯性碱中毒的药物是（　　　）

    A. 氢氯噻嗪　　　　　　B. 呋塞米　　　　　　　C. 螺内酯

    D. 甘露醇　　　　　　　E. 山梨醇

4. 通过拮抗醛固酮作用而发挥利尿作用的药物是（　　）

 A. 螺内酯   B. 氨苯蝶啶   C. 阿米洛利

 D. 呋塞米   E. 氢氯噻嗪

5. 脑水肿患者降低颅内压宜首选的药物是（　　）

 A. 山梨醇   B. 甘露醇   C.50% 葡萄糖溶液

 D. 呋塞米   E. 依他尼酸

6. 糖尿病水肿患者，不宜选用的利尿药是（　　）

 A. 氢氯噻嗪   B. 呋塞米   C. 螺内酯

 D. 氨苯蝶啶   E. 甘露醇

7. 长期服用利尿剂（呋塞米）的心衰患者，护士应当最关心的不良反应是（　　）

 A. 低血压   B. 低血钾   C. 低血钠

 D. 脱水   E. 发热

8. 属于保钾利尿药的是（　　）

 A. 氢氯噻嗪   B. 螺内酯   C. 呋塞米

 D. 乙酰唑胺   E. 氯噻酮

9. 对水肿患者能利尿，而对尿崩症患者有抗利尿作用的药物是（　　）

 A. 呋塞米   B. 布美他尼   C. 螺内酯

 D. 氨苯蝶啶   E. 氢氯噻嗪

10. 降低颅内高压，治疗脑水肿宜首选的药物是（　　）

 A.25% 山梨醇   B.50% 高渗葡萄糖   C. 氢氯噻嗪

 D.20% 甘露醇   E. 呋塞米

【A2 型题】

 11. 患者，男，28 岁。颅脑外伤术后脑水肿，给予 20% 甘露醇 250mL 静脉输液。最佳的输液速度是（　　）

 A.20 滴 / 分   B.40 滴 / 分   C.60 滴 / 分

 D.80 滴 / 分   E.100 滴 / 分

（龙　怡）

第八章 心血管系统药

📖 结构导图

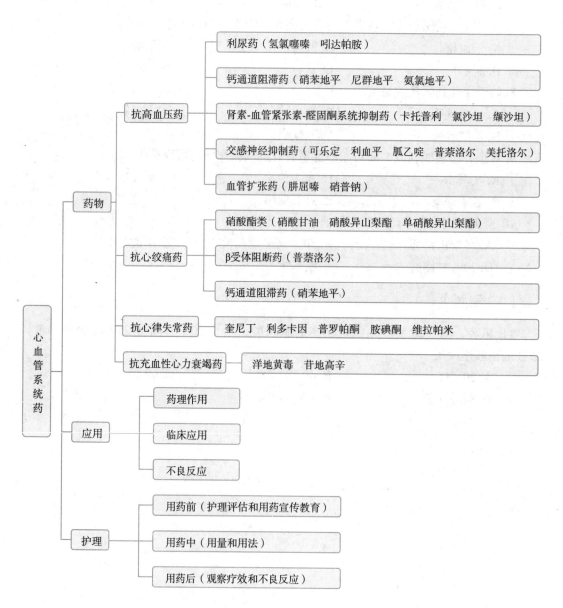

■ 教学要求

知识目标

1. 理解抗高血压药、抗心绞痛药、抗充血性心力衰竭药的作用。

2. 理解常用抗心律失常药的应用和用药护理。

3. 知道常用抗高血压药、抗心绞痛药、抗充血性心力衰竭药的应用和不良反应。

技能目标

1. 学会常用抗高血压药、抗心绞痛药、抗充血性心力衰竭药的用药护理。

2. 通过病例分析观察氢氯噻嗪、卡托普利、地高辛、利多卡因和单硝酸异山梨酯在使用过程中出现的不良反应，并归纳用药注意事项。

情感目标

1. 体会患者的病痛和护士在用药护理过程中的责任。

2. 增强学习的兴趣和自主性。

第一节　抗高血压药

高血压是严重危害人类健康的常见病，是多种心脑血管疾病的重要病因和危险因素，其在持续发展进程中可累及重要脏器，如心、脑、肾，最终导致这些脏器的功能和结构异常。根据世界卫生组织和国际高血压学会制定的标准，成人在未用抗高血压药和静息状态的情况下，非同日 3 次测量，收缩压 ≥ 140mmHg（18.7kPa）和（或）舒张压 ≥ 90mmHg（12.0kPa），可诊断为高血压。18 岁以上成人的血压按不同水平定义和分级见表 8–1。

表 8–1　血压水平定义和分级

分　类	收缩压（mmHg）		舒张压（mmHg）
正常血压	<120	和	<80
正常高值血压	120 ~ 139	和 / 或	80 ~ 89
高血压：	≥ 140	和 / 或	≥ 90
1 级高血压（轻度）	140 ~ 159	和 / 或	90 ~ 99
2 级高血压（中度）	160 ~ 179	和 / 或	100 ~ 109
3 级高血压（重度）	≥ 180	和 / 或	≥ 110
单纯收缩期高血压	≥ 140	和	<90

注：当收缩压和舒张压分属于不同级别时，以较高的分级为准

高血压从病因学上可分为原发性高血压和继发性高血压。原发性高血压的病因尚未明了，通常简称为高血压病，是以动脉血压升高为主要临床表现，伴或不伴有多种心血管危险因素的临床综合征；继发性高血压有因可查，又称症状性高血压，其血压升高是某些疾病的一种表现，如继发于肾动脉狭窄、肾实质病变、嗜铬细胞瘤、妊娠等。

抗高血压药（antihypertensive drugs）又称降压药，是一类能够降低动脉血压，用于防止或减少心、脑、肾等重要脏器并发症的药物。合理使用抗高血压药不仅能有效控制血压，改善症状，还能防止和减少并发症，提高患者生存质量，降低致残率和死亡率，从而改善生活质量、延长寿命。

课堂互动

讨论并回答什么是正常血压、高血压、轻度高血压、中度高血压、重度高血压？抗高血压药有哪些？

一、抗高血压药的分类

根据抗高血压药的作用部位或机制的不同，可将其分为 5 类（表 8-2）。其中，利尿药、钙通道阻滞药、肾素 - 血管紧张素 - 醛固酮系统抑制药、肾上腺素 β 受体阻断药为一线抗高血压药。

表 8-2　抗高血压药的分类

分　类	常用药物
1. 利尿药	氢氯噻嗪　吲达帕胺
2. 钙通道阻滞药	硝苯地平　尼群地平　氨氯地平
3. 肾素 - 血管紧张素 - 醛固酮系统抑制药	
（1）血管紧张素转换酶（ACE）抑制药	卡托普利　依那普利　贝那普利
（2）血管紧张素 II 受体阻断药	氯沙坦　缬沙坦
（3）肾素抑制药	雷米克林
4. 交感神经抑制药	
（1）中枢性降压药	可乐定　利美尼定
（2）神经节阻断药	樟磺咪酚

续表

分　类	常用药物
（3）去甲肾上腺素能神经末梢抑制药	利血平　胍乙啶
（4）肾上腺素受体阻断药	
α₁受体阻断药	哌唑嗪　特拉唑嗪　多沙唑嗪
β受体阻断药	普萘洛尔　美托洛尔　阿替洛尔
α、β受体阻断药	拉贝洛尔
5.血管扩张药	肼屈嗪　硝普钠

二、常用抗高血压药

（一）利尿药

利尿药具有利尿作用，也具有良好的降压作用，是治疗高血压的基础药物。以噻嗪类利尿药为主，其中最常用的是氢氯噻嗪。

氢氯噻嗪

氢氯噻嗪（hydrochlorothiazide）属于中效能利尿药，在用药早期主要是通过排钠利尿减少血容量而降压；连续用药血容量逐渐恢复，排钠引起小动脉血管上皮细胞内 Na^+ 浓度下降，$Na^+ - Ca^{2+}$ 交换减少，进而导致 Ca^{2+} 浓度降低，使血管舒张而降压。其降压作用缓慢、温和、持久，并可消除其他降压药引起的水钠潴留，常作为轻度高血压的首选药单独使用；也常与其他降压药联合应用治疗中度、重度高血压。

（二）钙通道阻滞药

钙通道阻滞药又称钙拮抗药。常用药物有硝苯地平（nifedipine）、尼群地平（nitrendipine）和氨氯地平（amlodipine）等。

钙通道阻滞药通过阻滞钙离子通道，抑制 Ca^{2+} 内流，使血管平滑肌松弛，血管扩张而降低血压。该类药物可用于各型高血压，尤其适用于伴有高脂血症、心绞痛、糖尿病、哮喘的高血压患者。可单用或与利尿药、β受体阻断药、血管紧张素Ⅰ转化酶抑制药合用。硝苯地平、尼群地平、氨氯地平的作用特点及应用见表8-3。主要不良反应有面部潮红、头痛、眩晕、心悸、踝部水肿，一般停药后即可自行消失。其踝部水肿为毛细血管前血管扩张所致，并非水钠潴留。

表 8-3 硝苯地平、尼群地平、氨氯地平的作用特点及应用

药　物	特点及应用
硝苯地平	心率加快、肾素活性增高。为对利尿药、β 受体阻断药禁忌的高血压患者的首选药
尼群地平	降压作用温和、持久，性质稳定，对心率及房室传导作用弱。用于治疗高血压
氨氯地平	降压作用缓慢、温和、持久，不良反应少。用于治疗高血压和心绞痛

（三）肾素 – 血管紧张素 – 醛固酮系统抑制药

1. 血管紧张素转换酶（ACE）抑制药

卡托普利

【作用及临床应用】

卡托普利（captopril）通过抑制血管紧张素 I 转化酶的活性，使血管紧张素 II 的生成及醛固酮的分泌减少，血管扩张，血容量减少而血压下降。

卡托普利具有以下特点：①降压作用迅速，不伴有反射性心率加快，不减少心排出量；②无直立性低血压和水钠潴留；③降低肾血管阻力，增加肾血流量；④增强机体对胰岛素的敏感性；⑤不易引起电解质紊乱和脂质代谢的改变；⑥长期用药不易产生耐受性。

临床用于治疗各型高血压，尤其适用于肾素活性高的高血压患者，对合并糖尿病、左心室肥厚、慢性肾功能不全、充血性心力衰竭、急性心肌梗死等的高血压患者均有良好疗效。对中、重度高血压，与 β 受体阻断药或利尿药合用可提高疗效。卡托普利还可用于慢性心功能不全，通过减轻心脏前、后负荷，改善心功能。

【不良反应】

卡托普利的主要不良反应为刺激性干咳，常在用药后 1 周至 6 个月内出现。首次应用卡托普利时可引起血压降低。偶见皮疹、药热、血管神经性水肿、粒细胞减少等过敏反应，长期服用可致血锌降低而引起皮疹、脱发、味觉和嗅觉缺失等。

考点链接

抗高血压药物卡托普利最常见的不良反应是（　　）

A. 头痛　　B. 刺激性干咳　　C. 心率增快　　D. 心率减慢　　E. 乏力

解析：卡托普利为血管紧张素转换酶（ACE）抑制药，其主要不良反应为刺激性干咳，故答案为 B。

依那普利

依那普利（enalapril）作用与卡托普利相似，能降低总外周血管阻力，增加肾血流量。降压作用强而持久。口服后最大降压作用出现在服药后 6~8 小时，作用强、持续时间较长，可每日给药 1 次。临床主要用于治疗高血压及充血性心力衰竭。

2. 血管紧张素Ⅱ受体阻断药

氯 沙 坦

氯沙坦（losartan）通过阻断血管紧张素Ⅱ受体，竞争性拮抗血管紧张素Ⅱ的作用，使血管舒张，产生降压作用。降压作用平稳、持久，可持续 24 小时，但起效缓慢，用药 3~6 周可达最佳效果。临床可用于轻度、中度、重度高血压，也可用于心功能不全患者。不良反应较少，偶有头痛、眩晕、高血钾和直立性低血压等反应，不引起刺激性干咳及血管神经性水肿。

（四）交感神经抑制药

1. 中枢性降压药

可 乐 定

可乐定（clonidine）通过激动延髓腹外侧区的咪唑啉受体（I_1 受体），降低外周交感神经张力；也可激动外周交感神经突触前膜 α_2 受体，反馈性减少去甲肾上腺素的释放，从而产生降压作用。降压作用中等偏强，起效快。此外还有镇静、抑制胃肠蠕动和胃酸分泌的作用。临床主要用于中度高血压，常用于对其他抗高血压药无效者；对伴有消化性溃疡的高血压患者尤为适用。

可乐定的主要不良反应是口干、嗜睡、眩晕等；少数患者在突然停药后可出现交感神经功能亢进现象，如心悸、出汗、情绪激动、血压升高等。

2. 去甲肾上腺素能神经末梢抑制药

利 血 平

利血平（reserpine）是从印度萝芙木中提取的生物碱，能使去甲肾上腺素能神经末梢囊泡内的神经递质去甲肾上腺素（NA）耗竭，使交感神经冲动的传导受阻，因而产生降压作用。其降压作用的特点是缓慢、温和而持久。临床主要用于轻、中度的早期高血压。但因不良反应较多，如大剂量应用可引起震颤麻痹，长期应用能引起抑郁症，胃及十二指肠溃疡患者使用后可引起出血，妊娠期应用可增加胎儿呼吸系统并发症，所以很少单独应用。通常与其他药物组成复方制剂，如复方降压片（含有利血平、双肼屈嗪、氢氯噻嗪、异丙嗪、维生素 B_1、维生素 B_6、泛酸钙、氯化钾、三硅酸镁）。

3. 肾上腺素受体阻断药

（1）α₁ 受体阻断药

哌 唑 嗪

哌唑嗪（prazosin）选择性阻断交感神经突触后膜 α₁ 受体，舒张血管使血压下降。其特点是：①降压时不引起心率加快；②可改善脂类代谢，对心脏、血管有保护作用；③对肾血流量及肾小球滤过率无明显影响。临床用于治疗各型高血压，单独应用治疗轻、中度高血压，与利尿药、β 受体阻断药合用治疗重度高血压。

哌唑嗪的主要不良反应有：①可产生头痛、眩晕、嗜睡、乏力、口干等，在用药过程中可自行消失。②首剂现象，即部分患者首次给药可出现头晕、心悸、直立性低血压，甚至晕厥。首剂减为 0.5mg，睡前服用可避免。③久用可导致水钠潴留。

（2）β 受体阻断药

普 萘 洛 尔

普萘洛尔（propranolol）为非选择性 β 受体阻断药，其降压机制尚未完全阐明，对 β₁ 和 β₂ 受体具有相同的亲和力，缺乏内在拟交感活性。可通过多种机制产生降压作用，即减少心输出量、抑制肾素释放、在不同水平抑制交感神经系统活性（中枢部位、压力感受性反射及外周神经水平）和增加前列环素的合成等。其作用特点是温和、缓慢、持久，不易产生耐受性，伴有心率减慢。临床用于各种程度的原发性高血压。可作为抗高血压的首选药单独应用，也可与其他抗高血压药合用。对心输出量及肾素活性偏高的高血压患者疗效较好，对伴有心绞痛、偏头痛、焦虑症等的高血压患者疗效更佳。

4. α、β 受体阻断药

拉 贝 洛 尔

拉贝洛尔（labetalol）在阻断 β 受体的同时也阻断 α 受体。其作用特点是不引起心率加快，降压作用温和。适用于各种程度的高血压及高血压急症、妊娠期高血压、嗜铬细胞瘤、麻醉或手术时高血压，静脉注射可治疗高血压危象。大剂量可致直立性低血压，少数患者用药后可出现疲乏、眩晕、上腹部不适等症状。

（五）血管扩张药

肼 屈 嗪

肼屈嗪（hydralazine）可直接松弛血管平滑肌，降低外周阻力，使血压下降。其作用特点是舒张压下降较显著，并能增加肾血流量。临床多用于肾性高血压及舒张压较高的患者。单独使用效果不甚好，多与利血平、氢氯噻嗪、普萘洛尔合用以增加疗效。

肼屈嗪降压时可反射性兴奋交感神经，出现心率过快、心输出量增加、肾素活性增高及水钠潴留等不良反应。也可出现耐药性及头痛、心悸、恶心、眩晕等不良反应。长期大剂量使用，可引起类风湿性关节炎和系统性红斑狼疮样反应。

硝 普 钠

硝普钠（sodium nitroprusside）可直接松弛小动脉和静脉平滑肌，为强有力的血管扩张剂，扩张周围血管使血压下降。其作用特点是起效快、作用强、维持时间短。临床主要用于抢救高血压危象、高血压脑病、恶性高血压，对伴有急性心肌梗死或左室功能衰竭的严重高血压患者疗效更佳，也可用于慢性心功能不全。

硝普钠口服不吸收，静脉滴注给药起效快。但静脉滴注时可出现恶心、呕吐、精神不安、肌肉痉挛、头痛、皮疹、出汗、发热等不良反应。大剂量或连续使用（特别是对于肝肾功能损害的患者），可引起血浆氰化物或硫氰化物浓度升高而中毒。

三、抗高血压药的应用原则及用药护理

（一）应用原则

高血压一般需要采取综合治疗措施，包括低盐饮食、限酒、戒烟、加强体育锻炼等非药物治疗和药物治疗，以有效降低血压，减轻器官损害，改善患者的生活质量，延长生命。对高血压的药物治疗，应采用个体化治疗方案，根据患者年龄、性别、病理特点，制订出适合患者的具体治疗方案，为了达到"最好疗效，最少不良反应"的目的，一般应遵循以下应用原则：

1.阶梯用药　对于轻、中度高血压患者，可采用单药治疗，临床上常选用一线降压药物。若高血压患者选用单药治疗后，血压不能控制在 140/90mmHg 以下，则需二联用药，如果二联用药仍然不能达到控制血压的预期效果，则考虑三联用药。

2.合理选药　在用药过程中应合理选择抗高血压药，注意避免降压过快过强，以免造成重要脏器供血不足。高血压伴有并发症时的药物选择见表 8-4。

表 8-4　高血压伴并发症的药物选择

高血压并发症	宜选用	不宜选用
冠心病	β 受体阻断药、钙拮抗药	肼屈嗪等扩张血管药
严重心功能不全	利尿药、卡托普利、哌唑嗪	β 受体阻断药、钙拮抗药
肾功能不全	甲基多巴、卡托普利、哌唑嗪	米诺地尔
消化性溃疡	可乐定	利血平
痛风	氯沙坦、钙拮抗药	氢氯噻嗪、β 受体阻断药
糖尿病	卡托普利	氢氯噻嗪
精神抑郁	哌唑嗪、肼屈嗪	利血平、甲基多巴
高血压脑病及高血压危象	硝普钠、拉贝洛尔	

3.剂量与疗程 要求剂量个体化，从小剂量开始，逐渐加量，摸索出适合患者的最佳剂量。高血压是慢性病，需要长时间规律用药，以确保平稳降压，并注意不得突然中断用药，以免给患者带来不适和危险。

（二）用药护理

1.用药前进行护理评估及用药宣传教育

（1）护理评估：①询问患者既往病史、个人史及家族史，如是否有心脏病、高血压、高血糖、高血脂病史及家族史；②详细询问患者用药史，包括用药的种类、剂量、时间、用法及疗效等情况，了解有无不良反应发生、有无药物禁忌证等；③询问患者生活习惯，是否有引起高血压的危险因素，如高钠高脂饮食、吸烟、嗜酒、生活紧张、工作压力过大等。

（2）宣传教育：①向患者宣传和介绍高血压病防治常识，纠正"尽量不用药"的错误认识，使其明确认识到非药物治疗只是药物治疗的辅助措施，使患者坚持长期规律用药、平稳降压，嘱咐患者不可随意停药；②向患者讲明用药的目的和注意事项，并介绍所服用的抗高血压药可能出现的不良反应及预防措施；③教给患者正确的服药方法和用药原则；④教会患者在用药过程中进行自我监护，坚持每日测量心率、血压和体重（服用降压药 2 小时后测量），并且详细记录检测结果，以便对药物治疗效果进行全面评价。

2.正确的用量和用法

（1）用量：抗高血压药应从小剂量开始给药，逐步调整剂量。如哌唑嗪最好首剂减半（第一次用量不超过 0.5mg），肼屈嗪每日剂量不超过 200mg。为了平稳降压和延长作用时间，可选用抗高血压药的缓释剂和控释剂。

（2）用法：高血压危象患者静脉滴注硝普钠时应注意避光（加遮光罩避光），并严格控制滴速，一般按每分钟 $3\mu g/kg$ 滴注，通过调整滴注速度，维持血压于所需水平。

考点链接

患者，女，71 岁。高血压病史 15 年。1 天前受凉后出现剧烈头痛、头晕、呕吐。查体：血压 200/130mmHg。遵医嘱静滴硝普钠降压。用药护理正确的是（ ）

A. 提前配制　　B. 肌内注射　　C. 静脉推注　　D. 快速滴注

E. 避光滴注

解析：硝普钠水溶液不稳定，应现用现配；静滴时随时监测血压，根据血压调整滴速；该药遇光易分解，应避光滴注。故答案应为 E。

3.用药后观察疗效和不良反应

（1）用药期间应注意监测心率和血压变化，以防发生低血压。

（2）发现患者出现血压急剧升高、剧烈头痛、眩晕、视物模糊、心悸、胸闷、气短、心动过速、心前区疼痛等，可能是高血压危象的表现；出现剧烈头痛、恶心、呕吐，甚至失语偏瘫等，可能是高血压脑病的表现，需要立即通知医生以便及时处理。

（3）使用卡托普利或依那普利的患者，若出现刺激性干咳，一般停药 4～5 天内可自行消失，若刺激性干咳较重者，可用药物对症治疗，并注意不宜与保钾利尿药合用；普萘洛尔停药时宜逐渐减量，缓慢停药，否则会导致血压升高，加重病情，甚至诱发心绞痛。

第二节　抗心绞痛药

心绞痛是因冠状动脉供血不足引起的心肌急剧的、暂时的缺血与缺氧综合征，其典型临床表现为阵发性胸骨后及心前区压榨性疼痛并向左上肢放射。临床上将心绞痛分为 3 种类型：

（1）劳累性心绞痛：常因劳累、情绪激动等增加心肌耗氧量的因素诱发，经休息或舌下含服硝酸甘油可缓解。

（2）自发性心绞痛：多发生于安静状态，症状重且持续时间长，不易被硝酸甘油缓解。

（3）混合性心绞痛：在心肌需氧量增加或无明显增加时都可能发生的心绞痛。

心肌组织的氧供需失衡是心绞痛发生的主要病理生理基础。心肌组织的供氧主要来自冠脉血流量，而心室壁张力、射血时间、心率和心肌收缩力，均会影响心肌组织的耗氧量。心肌组织供氧不足或耗氧增加均可导致心绞痛发作。降低心肌耗氧量、扩张冠状动脉、改善冠脉供血是缓解心绞痛的主要治疗对策。临床常用抗心绞痛的药物有硝酸酯类、β 受体阻断药和钙通道阻滞药。

一、硝酸酯类

硝酸酯类药物以硝酸甘油最为常用，此外还有硝酸异山梨酯、单硝酸异山梨酯和戊四硝酯等。

硝酸甘油

硝酸甘油（nitroglycerin）是硝酸酯类的代表药物，基本药理作用是松弛血管平滑肌。由于其具有起效快、疗效肯定、使用方便和经济等优点，至今仍是防治心绞痛的最常用药物。

【药理作用】

1. 降低心肌耗氧量　硝酸甘油扩张全身小动脉和小静脉，降低心脏前、后负荷，使心肌耗氧量减少。

2.改善缺血心肌的供血　硝酸甘油扩张冠状动脉及冠脉侧支血管，增加冠脉血流量，并使血液从非缺血区经侧支血管流向缺血区，增加缺血区血液供应。

3.增加心内膜供血　硝酸甘油可减低室壁张力和心室内压力，有利于血液流向心内膜，增加心内膜下层血液供应。

【临床应用】

1.防治心绞痛　舌下含服能迅速缓解心绞痛急性发作症状，局部外用硝酸甘油透皮贴剂可预防心绞痛发作，是治疗各型心绞痛的首选药物。

2.治疗急性心肌梗死　对急性心肌梗死患者，早期小剂量静脉给药可以降低心肌耗氧量，增加缺血区血流量，减轻缺血损伤，使坏死的心肌得以存活或缩小梗死面积。

3.治疗慢性充血性心力衰竭　通过扩张动脉和静脉血管，降低心脏的前、后负荷，有利于衰竭心脏功能的恢复。

【不良反应】

1.血管舒张相关反应　因硝酸甘油可舒张血管，常出现搏动性头痛，面部、颈部、胸部皮肤潮红，心慌、心悸、颅内压增高等。剂量过大或高度敏感者可出现直立性低血压、晕厥甚至低血压休克等。

2.高铁血红蛋白血症　大剂量或给药次数过频可出现高铁血红蛋白血症，表现为呼吸困难、发绀、呕吐，重者可危及生命。

3.快速耐受性　一般连续使用 2～3 周即可出现，与同类药物有交叉耐受性，但停药 1～2 周后可恢复其敏感性，因此宜采用间歇给药。

【用药护理】

1.根据患者的病史、症状及相关检查，了解并确定心绞痛发作类型。

2.询问患者是否用过抗心绞痛药物，以及所用药物的名称、剂量、用药时间及疗效情况。

3.应用硝酸甘油时，要求患者采取坐位舌下含服。为了使药物充分吸收，可将药物嚼碎，但不要吞咽，尽量在口腔唾液中保留一段时间。一般 1～3 分钟显效，能维持 10～30 分钟。舌下含化后，如有灼热、舌麻等刺激感是药效的结果，告诉患者不必惊慌，如含服后无此反应则表明该药可能失效，应及时进行更换。

4.告知患者用药后出现头痛、头晕、面颈部皮肤潮红是该药的副作用，不必紧张。必要时可采用头部冷敷，保持环境安静，给予适量的止痛药缓解其头痛。

5.遵照医嘱按时服药，服药期间忌饮酒，注意监测心率和血压。

6.硝酸甘油性质不稳定，有挥发性，需要密封、阴凉处避光保存。用后应立即拧紧瓶盖，以防失效。注意将药物放置好，以便在紧急时刻能迅速取出药物及时应用。

案例分析

患者，女，55岁。近1年来因劳累或情绪激动而突发胸骨后及心前区压榨性疼痛，反复发作，休息后缓解。分析该患者应选用何药可迅速缓解疼痛？护士该如何指导患者正确用药？

用药护理：硝酸甘油舌下含服可迅速缓解心绞痛急性发作症状，常作为各型心绞痛的首选药物。嘱咐患者用药时采取坐位舌下含服；用药后出现头痛、头晕、颜面潮红是该药的副作用，不必紧张；遵医嘱按时服药，服药期间忌饮酒，注意监测心率和血压；硝酸甘油性质不稳定，需密封、阴凉处避光保存。

硝酸异山梨酯和单硝酸异山梨酯

硝酸异山梨酯（isosorbide dinitrate）和单硝酸异山梨酯（isosorbide mononitrate）属长效硝酸酯类药物。

硝酸异山梨酯作用机制与硝酸甘油相似，但作用较弱，起效较慢，持续时间较长。舌下含服2~5分钟显效，作用持续2~3小时，主要用于心绞痛的预防和心肌梗死后心衰的长期治疗。单硝酸异山梨酯的作用及应用与硝酸异山梨酯相似。

二、β 受体阻断药

普萘洛尔

【药理作用】

1. 降低心肌耗氧量　普萘洛尔可通过阻断心脏的 β_1 受体，使心肌收缩力减弱，心率减慢，降低心肌耗氧量。

2. 改善心肌能量代谢　普萘洛尔可改善缺血区心肌对葡萄糖的摄取，维持缺血区的能量供应；促进组织中氧合血红蛋白的分离，增加组织供氧；抑制脂肪分解，减少耗氧，改善心肌能量代谢。

3. 改善缺血心肌的供血　普萘洛尔可减慢心率，使舒张期及冠脉灌注时间延长，血液易于从心外膜血管向心内膜下输送，增加缺血区心肌的供血。

课堂互动

治疗心绞痛时普萘洛尔和硝酸甘油可否合用？为什么？

【临床应用】

临床主要用于治疗劳累性心绞痛，可减少发作次数，尤其对伴有快速型心律失常或高血压的患者更为适宜。若与硝酸甘油合用，可产生协同作用，增强疗效，硝酸甘油引起的反射性心率加快可被普萘洛尔纠正，普萘洛尔导致的心室容积增大和冠状血管收缩可被硝酸甘油抵消，两药合用可取长补短，协同降低心肌耗氧量。因 β 受体阻断后，α 受体相对占优势，易导致冠状动脉收缩，可诱发或加重冠脉痉挛，不适用于由冠状动脉痉挛引起的变异型心绞痛。

【用药护理】

1. 明确诊断，变异型心绞痛患者不宜应用。
2. 因能使支气管平滑肌收缩，禁用于有支气管哮喘病史的患者。
3. 因可引起心动过缓、传导阻滞，所以，窦性心动过缓者不得应用。
4. 用药期间注意检测心率、血压，尤其是与硝酸甘油合用时，更要注意血压的变化。
5. 停药时宜逐渐减量，缓慢停药，否则会出现反跳现象，使病症加重。

三、钙通道阻滞药

硝苯地平

【药理作用】

1. 降低心肌耗氧量　硝苯地平通过阻滞钙通道，抑制钙离子进入细胞内，使心肌的收缩力减弱，从而舒张外周血管、降低心脏前后负荷、减慢心率，使心肌耗氧量降低。

2. 增加缺血心肌供血　硝苯地平能扩张冠状动脉，促使血液从心外膜向心内膜下输送；促进侧支循环，使血液从非缺血区向缺血区分配增多，改善缺血心肌的供血。

3. 保护缺血心肌　硝苯地平可抑制钙离子内流，减轻心肌细胞钙超载；降低心肌耗氧和增加缺血心肌的供氧，可改善心肌能量代谢，发挥保护缺血心肌的作用。

4. 抑制血栓形成　硝苯地平阻滞血小板上钙离子内流，能抑制血小板聚集，抑制心肌缺血时血栓的形成。

【临床应用】

硝苯地平可用于各类心绞痛，冠状动脉痉挛引起的变异型心绞痛首选此药，尤其适用于心肌缺血伴支气管哮喘患者。

【不良反应】

不良反应有头痛、眩晕、面色潮红、直立性低血压、踝部水肿等。

【用药护理】

1. 严格掌握和控制药物剂量，提倡使用缓释制剂。
2. 在用药期间，要监测心率与血压，避免血压降低过快。
3. 患者采取坐位舌下含化或口服，变换体位时要缓慢，注意防止因直立性低血压而出现晕厥。

第三节 抗心律失常药

心律失常主要是由于心肌电生理紊乱，造成心脏冲动起源异常或冲动传导异常，引起心动节律、频率异常。根据其速率的快慢，临床上分为快速型和缓慢型两类。本节重点介绍治疗快速型心律失常的常用药物；缓慢型心律失常可用异丙肾上腺素、阿托品、麻黄碱等药物治疗。

一、抗心律失常药的作用

快速型心律失常是由于心肌细胞离子转运过程异常所致。抗心律失常药多是通过直接或间接的方式影响心肌细胞膜离子的转运，从而纠正心律失常时心肌的电生理紊乱而发挥其治疗作用。

1. 降低自律性 自律性的高低取决于 4 期自动除极的速率和最大舒张电位。抗心律失常药可通过抑制 Na^+、Ca^{2+} 的内流，降低自律细胞自动除极速率而降低自律性；也可通过促进 K^+ 外流，增大最大舒张电位而降低自律性。

2. 改善传导 心肌冲动传导异常，可引起部分或完全传导阻滞而形成折返冲动。抗心律失常药可通过抑制 Na^+ 内流，减慢传导，使单向传导阻滞变为双向传导阻滞而消除折返冲动；或通过促进 K^+ 外流，加快传导，消除传导阻滞而终止折返。

3. 影响有效不应期 抗心律失常药通过抑制 Na^+ 内流，延长有效不应期；或促进 K^+ 外流，缩短动作电位时程，相对延长有效不应期，使折返冲动落入有效不应期内而消除折返。

二、抗心律失常药的分类

抗心律失常药较多，根据对心肌电生理影响的不同，可将抗心律失常的药物分为 4 类（表 8-5）。

表 8-5　抗心律失常药物分类、代表药物及作用

分　类	代表药物	作　用
Ⅰ类 （钠通道阻滞药）		抑制 Na^+ 内流 1. 抑制 Na^+ 内流：①抑制 4 期 Na^+ 内流，降低浦肯野纤维自律性；②抑制 0 期 Na^+ 内流，减慢心房肌、心室肌、浦肯野纤维的传导速度
Ⅰa类 适度阻滞钠通道药	奎尼丁 普鲁卡因胺	2. 抑制 3 期 K^+ 外流，延长动作电位时程和有效不应期
Ⅰb类 轻度阻滞钠通道药	利多卡因、 苯妥英钠	①抑制 Na^+ 内流；②促进 3 期 K^+ 外流，缩短动作电位时程，相对延长有效不应期，有利于消除折返
Ⅰc类 明显阻滞钠通道药	普罗帕酮氟卡尼	①抑制 Na^+ 内流；②延长动作电位时程和有效不应期；③阻断 β 受体和微弱的钙通道阻滞作用
Ⅱ类 （β 受体阻断药）	普萘洛尔	阻断心脏的 $β_1$ 受体，使心脏抑制，自律性降低，心率减慢，传导减慢
Ⅲ类 （延长动作电位时程药）	胺碘酮	延长心房肌、心室肌、房室结的动作电位时程和有效不应期，消除折返
Ⅳ类 （钙通道阻滞药）	维拉帕米	阻滞钙通道，抑制 Ca^{2+} 内流：①降低窦房结自律性，减慢心率；②抑制房室结传导，减慢心率；③延长窦房结、房室结和浦肯野纤维的有效不应期，有利于消除折返

三、常用抗心律失常药

（一）常用药物的应用及主要不良反应

常用抗心律失常药的应用及主要不良反应见表 8-6。

表 8-6　常用抗心律失常药的应用及主要不良反应

药　物	应用	主要不良反应
奎尼丁 （quinidine）	为广谱抗心律失常药，适用于心房纤颤、心房扑动、室上性和室性心动过速的转复和预防	金鸡纳反应（表现为头痛、眩晕、耳鸣、耳聋、复视、恶心、腹泻，甚至精神失常、谵妄、昏迷等）；药热、皮疹、血小板减少等过敏反应；心脏毒性反应
普鲁卡因胺 （procainimide）	主要用于室性心律失常、室性早搏和室性心动过速	胃肠道反应；药热、皮疹、粒细胞减少等过敏反应；红斑狼疮样综合征；心脏毒性反应

药　物	应　用	主要不良反应
利多卡因 （lidocaine）	室性心律失常的首选药，适用于室性早搏、心室纤颤、阵发性室性心动过速、强心苷中毒引起的室性心律失常	神经系统反应、心脏毒性反应
苯妥英钠 （phenytoin sodium）	用于室性心律失常，为强心苷中毒引起的快速型室性心律失常的首选药	局部刺激、神经系统反应、血液系统反应、过敏反应
普罗帕酮 （propafenone）	主要用于室性早搏、房性早搏、心房纤颤和心房扑动	胃肠道反应、味觉改变、心脏毒性反应
普萘洛尔 （propranolol）	主要用于室上性心律失常，对窦性心动过速、心房纤颤、心房扑动和阵发性心动过速疗效较好	胃肠道反应、心脏毒性反应、反跳现象
胺碘酮 （amiodarone）	为广谱抗心律失常药，对心房扑动、心房纤颤、室上性心动过速疗效较好	胃肠道反应、甲状腺功能紊乱、角膜褐色微粒沉着、肺间质纤维化改变、心脏毒性反应
维拉帕米 （verapamil）	用于各种室上性心律失常，多用于心房纤颤和心房扑动，是阵发性室上性心动过速的首选药	胃肠道反应、神经系统反应、踝部水肿、心脏毒性反应

（二）用药护理

1. 用药前进行护理评估及用药宣传教育

（1）护理评估：①询问患者既往病史及血常规、心肝肾功能、电解质、心电图、血压等临床资料；②详细询问患者是否服用过抗心律失常药，所用药的名称、剂量、次数、用法及疗效等情况，并了解有无不良反应发生、有无药物禁忌证等；③应用胺碘酮时要询问患者的用药史及过敏史，禁用于碘过敏患者，必要时进行甲状腺功能检测、心电图检查和定期进行胸部透视，甲状腺功能异常、房室传导阻滞者禁用。

（2）用药宣传教育：①向患者讲解抗心律失常药的用药知识；②向患者讲明要有接受长期治疗的心理准备，并遵医嘱定时服药，不可自行随意加减药量及服用其他药物；③嘱咐患者低盐、低脂饮食。

2. 正确的用量和用法

（1）仔细核对药品包装，选用"抗心律失常利多卡因"，不得选用"供局部麻醉用利多卡因"，以免诱发心律失常。

（2）利多卡因抗心律失常应采用静脉给药，避免用0.9%氯化钠注射液稀释，以减少钠盐的摄入。静脉滴注要严格控制剂量、浓度和滴速，最好使用微滴管及输液泵，使输入的药量精准，防止过量。

（3）使用抗心律失常药的过程中，应根据患者的年龄、体质、心脏功能、肝肾功能及电解质平衡等具体情况，适时调整剂量，必要时应做血药浓度测定或动态监测心电图，以防出现新的心律失常。

考点链接

患者，男，37 岁。因室性早搏入院治疗，在用药过程中出现皮疹、药热、粒细胞减少等过敏反应和红斑狼疮样综合征表现，试分析该患者的不良反应是由哪种药物所致（　　　）

A. 奎尼丁　　　　B. 普罗帕酮　　　　C. 普鲁卡因胺　　　　D. 胺碘酮

E. 维拉帕米

解析：普鲁卡因胺主要用于室性心律失常，并有此不良反应。故答案为 C。

3. 用药后观察疗效和不良反应

（1）用药期间应严密监测血压、心率、心电图等，若收缩压低于 90mmHg、心率低于 60 次 / 分、QRS 延长 25% ～ 50% 或发生其他不良反应时，均应停药观察。

（2）注意观察某些抗心律失常药的特殊不良反应，如普鲁卡因胺的红斑狼疮样综合征，胺碘酮的肺纤维化、角膜及皮下微粒沉着等。

（3）使用胺碘酮期间，应定时检测 T_3、T_4 及 TSH，防止甲状腺功能亢进或低下。

4. 注意药物的相互作用及用药禁忌　同类药物或具有潜在的不良反应相加倾向的药物不宜合用，如普罗帕酮与 β 受体阻断药和钙通道阻滞药有协同作用，合用时能诱发传导阻滞和心功能不全；维拉帕米能选择性抑制窦房结自律性、抑制房室传导和抑制心肌收缩力，该药避免与 β 受体阻断药合用；有自身免疫性疾病的患者不可用普鲁卡因胺，以防诱发红斑性狼疮；有慢性肺部疾病的患者不可用胺碘酮，以减少药物所致肺纤维化改变；维拉帕米能减少地高辛的清除，合用时需要减少地高辛的剂量，必要时进行心脏监护，以免加重其传导抑制。

第四节　抗充血性心力衰竭药

充血性心力衰竭（CHF）又称慢性心功能不全，是由各种原因引起的心脏负荷过重、心肌收缩力减弱、心输出量不能满足机体的需要，以致全身动脉系统供血不足而静脉淤血的综合征。

目前，治疗充血性心力衰竭的药物主要有正性肌力药、减轻心脏负荷药、肾素 - 血管紧张素 - 醛固酮系统抑制药和 β 受体阻断药。

一、正性肌力作用药

（一）强心苷

强心苷（cardiac glycosides）是一类选择性作用于心脏，增强心肌收缩力和影响心肌电生理特性的苷类药物，临床上也称洋地黄类药物。目前，临床上常用的药物有洋地黄毒苷（digitoxin）、地高辛（digoxin）、毛花苷 C（cedilanide）、毒毛花苷 K （strophanthin K）等，其中以地高辛最常用。该类药物的主要用途、不良反应基本相似，仅在作用强度、显效快慢和持续时间等方面存在差异，这也是临床选择用药的主要依据（表 8-7）。

表 8-7 临床常用强心苷类药物的分类及药动学参数

分类	药物	给药途径	起效时间（min）	持续时间（d）	半衰期	主要消除方式
慢效	洋地黄毒苷	口服	240	4 ~ 7	5 ~ 7d	肝代谢
中效	地高辛	口服	60 ~ 120	1 ~ 2	36h	肾排泄
速效	毛花苷 C	静注	10 ~ 30	1 ~ 2	23h	肾排泄
	毒毛花苷 K	静注	5 ~ 10	0.5 ~ 1.5	12 ~ 19h	肾排泄

【药理作用】

1. 正性肌力作用 治疗量的强心苷能选择性地增强心肌收缩力，明显增加心输出量，缓解心衰症状。其特点为：①使心肌收缩敏捷，延长心脏的舒张期，有利于心脏休息和静脉血液回流；②降低衰竭心脏心肌的耗氧量；③增加衰竭心脏的心输出量。

强心苷正性肌力作用机制与其轻度抑制心肌细胞膜上的 Na^+-K^+-ATP 酶（强心苷受体）有关：Na^+-K^+-ATP 酶活性降低，细胞内 Na^+ 增多，促进 Na^+- Ca^{2+} 交换，使心肌细胞内 Ca^{2+} 增多，心肌收缩力增强，呈现正性肌力作用。

课堂互动

影响心肌耗氧量的因素有哪些？为什么强心苷增强心肌收缩力的同时会降低衰竭心脏的耗氧量？

2. 负性频率作用 即减慢心率作用。心功能不全时，由于心输出量减少，交感神经过度兴奋造成代偿性心率加快。使用强心苷后，通过正性肌力作用，增加心输出量，刺激主动脉弓和颈动脉窦压力感受器，取消了代偿反应，反射性兴奋迷走神经，降低窦房结自律性，心率减慢。

3. 负性传导作用 即减慢传导作用。治疗量强心苷通过兴奋迷走神经，降低窦房结自律性，抑制房室传导，较大剂量时可直接抑制窦房结和房室结传导，中毒量时可致房室传导阻滞，甚至出现心脏停搏。

4. 心电图改变 表现为 P-P 和 P-R 间期延长，T 波降低、低平或倒置，S-T 段下凹或呈鱼钩状。

5. 利尿作用　强心苷的正性肌力作用可增加肾血流量和肾小球滤过率，并能减少肾小管对 Na^+ 的重吸收而产生利尿作用。

【临床应用】

1. 治疗慢性充血性心力衰竭　强心苷是治疗充血性心力衰竭的主要药物，对高血压、心瓣膜病和先天性心脏病等导致的心脏长期负荷过重、心输出量降低的心力衰竭疗效较好。

2. 治疗某些心律失常　用于心房扑动、心房纤颤和阵发性室上性心动过速的治疗。强心苷通过反射性兴奋迷走神经，缩短心房不应期，使心房扑动转变为心房纤颤，再通过抑制房室传导，阻止过多的心房冲动传到心室，消除心房纤颤。通过兴奋迷走神经，减慢心率和抑制房室传导，治疗阵发性室上性心动过速。

【不良反应】

强心苷安全范围较小，一般治疗量已接近中毒量的 60%，且个体差异大，中毒反应发生率高。主要表现在 3 个方面：

1. 胃肠道反应　是最常见的不良反应，表现为恶心、呕吐、厌食、腹泻等，应注意与心衰所致的胃肠道症状相区别，后者由胃肠道淤血引起。

2. 中枢神经系统反应和视觉障碍　中枢神经系统反应主要表现为眩晕、头痛、乏力、失眠、谵妄等症状；视觉障碍有黄视、绿视症及视物模糊等，这是强心苷中毒的特异性表现。

3. 心脏毒性反应　是强心苷最严重的不良反应，可表现为原有心力衰竭症状加重，或出现各种类型的心律失常：①快速型心律失常，如室性早搏、室性心动过速、二联律、三联律、心室纤颤等，其中室性早搏最为常见；②房室传导阻滞；③窦性心动过缓。

【给药方法】

1. 传统给药法　传统的给药方法分两步进行，即先在短期内给予足够的剂量以达到充分疗效，此量称为全效量，临床又称"洋地黄化量"或饱和量；然后再给予一定剂量补充每日消除量以维持疗效，称为维持量。全效量又分为速给法和缓给法。速给法即在 24 小时内给足全效剂量；缓给法即在 3～4 天内给足全效剂量。传统给药法的特点是对急、重症患者可较快产生最大治疗效应，但毒性反应发生率高，现临床已少用。

2. 逐日维持量给药法　对慢性心功能不全的轻度患者，给予中效的地高辛，不必先给全效量，而是每日给予维持量，经过 4～5 个半衰期（6～7 天）后，达稳态血药浓度，而充分发挥作用。这种给药方法安全有效，既能达到治疗目的，又能明显减少药物的不良反应，是目前临床常用的给药法。

案例分析

患者，男，56岁。因心力衰竭入院。给予地高辛治疗，护士查房时发现患者食欲明显减退，视力模糊，测心率为50次/分，心律不齐。请分析上述症状最可能的原因。

解析：患者给予地高辛治疗后出现明显的食欲减退、视力模糊和心律失常等症状，这是洋地黄类中毒的表现，应立即停药。

【用药护理】

1. 强心苷类药物毒性大，安全范围窄、个体差异大，用药剂量要个体化，并从小剂量开始。

2. 老年人及心肌缺血缺氧、肺源性心脏病、重度心力衰竭、肝肾功能减退等患者对强心苷类药物较敏感，应慎用或酌情减量。

3. 严格按医嘱给药，教会患者服洋地黄毒苷时自测心率，当脉搏 < 60次/分或节律不规则时，应暂停服药并告诉医师。

4. 应用毛花苷C或毒毛花苷K时，务必稀释后缓慢静脉注射，并同时监测心率、心律及心电图变化。强心苷类与奎尼丁、胺碘酮等药物合用时，可使强心苷类药物的血药浓度升高，合用时应酌情减量或避免合用；与排钾利尿药合用时，应根据患者肾功能状态适量补钾；钙剂可增强其毒性，应避免合用。

5. 在用药期间，密切观察患者用药后的反应，并做好详细记录，必要时监测血清地高辛浓度。注意中毒先兆，若出现视色异常或室性早搏，应立即减量或停药。

考点链接

患者，男，55岁。因心力衰竭入院，使用洋地黄进行治疗。治疗期间的下列医嘱中，护士应对哪项提出质疑和核对（　　　　）

A. 10%葡萄糖溶液静滴　　B. 生理盐水静滴　　C.5%葡萄糖溶液静滴

D. 氯化钾溶液静滴　　　　　　E.葡萄糖酸钙溶液静滴

解析：洋地黄类与钙剂合用，可增强心脏毒性，应避免合用。故答案是E。

（二）非强心苷类

非强心苷类正性肌力药主要有β受体激动药和磷酸二酯酶抑制药。由于长期使用此类药物可能增加心衰患者的病死率，故不宜作为常规治疗用药。具体药物的作用、应用及不良反应见表8-8。

表 8-8　非强心苷类药物作用、应用及主要不良反应

分类	药物	作用	应用	不良反应
β 受体激动药	多巴酚丁胺（dobutamine）	选择性激动心脏 β_1 受体，产生正性肌力作用	急性心肌梗死伴发心力衰竭	静注过快、剂量过大可引起血压升高、心率加快，诱发心绞痛和心律失常
磷酸二酯酶抑制药	氨力农（amrinone）米力农（milrinone）	抑制磷酸二酯酶，产生正性肌力作用和扩血管作用	急性心力衰竭和难治性心力衰竭	不良反应多，可见低血压、心动过速

二、减轻心脏负荷药

（一）利尿药

利尿药通过排钠利尿，减少血容量和回心血量，作为治疗充血性心力衰竭的常规用药。常用药物有呋塞米、氢氯噻嗪和螺内酯等。长期使用利尿药可使血管壁细胞内 Na^+ 减少，导致 Na^+-Ca^{2+} 交换减少而扩张血管，外周阻力降低，减轻和缓解心力衰竭的症状。

轻度充血性心力衰竭可单独使用氢氯噻嗪；中度充血性心力衰竭可合用强效利尿药与留钾利尿药；重度充血性心力衰竭、慢性充血性心力衰竭急性发作或急性水肿，可静脉注射强效利尿药，以迅速缓解肺淤血和肺水肿。螺内酯可对抗中效、强效利尿药的排钾作用，减少强心苷中毒的发生。

> **课堂互动**
>
> 若选用氢氯噻嗪与强心苷合用治疗心力衰竭，用药时应注意血液中哪种离子的浓度？为什么？

（二）血管扩张药

血管扩张药通过扩张动脉和静脉，降低心脏前、后负荷，改善心脏功能，改善血流动力学变化，从而提高运动耐力和改善生活质量、缓解心力衰竭的症状。

1. 主要扩张静脉药　硝酸酯类如硝酸甘油等主要作用于静脉，降低静脉压，减少静脉回心血量，减轻心脏前负荷，改善静脉系统淤血症状。用药后能明显减轻呼吸急促和呼吸困难。适用于冠心病的充血性心力衰竭。

2. 主要扩张小动脉药　如硝苯地平、肼屈嗪主要通过扩张小动脉，降低外周阻力，减轻心脏后负荷，改善心脏泵血功能。用药后心输出量增加，血压不变或略降，不引起反射性心率加快。适用于心输出量减少、外周阻力增高的充血性心力衰竭。

3.均衡扩张血管药 如硝普钠、哌唑嗪，能通过舒张静脉和小动脉，减轻心脏前、后负荷，改善心功能。静脉注射给药后 2～5 分钟即见效，停药后 2～15 分钟即消退。用药后心脏前、后负荷下降，对急性心肌梗死及高血压所致的充血性心力衰竭疗效较好。

三、肾素 – 血管紧张素 – 醛固酮系统抑制药

交感神经活动过度增强和神经内分泌系统过度激活是慢性心力衰竭发生发展的重要因素。心力衰竭时，外周循环组织中肾素 – 血管紧张素 – 醛固酮系统过度激动，刺激血管紧张素 I 转化酶，使血管紧张素 II 明显增加。因此，血管紧张素 I 转化酶抑制药和血管紧张素 II 受体拮抗药是用于心功能不全治疗最重要的药物之一。其作用是抑制肾素 – 血管紧张素 – 醛固酮系统，使小动脉扩张；减少水钠潴留；减轻心脏的前、后负荷，改善心脏功能。主要用于治疗重度及难治性心功能不全。

血管紧张素 I 转化酶抑制药有卡托普利、依那普利、培哚普利和雷米普利等；血管紧张素 II 受体拮抗药有氯沙坦、伊白沙坦等。

血管紧张素 I 转化酶抑制药主要用于充血性心力衰竭，尤其是重度和难治性充血性心力衰竭，可明显降低病死率；对于高血压并发充血性心力衰竭，该类药物是首选药。因咳嗽或光敏感而不能耐受的充血性心力衰竭患者，可选用血管紧张素 II 受体拮抗药。

四、β 受体阻断药

β 受体阻断药通过拮抗过度兴奋的交感神经系统活性，改善充血性心力衰竭患者血流动力学变化。如在心肌状况严重恶化之前早期应用该类药物，可降低病死率，提高生活质量。常用药物有美托洛尔（metoprolol）、卡维地洛（carvedilol）、比索洛尔（bisoprolol）和拉贝洛尔（labetalol）等。

实践 心血管系统药物的应用及用药护理

【工作任务】

1.抗高血压药的用药护理。

2.强心苷的用药护理。

3.抗心律失常药的用药护理。

4.抗心绞痛药的用药护理。

【用物及器械】

1.心血管系统药物作用及应用示教片。

2.临床心血管疾病病例若干，常用于高血压、心绞痛、心律失常、慢性心功能不全

等心血管疾病的药品使用说明书若干。

【操作规范】

1. 实践过程

（1）组织收看电视录像或多媒体影视资料。

（2）根据内容，组织讨论与发言。

（3）将临床常用药品使用说明书进行分类，根据药品说明书、教材内容和所学有关知识组织讨论各类药物的作用、特点、应用、不良反应及用药护理，或组织模拟临床实践教学。

2. 案例分析

案例 1 患者，女，60 岁。有高血压病史 10 余年，一直坚持服用氢氯噻嗪和卡托普利，使高血压得到基本控制。

试分析：

（1）氢氯噻嗪和卡托普利的作用与应用。

（2）两药合用的药理学基础。

（3）简述其用药护理。

案例 2 患者，男，50 岁。有风湿性心脏病史 6 年，发生心律不齐 4 年，每日上午服用地高辛 1 片。近来自感食欲减退、恶心，前来就诊。体格检查：心律不齐，心率 110 次 / 分，心电图显示：房颤及室性早搏。

试分析：

（1）为什么地高辛治疗后会出现上述情况？针对此情况下一步应该如何处理？

（2）应用地高辛治疗过程中需要注意哪些事项？

案例 3 患者，女，27 岁。半月前曾患上呼吸道感染，近 1 周感到心慌、气短、胸闷而入院就诊。检查发现心律不齐，心率 96 次 / 分，并且不规整。心电图检查提示：室性期前收缩，部分呈二联律。经"抗 O"抗体及血沉检查，确诊为急性风湿性心肌炎、室性早搏。给予利多卡因 100mg 溶于 5% 葡萄糖溶液 200mL 中静脉滴注。

试分析：

（1）利多卡因属于何类抗心律失常药？

（2）利多卡因抗心律失常的心肌电生理基础是什么？

（3）利多卡因主要有哪些不良反应？

（4）应用利多卡因如何进行用药护理？

案例 4 患者，男，50 岁。因反复胸闷、憋气 3 年，加重 10 天入院。患者 3 年前发热后出现胸闷、憋喘，活动时加重，休息后减轻，并逐渐出现双下肢水肿。半月前因劳累和情绪激动，突然感到胸闷、乏力，伴心悸并逐渐加重而入院就诊。经体格检查和心电图、胸部 X 线透视等辅助检查，诊断为高血压、扩张型心肌病、充血性心力衰竭。给予药物：地高辛 0.125mg，1 次 / 日，口服；卡托普利 12.5mg，3 次 / 日，口服；单硝酸异山梨酯缓释胶囊 40mg，1 次 / 日，口服；氢氯噻嗪 25mg，2 次 / 日，口服。经上述药物治疗4天，症状得到缓解，但患者却告诉护士有搏动性头痛、头胀，面颈部及前胸部皮肤潮红。

试分析：

（1）为何选用上述药物？

（2）应用上述药物治疗如何做好用药护理？

（3）患者为何在治疗中出现搏动性头痛、头胀、面颈部及前胸部皮肤潮红？应该怎样处理？试给出用药护理及防治措施。

案例5 患者，女，45岁。有冠心病史10余年，近期频繁发作心绞痛，突发急性心肌梗死伴室颤而送入医院。

试分析：

（1）选用何药进行急救？

（2）如何用药护理？

【注意事项】

1.案例分析以学生分析为主，教师进行精讲点拨。

2.集体观看教学示教片，分小组进行讨论。

【分组讨论】

【汇报总结】

同步训练

【A1型题】

1.利尿药早期的降压机制可能是（   ）

A.降低血管对缩血管物质的反应性

B.增加血管对扩血管物质的反应性

C.降低动脉壁细胞的 Na^+ 含量

D.诱导动脉壁产生扩血管物质

E.排钠利尿，降低细胞外液及血容量

2.高血压伴有下列哪种疾病可选用普萘洛尔治疗（   ）

A.支气管哮喘   B.房室传导阻滞   C.心绞痛

D.心动过缓   E.糖尿病

3.某高血压患者，同时患有支气管哮喘，不能使用的抗高血压药物是（   ）

A.氢氯噻嗪   B.硝苯地平   C.哌唑嗪

D.卡托普利   E.利血平

4. 高血压合并消化性溃疡患者宜选用（　　　）

    A. 氢氯噻嗪　　　　　　　　B. 可乐定　　　　　　　　C. 肼屈嗪

    D. 氨氯地平　　　　　　　　E. 利血平

5. 长期应用噻嗪类药物降压可引起的主要不良反应是（　　　）

    A. 嗜睡　　　　　　　　　　B. 直立性低血压　　　　　C. 脱水

    D. 低血钾　　　　　　　　　E. 交感神经兴奋

6. 高血压脑病首选药物是（　　　）

    A. 氢氯噻嗪　　　　　　　　B. 普萘洛尔　　　　　　　C. 硝普钠

    D. 卡托普利　　　　　　　　E. 哌唑嗪

7. 普萘洛尔与硝酸甘油均可引起（　　　）

    A. 心率减慢　　　　　　　　B. 心率加快　　　　　　　C. 心室容积增加

    D. 冠状血管扩张　　　　　　E. 血压下降

8. 某冠心病患者将其每日服用的氨氯地平、阿司匹林、舒降之、硝酸甘油和心得安放置于透明的塑料分药盒中，责任护士发现后立即告知患者有一种药物不宜放入此药盒中，这种药物是（　　　）

    A. 氨氯地平　　　　　　　　B. 阿司匹林　　　　　　　C. 舒降之

    D. 硝酸甘油　　　　　　　　E. 心得安

9. 下列各项中，不是硝酸甘油不良反应的是（　　　）

    A. 头痛　　　　　　　　　　B. 心率加快　　　　　　　C. 直立性低血压

    D. 停药综合征　　　　　　　E. 高铁血红蛋白血症

10. 缓解心绞痛发作最有效、作用最快的药物是（　　　）

    A. 阿司匹林　　　　　　　　B. 阿托品　　　　　　　　C. 硝苯地平

    D. 普萘洛尔　　　　　　　　E. 硝酸甘油

11. 药物治疗心绞痛期间，需要注意监测患者（　　　）

    A. 心率及血压变化　　　　　B. 肾功能　　　　　　　　C. 肝功能

    D. 心脏功能　　　　　　　　E. 造血功能

12. 高血压并发劳累性心绞痛可选用（　　　）

    A. 硝酸异山梨酯　　　　　　B. 普萘洛尔　　　　　　　C. 普鲁卡因胺

    D. 奎尼丁　　　　　　　　　E. 利多卡因

13. 下列各项中，不是强心苷适应证的是（　　　）

    A. 心房扑动　　　　　　　　B. 心房纤颤　　　　　　　C. 室性心动过速

    D. 阵发性室上性心动过速　　E. 充血性心力衰竭

14. 可引起"首剂现象"的降压药是（　　　）

    A. 氢氯噻嗪　　　　　　　　B. 硝苯地平　　　　　　　C. 卡托普利

    D. 哌唑嗪　　　　　　　　　E. 普萘洛尔

15. 下列药物属于钙通道阻滞药的是（　　　）

    A. 硝苯地平　　　　　　　　B. 卡托普利　　　　　　　C. 氢氯噻嗪

　　　D. 哌唑嗪　　　　　　　　E. 普萘洛尔

16. 可引起"金鸡纳反应"的药物是（　　　）

　　　A. 普罗帕酮　　　　　　　B. 奎尼丁　　　　　　　C. 普鲁卡因胺

　　　D. 胺碘酮　　　　　　　　E. 普萘洛尔

17. 治疗强心苷中毒引起的室性心律失常的首选药物是（　　　）

　　　A. 苯妥英钠　　　　　　　B. 胺碘酮　　　　　　　C. 维拉帕米

　　　D. 普萘洛尔　　　　　　　E. 奎尼丁

18. 治疗阵发性室上性心动过速的首选药物是（　　　）

　　　A. 奎尼丁　　　　　　　　B. 利多卡因　　　　　　C. 苯妥英钠

　　　D. 普鲁卡因胺　　　　　　E. 维拉帕米

19. 服用下列药物时，需常规测量脉搏或心率的是（　　　）

　　　A. 安定　　　　　　　　　B. 心得安　　　　　　　C. 强的松

　　　D. 氯丙嗪　　　　　　　　E. 洋地黄

20. 通过利尿作用达到降压效果的药物是（　　　）

　　　A. 氢氯噻嗪　　　　　　　B. 氯沙坦　　　　　　　C. 硝苯地平

　　　D. 卡托普利　　　　　　　E. 普萘洛尔

【A2 型题】

21. 患者，男，58 岁。头痛 1 月余，查体发现血压 170/95mmHg，下肢水肿并伴有窦性心动过速，可选用下列（　　　）

　　　A. 氢氯噻嗪 + 普萘洛尔　　B. 氢氯噻嗪 + 可乐定　　C. 硝苯地平 + 哌唑嗪

　　　D. 硝苯地平 + 卡托普利　　E. 氢氯噻嗪 + 硝普钠

22. 患者，男，68 岁。因高血压来诊，医嘱予降压药口服治疗。护士应指导患者：为评估降压效果，患者需自行测量、记录血压。测量血压的最佳时段是（　　　）

　　　A. 服用降压药前

　　　B. 服用降压药后

　　　C. 两次服用降压药之间

　　　D. 服用降压药半小时后

　　　E. 服用降压药两小时后

23. 患者，女，53 岁。有冠心病病史，近来心慌、气短，心电图提示：频发性室性早搏、阵发性心室纤颤。应首选下列何药静脉滴注控制症状（　　　）

　　　A. 奎尼丁　　　　　　　　B. 苯妥英钠　　　　　　C. 维拉帕米

　　　D. 胺碘酮　　　　　　　　E. 利多卡因

24. 患者，男，66 岁，因患充血性心力衰竭，医生给予地高辛治疗后出现房室传导阻滞，此时应选用的药物是（　　　）

　　　A. 氯化钾　　　　　　　　B. 阿托品　　　　　　　C. 苯妥英钠

　　　D. 肾上腺素　　　　　　　E. 利多卡因

25.患者，男，62岁。诊断为高血压急症。医嘱：速尿20mg，IV。执行后患者出现乏力、腹胀、肠鸣音减弱等症状。该患者可能发生了（　　　　）

 A.低钾血症　　　　　　B.高钾血症　　　　　　C.低氯血症

 D.高钠血症　　　　　　E.低钠血症

26.患者，男，60岁。患高血压病3年，入院后给予降压药等治疗，在用药护理中指导患者改变体位时动作宜缓慢，其目的是（　　　　）

 A.避免发生高血压危象

 B.避免发生高血压脑病

 C.避免发生直立性低血压

 D.避免血压增高

 E.避免发生急进型高血压

27.患者，男，57岁。因高血压使用直接扩张血管药降压，应用过程中患者出现水钠潴留。为了缓解水钠潴留可考虑合用的药物是（　　　　）

 A.普萘洛尔　　　　　　B.硝苯地平　　　　　　C.卡托普利

 D.尼群地平　　　　　　E.氢氯噻嗪

（王祖华）

第九章 血液和造血系统药

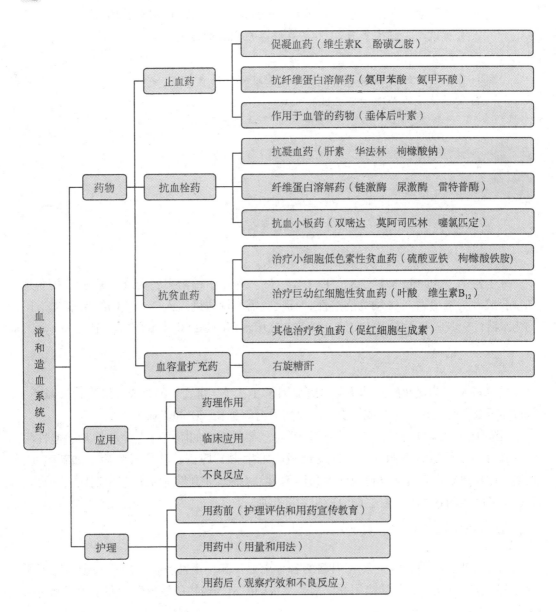

结构导图

■ 教学要求

知识目标

1. 理解维生素 K、氨甲苯酸、酚磺乙胺、肝素、华法林、铁制剂、叶酸、维生素 B_{12}、右旋糖酐的临床作用特点。

2. 知道垂体后叶素、枸橼酸钠、链激酶、尿激酶的临床应用和用药护理。

3. 掌握维生素 K、肝素、铁制剂、维生素 B_{12}、叶酸的临床应用和不良反应。

技能目标

1. 学会维生素 K、肝素、铁制剂、维生素 B_{12}、叶酸的用药护理。

2. 分析铁剂、维生素 B_{12}、叶酸在临床应用上的区别。

情感目标

1. 体会患者的病痛和护士在用药护理过程中的责任。

2. 增强学习的兴趣和自主性。

第一节　止血药

一、促凝血药

维生素 K

维生素 K（vitamin K）有 K_1、K_2、K_3、K_4。存在于植物中的为维生素 K_1，由肠道细菌合成者为维生素 K_2，均为脂溶性，其吸收需胆汁协助。人工合成的维生素 K_3、K_4 均为水溶性，其吸收不需胆汁协助。目前，临床常用的是维生素 K_1、K_3、K_4。

【药理作用】

维生素 K 作为羧化酶的辅酶参与凝血因子 Ⅱ、Ⅶ、Ⅸ、Ⅹ 的合成。维生素 K 缺乏，凝血因子 Ⅱ、Ⅶ、Ⅸ、Ⅹ 合成减少，凝血酶原时间延长，引起出血。

引起维生素 K 缺乏的原因：①吸收障碍，某些疾病如阻塞性黄疸、胆瘘、慢性腹泻等，可引起肠道缺乏胆汁，致使肠道吸收维生素 K 障碍；②合成障碍，如新生儿、长期应用广谱抗生素者，肠道缺乏大肠埃希菌，不能合成维生素 K；③长期应用香豆素类、水杨酸类药物可导致凝血酶原减少引起出血。

【临床应用】

主要用于：①缺乏维生素 K 引起的各种出血：如梗阻性黄疸、胆瘘、慢性腹泻所致出血，新生儿出血，长期应用香豆素类、水杨酸钠等药物所致出血，亦可用于预防长期应用广谱抗菌药继发的维生素 K 缺乏引起的出血；②镇痛，如胆石症、胆道蛔虫症引起的胆绞痛；③大剂量用于杀鼠药——敌杀鼠钠中毒的解救。

【不良反应】

1. 可致恶心、呕吐等胃肠道反应。

2. 较大剂量可致新生儿、早产儿发生溶血及高铁血红蛋白血症。对葡萄糖 -6- 磷酸脱氢酶（G-6-PD）缺乏患者也可诱发溶血。

3. 大剂量用药可致肝损害。

4. 维生素 K_1 静脉注射太快可发生面部潮红、呼吸困难、胸痛、虚脱。

5. 注射局部可见红肿、疼痛。

 案例分析

患者，女，37 岁。急性肾盂肾炎、高热入院后给予头孢哌酮钠抗炎治疗，用药 7 日后退烧，但出现上消化道出血。

诊断：头孢哌酮钠引起菌群失调造成维生素 K 缺乏引起出血。

治疗：维生素 K_3 片，每次 4mg，3 次 / 日。

用药护理：

1. 口服维生素 K_3 易引起恶心、呕吐，嘱咐患者饭后服用。

2. 用药期间忌服抗凝药及磺胺药、奎宁、奎尼丁、硫糖铝、考来烯胺、放线菌素 D 等，以免影响维生素 K 的疗效。

3. 告诉患者正常人肠道细菌可合成维生素 K，多食富含维生素 K 的食物如菜花、菠菜等。

【用药护理】

1. 用药前

（1）护理评估：通过询问过敏史、既往病史，确认患者有无严重肝病、妊娠等维生素 K 禁忌证及 G-6-PD 缺乏等慎用维生素 K 的情况。

（2）避光保存：维生素 K 制剂应避光保存，若有油滴析出或分层则不可使用。

（3）宣传教育：告知患者，多食富含维生素 K 的食物如菜花、菠菜等，可预防维生素 K 缺乏。

2. 用药中

（1）用药方法：①维生素 K_1 常采用肌内注射，选择臀大肌深注，并回抽血以防误入静脉；②有时对维生素 K_1 进行稀释和缓慢注射也可能引起严重不良反应，故静脉给药应控制给药速度，无明显反应时滴速不超过 1mg/min；③静脉注射维生素 K_1 时可用 5% 葡萄糖注射液、5% 葡萄糖氯化钠注射液或生理盐水进行稀释，不宜用其他稀释液；④维生素 K_3、维生素 K_4 多口服。

（2）其他：①肝素引起的出血、严重肝硬化患者出血用维生素 K 治疗无效；②较大剂量水杨酸药、磺胺药、奎宁、奎尼丁、硫糖铝、考来烯胺、放线菌素 D 等影响维生素 K 疗效。

3. 用药后

（1）滴注时注意滴速并严密监护，若有异常及时报告医生。

（2）定期测定凝血酶原时间，以便调整维生素 K 的用量及给药次数。

酚磺乙胺

酚磺乙胺（etamsylate）能使血小板数量增加，并增强血小板的凝集和黏附力，促进凝血活性物质的释放，从而产生止血作用。临床上用于预防和治疗外科手术出血过多、血小板减少性紫癜或过敏性紫癜以及其他原因引起的出血。偶见过敏反应，可有恶心、头痛、皮疹、血栓形成等。对本药过敏者禁用；血栓栓塞性疾病及肾功能不全者慎用。

二、抗纤维蛋白溶解药

氨甲苯酸及氨甲环酸

氨甲苯酸（aminomethylbenzoic acid）、氨甲环酸（tranexamic acid）能抑制纤溶酶原激活因子，使纤溶酶原不能激活为纤溶酶，从而抑制纤维蛋白的溶解，产生止血作用。主要用于纤维蛋白溶解过程亢进所致的出血，如肝、肺、胰、前列腺、肾上腺、甲状腺等手术时的异常出血；产后出血，以及血尿、上消化道出血等。有血栓形成倾向或过去有栓塞性血管病者禁用；血友病患者发生血尿时或肾功能不全者慎用。用药期间应定期测定患者的凝血酶原时间，防止形成血栓引起并发症；要监测患者肾功能，预防肾衰竭的发生。

三、作用于血管的药物

垂体后叶素

垂体后叶素（pituitrin），含缩宫素和抗利尿激素。抗利尿激素能收缩血管，使血压升高，又称加压素。主要用于治疗尿崩症、肺出血等。缩宫素，又称催产素，主要用于催产和产后止血。由于有升高血压的作用，产科现已少用。用药后引起血压升高、心悸、胸闷、心绞痛、尿量减少、出汗、恶心等症状。也有过敏反应发生。用药时要密切观察和监测患者的血压、心率、尿量等。高血压、冠心病、心力衰竭、肺源性心脏病患者忌用；引产时孕妇有胎位不正、骨盆过狭、产道阻碍等情况时忌用。

第二节　抗血栓药

抗血栓药是指通过抑制凝血过程、促进纤维蛋白溶解过程不同环节及抗血小板而起作用的药物。

一、抗凝血药

抗凝血药是指通过影响凝血过程中的凝血因子而阻止血液凝固过程的药物，可用于预防和治疗血栓性疾病。临床常用的抗凝血药有肝素、香豆素类等。

肝　素

【药理作用】

肝素（heparin）能与抗凝血酶Ⅲ（AT–Ⅲ）结合，使凝血酶（Ⅱa）以及凝血因子Ⅸa、Ⅹa、Ⅺa、Ⅻa的活性丧失，血液不能凝固。肝素还可抑制血小板的聚集，无论在体内还是体外，其抗凝作用都很强。

【临床应用】

主要用于：①血栓栓塞性疾病；②弥散性血管内凝血（DIC）的早期；③防治心肌梗死、脑梗死、心血管手术、体外抗凝等。

【不良反应】

不良反应主要为自发性出血，表现为各种黏膜出血、关节腔积血和伤口出血等。血小板减少症发生率可达5%。偶有过敏反应，长期应用可致骨质疏松和骨折。孕妇应用可致早产及死胎。

【用药护理】

1. 用药前

（1）护理评估：通过询问既往病史、用药史和过敏史，确认患者是否有出血倾向，有无牙龈出血及淤斑、骨痛、眩晕，是否有消化性溃疡、严重高血压、术后、先兆流产及产后、肝功能不全、过敏等禁忌证。

（2）宣传教育：①向患者讲解用药的目的、可能的不良反应，并告知患者应观察尿液的色泽、呕吐物的颜色；②告知患者使用软毛牙刷、不剔牙等，以免引起出血；③告知月经期女性患者月经量增多、时间延长不必紧张；④告知患者，在使用肝素期间应多饮水并多食用含钾食物；⑤告知患者，使用肝素可引起脱发，但可以恢复。

2. 用药中

（1）用药方法：①肝素口服无效，因刺激性大易发生血肿，不宜肌内注射，一般采用深部皮下注射或静脉给药，临床多采用静脉给药的方式。②深部皮下注射应选用配备的专用注射器；未配备专用注射器时，应选用4号半针头的一次性注射器。③一般在下腹部（避开脐周）皮下注射，并根据患者皮下脂肪的厚度确定进针深浅。注射前用无菌干棉签擦干针头上的药液，以免进针过程中药液带入表皮和真皮层导致局部出血。进针时用拇指和食指捏起皮肤皱褶，针头垂直刺入立即注完，之后迅速拔针，干棉球按住针眼15~20分钟，注射部位不宜按摩揉搓，并观察注射部位有无皮下小血肿，有无淤斑、浸润或疼痛性红斑等皮肤坏死先兆。④多次皮下注射，应注意更换注射部位。⑤静脉注射或静脉滴注肝素时，确定针头在血管内后方可给药。

（2）其他：①长期使用肝素不能突然停药，应按医嘱逐渐减量；②给药期间避免肌内注射其他药物。

3. 用药后

（1）注意观察过敏反应，如出现皮肤瘙痒、寒战、发热，应立即告知医生，并给予冷敷减轻皮肤瘙痒。注射部位禁止热敷。

（2）注意观察和监测患者血压、脉搏、呼吸等情况，如有异常及时告知医生进行处理。

（3）注意观察有无出血情况，如皮肤、黏膜、牙龈有出血点，出现血尿、黑便等，应及时报告医生。过量肝素引起的出血可缓慢静脉滴注鱼精蛋白对抗，通常1mg鱼精蛋白可对抗100U肝素，鱼精蛋注射速度应小于20mg/min或每10分钟内静脉滴注量不超过50mg。

（4）注意观察有无脱发、骨质疏松、血小板减少、转氨酶升高等症状。

华 法 林

【药理作用】

华法林（warfarin）为双香豆素类口服抗凝血药，是维生素K的竞争性拮抗药，能抑制肝细胞中凝血因子的合成，还具有降低凝血酶诱导的血小板聚集反应的作用，因而具有抗凝和抗血小板聚集功能。因对已形成的凝血因子无拮抗作用，故体外无效。

【临床应用】

口服用于防治血栓栓塞性疾病如心房纤颤和心脏瓣膜病所致血栓栓塞。与抗血小板药合用，可减少外科大手术、风湿性心脏病、人工瓣膜置换术后的静脉血栓发生率。

【不良反应】

应用过量易致自发性出血，偶见恶心、呕吐、腹泻、瘙痒性皮疹、过敏反应及皮肤坏死。

考点链接

口服用于防治血栓栓塞性疾病的药物是（　　　）

A.枸橼酸钠　　　B.链激酶　　　C.华法林钠　　　D.维生素 K　　　E.酚磺乙胺

解析：华法林钠口服可用于防治血栓栓塞性疾病，故答案应为 C。

【用药护理】

1.用药期间应定期测定患者的凝血酶原时间，监测血压。

2.因用药过量而出现自发性出血，应立即减量或停药，严重出血可缓慢静脉注射维生素 K_1 10～20mg，用以控制出血。必要时可输全血、血浆或凝血酶原复合物。

3.肝肾功能损害、严重高血压、凝血功能障碍伴有出血倾向、活动性溃疡、眼底出血、外伤、先兆流产、近期手术者禁用；妊娠期禁用。

枸橼酸钠

【药理作用】

枸橼酸钠（sodium citrate）能与血液中的 Ca^{2+} 结合，形成难解离的可溶性化合物，使血中游离 Ca^{2+} 浓度降低，而阻止血液凝固。

【临床应用】

枸橼酸钠主要用于血液保存时抗凝。

【不良反应】

如输入含枸橼酸钠的血液过多或过快时，则引起血钙降低，从而导致心功能不全。

【用药护理】

1.输血时防止血液凝固，每 100mL 全血中加入 2.5% 枸橼酸钠溶液 10mL。

2.为预防枸橼酸盐中毒反应，大量输血时可静脉注射适量葡萄糖酸钙或氯化钙，防止低钙血症发生。钙剂应单独注射，不能加入血液中，以免发生凝血。

3.若肝、肾功能不全或新生儿酶系统发育不全，不能充分代谢枸橼酸钠，即使缓慢输血也可能出现血钙过低现象，应特别注意，需定期监测血电解质。

二、纤维蛋白溶解药

纤维蛋白溶解药又称溶栓药，该类药物可使纤维蛋白溶酶原转变为纤维蛋白溶酶，水解纤维蛋白和纤维蛋白原，从而使血栓溶解。临床常用的纤维蛋白溶解药有链激酶、尿激酶等。

链 激 酶

链激酶（streptokinase）和血浆纤维蛋白溶酶原结合成复合物，使纤维蛋白溶酶原转变为有活性的纤维蛋白溶酶，使血栓溶解。临床用于治疗急性心肌梗死、急性肺栓塞、深部静脉栓塞、周围动脉栓塞等血栓性疾病。

用药过程中出血为主要并发症，注射部位可出现血肿，不需停药，可继续治疗，严重出血可给予氨基己酸对抗链激酶的作用；少数患者有发热、寒战、头痛等症状，可用解热镇痛药对症处理。

用药过程中尽量避免肌内注射及动脉穿刺；链激酶静脉滴注时速度不宜过快，链激酶具有抗原性，可致过敏反应。过敏性休克罕见，轻度过敏反应不必中断治疗，重度过敏反应需立即停止静脉滴注，并用抗组胺药物或激素处理；链激酶稀释后及时使用，放置稍久即可能减失活力；凝血障碍、出血性疾病、严重肝肾功能障碍、严重高血压、糖尿病、近期使用抗凝药及对链激酶过敏者禁用。

尿 激 酶

尿激酶（urokinase）是从健康人尿中提取的一种蛋白水解酶制剂，可直接激活纤维蛋白溶酶原转变为有活性的纤维蛋白溶酶，从而使血栓溶解。对新鲜血栓效果较好。临床用于治疗血栓性疾病如急性心肌梗死、肺栓塞、脑血管栓塞、周围动脉或静脉栓塞、视网膜动脉栓塞等。

主要不良反应为出血，使用过程中需测定凝血情况，如发现有出血倾向应立即停药，并给予6-氨基己酸对抗；头痛、寒战、恶心、呕吐、食欲不振等不良反应发生时应停止用药；可见皮疹、支气管痉挛等过敏反应；尿激酶溶解后立即应用，不得用酸性溶液稀释，以免药效下降。

组织型纤维蛋白溶酶原激活剂

组织型纤维蛋白溶酶原激活剂（human tissue-type plasminogen activator，t-PA）选择性地激活与纤维蛋白结合的纤维蛋白溶酶原，因而不产生应用链激酶时常见的出血并发症。用于治疗急性心肌梗死和肺栓塞。同属第二代溶栓药的还有西替普酶（siteplase）等。雷特普酶（reteplase）为第三代溶栓药，通过基因重组技术，改变了天然溶栓药的结构，使激活纤溶酶原的选择性提高、半衰期延长、用药的剂量和不良反应减少。

三、抗血小板药

抗血小板药是指对血小板黏附、聚集及释放功能有抑制作用的药物。临床上主要用于防治心脑急性缺血、梗死，以及外周动、静脉血栓栓塞等疾病。常用药物主要有影响血小板代谢的药物，如双嘧达莫、阿司匹林、利多格雷；干扰 ADP 介导的血小板反应的药物，如噻氯匹定、氯吡格雷；血小板糖蛋白受体拮抗剂，如阿昔单抗以及川芎嗪等。

双嘧达莫

双嘧达莫（dipynidamole）是磷酸二酯酶抑制剂，通过增加血小板中 cAMP 浓度，抑制血小板的聚集和黏附，从而发挥溶栓作用。

双嘧达莫一般与口服抗凝药香豆素、阿司匹林合用，治疗血栓栓塞性疾病。

常见不良反应有胃肠不适，表现为恶心、呕吐及腹泻。此外，还可发生头痛、头晕、颜面潮红，可能与头面部血管扩张有关。过量或快速静脉注射可致血压下降。

阿司匹林

阿司匹林（asprin）小剂量时可抑制血小板环氧化酶，使血栓素 A_2（TXA_2）的合成减少，从而抑制血小板聚集，发挥抗凝血的作用。

临床上主要用于防治急性心肌梗死、暂时性缺血性中风及急性脑梗死。

噻氯匹定

噻氯匹定（ticlopidine）可选择性地抑制 ADP 诱导的血小板聚集而发挥抗凝血的作用，临床主要用于预防急性心肌梗死、脑血管缺血症及肢体动脉闭塞性疾病。

常见不良反应为腹泻，也可见骨髓抑制，此外还有皮疹、红斑、鼻腔出血等。

第三节　抗贫血药

贫血是指循环血液中血红蛋白的含量或红细胞数目低于正常值的病理现象。贫血的主要类型有：①缺铁性贫血，由铁质缺乏而不能满足机体造血用铁量的需要所致，导致血红蛋白含量下降，红细胞呈小细胞低色素性；②巨幼红细胞性贫血，由叶酸或维生素 B_{12} 缺乏所致，红细胞呈大细胞高色素性；③再生障碍性贫血，由造血功能障碍引起的红细胞、白细胞、血小板均减少，红细胞呈正常细胞性。

贫血的治疗，在消除原因的同时，应根据缺什么补什么的原则进行治疗。

课堂互动

硫酸亚铁是抗贫血药吗？常用的抗贫血药有哪些？如何应用？怎样进行用药护理？

一、治疗小细胞低色素性贫血药

铁 制 剂

常用药物有硫酸亚铁（ferrous sulfate）、枸橼酸铁胺（ferric ammonium citrate）、富

马酸亚铁（ferrous fumarate）、右旋糖酐铁（iron dextran）等。

【作用及临床应用】

铁是构成血红蛋白的原料，进入骨髓后，先吸附在有核红细胞膜上，然后进入细胞内的线粒体，与原卟啉结合成血红素，血红素与珠蛋白结合形成血红蛋白。缺铁时，血红蛋白合成少，但对红细胞分裂增殖影响不大，故红细胞数量变化不大，只是红细胞内血红蛋白含量少、体积小，所以缺铁性贫血又称小细胞低色素性贫血。

成人每日对铁的生理需要量为 1~1.5mg，日常饮食中含量丰富，并且红细胞破坏后释放的铁还可反复利用，因此，正常情况下人体不易缺铁。缺铁的主要原因是：① 慢性失血（如月经过多、痔疮及钩虫病、消化性溃疡出血等）；②生理需要增加（儿童生长期、孕妇）；③胃肠吸收减少（如萎缩性胃炎、胃癌等）；④红细胞大量破坏（如疟疾、溶血等）。因此，在用铁制剂治疗缺铁性贫血的同时，一定要消除原因，否则疗效差，而且易复发。

铁以 Fe^{2+} 形式在十二指肠和空肠上段吸收，进入血液循环后被氧化成 Fe^{3+}，再与运铁蛋白结合为血浆铁，转运到肝、脾、骨髓储存。胃酸、维生素 C、食物中的果糖、半胱氨酸等有助于 Fe^{3+} 还原成 Fe^{2+}，可促进铁的吸收。抗酸药、胃酸缺乏或含钙、磷酸盐及鞣质高的食物等可使铁沉淀，影响铁吸收；四环素等可与铁形成配合物，也不利于吸收。

铁制剂主要用于慢性失血（月经过多、子宫肌瘤出血、慢性消化道出血等）、营养不良、妊娠、儿童发育期等引起的缺铁性贫血。用药后贫血症状迅速改善，服药 1 周左右即见网织红细胞开始增多，血红蛋白每日可增加 0.1%~0.3%，约 4~8 周可恢复至正常。

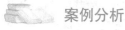 案例分析

患者，女，51 岁。职员，患有痔疮，呈轻度贫血貌。

诊断：小细胞低色素性贫血。

治疗：硫酸亚铁片，每次 0.3g，每日 3 次，饭后服。

用药护理：

1. 服用铁剂期间应多食水果、果汁和各种酸性饮食，以促进铁的吸收。

2. 勿与浓茶、牛奶及含有鞣酸的饮料同时服用，以免影响吸收。

3. 硫酸亚铁对胃肠道有较大的刺激性。若患者同时患有消化道疾病，则不宜选用硫酸亚铁，而应选用右旋糖酐铁。

【不良反应】

1. 胃肠反应　口服可引起恶心、呕吐、腹痛及腹泻等，服三价铁较二价铁明显，饭后服可减轻。长期服用可引起便秘、黑便，是铁剂与肠内的肠蠕动刺激物硫化氢结合，

生成黑色硫化铁沉淀物，使肠蠕动刺激物硫化氢减少所致。

2. 过敏反应及疼痛　注射铁剂可引起局部疼痛；部分患者可出现畏寒、发热等过敏反应，严重者可引起休克。

3. 急性中毒　儿童误服超过 1g 以上可致急性中毒，表现为血性腹泻、呼吸困难、休克等。

【用药护理】

1. 用药前

（1）护理评估：通过询问过敏史、既往病史，确认患者有无铁制剂的禁忌证，如消化性溃疡、铁制剂过敏等。

（2）宣传教育：①告知患者，服用铁制剂须坚持 1 个月以上的疗程；②告知患者，因食物中的铁及口服铁制剂多以 Fe^{2+} 形式吸收，因此，用药期间应多摄入富含果糖、维生素 C 等还原性物质的食物，少摄入牛奶等高钙、高磷酸和茶叶等含鞣酸的饮食，以利于铁的吸收和利用；③教会患者或患者家属平时通过多食用含铁量及吸收率都较高的动物性食品（如动物肝脏、血液、瘦肉等）和某些植物性食品（如黄豆、木耳、油菜等）以补铁，但应注意烹饪时间不得超过 15 分钟；④告知患者，口服铁制剂有轻度胃肠道反应。

考点链接

患者，女，19 岁。患有缺铁性贫血，口服铁剂治疗的方法错误的是（　　　）
A. 饭后服用　　　B. 与浓茶水同服　　　C. 与维生素同服　　　D. 不与牛奶同服
E. 用吸管吸服铁剂
解析：口服铁剂易引起胃肠道反应，该类药物宜在饭后服用；患者要使用吸管吸服，避免牙齿染色；服用铁剂时，忌饮茶、牛奶、咖啡。故答案应为 B。

2. 用药中

（1）用药方法：①口服铁制剂应在餐后半小时服用，服用糖浆剂时，可用橙汁稀释，用吸管服药，既可增加药物的吸收，又能防止牙齿变黑，服药后立即漱口或刷牙；②服用缓释片时，勿嚼碎或掰开服用，以减轻其对胃的刺激；③注射铁制剂宜采用深部肌内注射，并应双侧交替，静脉注射则应在穿刺成功后再将药物注入血管内，以免药物渗出导致静脉炎症。

（2）制剂与用量

硫酸亚铁　片剂：0.3g。每次 0.3 ~ 0.6g，每日 3 次。

富马酸亚铁　片剂：0.2g。每次 0.2g，每日 3 次。

枸橼酸铁胺　糖浆剂：10%。每次 10mL，每日 3 次。

右旋糖酐铁　注射剂：25mg/2mL、50mg/2mL。每次 25 ~ 50mg，每日 1 次。

3. 用药后

（1）观察贫血改善情况：观察皮肤黏膜颜色，并向患者及其家属解释定期检查血红蛋白、网织红细胞、血清铁蛋白和血清铁的必要性。

（2）严密防范过敏性休克：使用铁制剂后，一旦发现过敏，立即报告医生使用肾上腺素抢救。

（3）其他：①若有腹泻或便秘，应及时报告医生。②若发现服用过量铁剂中毒，应立即催吐、洗胃，且应在服药后 1 小时内进行。洗胃用 1% 碳酸氢钠溶液，并以特殊解毒剂去铁胺注入胃内以结合残存的铁，同时做好抗休克准备。③铁制剂可与肠道内的硫化氢结合成黑色的硫化铁致大便变浓绿或黑色，此为正常现象，不必惊慌。

二、治疗巨幼红细胞性贫血药

叶 酸

叶酸（folic acid）广泛存在于动植物食品中，其中以肝脏、酵母、绿叶蔬菜中含量最多。人体每日最低需要量约 50µg，但人体不能合成，全部由食物中摄取。

课堂互动

对于长期应用叶酸对抗剂引起的巨幼红细胞性贫血，应当选用哪种叶酸制剂？

叶酸本身无活性，在体内被叶酸还原酶及二氢叶酸还原酶还原成四氢叶酸，四氢叶酸作为一碳单位的传递体，参于体内胸腺嘧啶核苷酸的合成及某些氨基酸的互变等。叶酸缺乏时，核酸不能合成，细胞有丝分裂减少，尤其对分裂与增殖旺盛的骨髓和消化道上皮组织影响明显，可出现巨幼红细胞性贫血、舌炎、腹泻等。

考点链接

对于巨幼红细胞性贫血最好的治疗方法是（　　）

A.铁剂治疗　　　　　　　　　　B.叶酸、维生素 B_{12} 治疗

C.叶酸、维生素 B_{12}、铁剂治疗　　D.输全血

E.激素治疗

解析：巨幼红细胞性贫血宜选用维生素 B_{12} 和叶酸治疗。有精神神经症状者，应以维生素 B_{12} 治疗为主，如果单用叶酸治疗，反而有加重症状的可能。故答案应为 B。

叶酸作为补充治疗用于各种原因所致的巨幼红细胞性贫血，如营养不良、婴幼儿喂养不当、妊娠或哺乳期所致巨幼红细胞性贫血，与维生素 B_{12} 合用效果更好。对叶酸拮

抗药如甲氨蝶呤、乙胺嘧啶、甲氧苄啶等所致的巨幼红细胞性贫血，可用甲酰四氢叶酸钙治疗。对维生素 B_{12} 缺乏所致的恶性贫血，叶酸只能纠正血象，不能改善神经系统症状。用药前告知患者，大量服用叶酸时可出现黄色尿，停药可消失，不影响治疗。

维生素 B_{12}

维生素 B_{12}（vitamine B_{12}）是一组含钴的维生素总称，有氰钴胺、羟钴胺、甲基钴胺等。主要存在于动物的肝和蛋黄中，人体生理需要量为 $1 \sim 2\mu g/d$。

【作用及临床应用】

1. 参与叶酸循环利用　维生素 B_{12} 在使同型半胱氨酸甲基化转变为蛋氨酸的过程中，使 N_5- 甲基四氢叶酸转变为四氢叶酸。所以维生素 B_{12} 缺乏时，叶酸代谢发生障碍，会出现与叶酸缺乏相似的巨幼红细胞性贫血。

2. 维持有鞘神经纤维功能　维生素 B_{12} 能促使脂肪的中间代谢产物甲基丙二辅酶 A 转变为琥珀酰辅酶 A，参与三羧酸循环，有助于神经髓鞘脂蛋白的形成，从而保持有髓鞘的神经纤维功能的完整性。当维生素 B_{12} 缺乏时，甲基丙二酰辅酶 A 积聚，干扰神经髓鞘脂蛋白的合成，引起有髓鞘的神经纤维功能障碍，可出现神经系统损害的症状。

维生素 B_{12} 主要治疗恶性贫血，也与叶酸合用治疗巨幼红细胞性贫血。此外，也可作为神经系统疾病（如神经炎、神经痛、神经萎缩等）、肝脏疾病、再生障碍性贫血的辅助治疗。

【用药护理】

用药前通过询问过敏史、既往病史，确认患者有无维生素 B_{12} 的慎用情况，如低钾血症、充血性心力衰竭等，因维生素 B_{12} 可促进 K^+ 进入细胞内，有引发低血钾的可能；维生素 B_{12} 本身无毒性，但少数患者可发生过敏反应，包括过敏性休克，故有过敏史者禁用。

三、其他治疗贫血药

促红细胞生成素

促红细胞生成素（erythropoietin）是由肾近曲小管周围细胞产生的糖蛋白激素。药用者由 DNA 重组技术生产。

【作用及临床应用】

促红细胞生成素能与红系干细胞表面受体结合，刺激红系干细胞，促使红系干细胞增殖、分化、成熟，使红细胞数目增多、血红蛋白量增加。临床主要用于肾衰竭进行血液透析的贫血患者，也可用于慢性肾病、肿瘤化疗等所致的贫血。

【不良反应】

不良反应主要为升高血压，故高血压患者禁用。

第四节　血容量扩充药

血容量扩充药是一类能提高血浆胶体渗透压，增加血容量的药物。临床主要用于大失血或失血浆（大面积烧伤）而引起的低血容量性休克。

右旋糖酐

右旋糖酐（dextran）为葡萄糖的聚合物，根据分子量不同，可分为中分子右旋糖酐（平均分子量为 70000，简称右旋糖酐 70）、低分子右旋糖酐（平均分子量为 40000，简称右旋糖酐 40）、小分子右旋糖酐（平均分子量 10000，简称右旋糖酐 10）。

【作用及临床应用】

1.扩充血容量　右旋糖酐分子量较大，静脉输入后不易渗出血管，可提高血浆胶体渗透压，吸收血管外水分入血，迅速扩充血容量。作用强度与维持时间依分子量大小而渐减。中、低分子右旋糖酐可用于大失血或失血浆引起的低血容量性休克。

2.改善微循环　低、小分子右旋糖酐可覆盖在红细胞表面，使红细胞不易聚集，加之扩容使血液稀释，可改善微循环。用于感染性休克的治疗。

3.抗凝血　低、小分子右旋糖酐覆盖在血小板表面，使其不易聚集，可防止血栓形成。临床用于防治血栓栓塞性疾病，如心肌梗死、脑梗死、血栓闭塞性脉管炎及弥漫性血管内凝血的早期。

4.利尿　低、小分子右旋糖酐的分子较小，可迅速由肾小球滤过，但不被肾小管再吸收，使肾小管管腔内渗透压升高，水分重吸收减少而发挥渗透性利尿作用。可用于防治急性肾衰竭。

【不良反应】

不良反应偶见过敏反应，如发热、寒战、胸闷、呼吸困难等，严重者可致过敏性休克。用药前以 0.1mL 做皮内试验，开始应用时，应缓慢静脉滴注，同时要严密观察 5~10 分钟，发现症状，立即停药，及时抢救。用量过大（一次用量超过 1000mL）或连续用药，可引起凝血障碍而导致出血。

【禁忌证】

血小板减少及出血性疾病、心功能不全者禁用。

实践　血液系统药物的用药护理

【工作任务】

1. 铁制剂的用药护理。
2. 肝素的用药护理。

【用物及器械】

1. 临床病例　与铁剂、肝素的临床应用有关的病例若干份。

2. 教学示教片

（1）铁剂、肝素临床应用的示教片。

（2）静脉留置针应用的示教片。

【操作规范】

1. 实践过程

（1）组织收看电视录像或多媒体影视资料。

（2）根据内容，组织讨论与发言。

（3）将临床常用药品使用说明书进行分类，根据药品说明书、教材内容和所学有关知识组织讨论各类药物的作用、特点、应用、不良反应及用药护理，或组织模拟临床实践教学。

2. 案例分析

案例 1　患者，女，43 岁。胃溃疡，近感疲乏无力，面色苍白。经检查，诊断为胃溃疡伴贫血。

试分析：

（1）贫血的分型。

（2）治疗使用的药物。

（3）用药护理的相关措施。

案例 2　患者，女，23 岁。服用铁制剂的同时，服用了维生素 C。

试分析：

（1）对铁制剂吸收的影响。

（2）可否停药？

案例 3　患者，男，60 岁。行静脉留置针。

试分析：

（1）是否需要抗凝血？

（2）可否使用肝素？

（3）用药护理的相关措施。

3. 观看教学示教片

（1）铁制剂、肝素临床应用的示教片。

（2）静脉留置针应用的示教片。

4. 模拟训练

进行铁制剂、肝素的用药护理的模拟训练。

【注意事项】

1. 案例分析以学生分析为主，教师进行精讲点拨。

2. 集体观看教学示教片，分小组进行讨论。

【分组讨论】

【汇报总结】

同步训练

【A1 型题】

1. 慢性失血引起的贫血，治疗可用（　　　）

    A. 叶酸   B. 维生素 B_{12} C. 硫酸亚铁

    D. 甲酰四氢叶酸钙   E. 维生素 K

2. 恶性贫血治疗可选（　　　）

    A. 叶酸   B. 维生素 B_{12} C. 硫酸亚铁

    D. 富马酸亚铁   E. 维生素 B_1

3. 对巨幼红细胞贫血，治疗最好选用（　　　）

    A. 叶酸   B. 维生素 B_{12} C. 硫酸亚铁

    D. 叶酸 + 维生素 B_{12} E. 叶酸 + 铁剂

4. 甲氧苄啶所致的巨幼红细胞贫血，治疗宜用（　　　）

    A. 硫酸亚铁   B. 叶酸   C. 甲酰四氢叶酸钙

    D. 枸橼酸铁铵   E. 维生素 B_{12}

5. 急性血栓栓塞性疾病的患者，应用后能使血栓溶解的药物是（　　　）

    A. 尿激酶   B. 肝素   C. 华法林

    D. 阿司匹林   E. 双嘧达莫

6. 下列各种出血，维生素 K 无效的是（　　　）

    A. 产科的出血

    B. 胆道梗阻所致的出血

    C. 胆瘘所致的出血

D. 新生儿出血

E. 长期应用广谱抗生素所致的出血

7. 下列各种原因引起的出血，不宜使用维生素 K 的是（　　　）

A. 长期应用香豆素类、水杨酸钠等药物所致的出血

B. 肝素引起的出血

C. 新生儿出血

D. 慢性腹泻所致出血

E. 长期应用广谱抗菌药继发的维生素 K 缺乏引起的出血

8. 肝素过量引起的出血，最好选用对抗的药是（　　　）

A. 维生素 K　　　　　　　　B. 鱼精蛋白　　　　　　　　C. 氨甲苯酸

D. 垂体后叶素　　　　　　　E. 酚磺乙胺

9. 慢性肾功能不全所致的贫血，治疗时最好选用（　　　）

A. 叶酸　　　　　　　　　　B. 维生素 B_{12}　　　　　　　C. 铁剂

D. 促红细胞生成素　　　　　E. 人粒细胞集落刺激因子

10. 只能用于体外抗凝，而不能用于体内抗凝的抗凝血药是（　　　）

A. 肝素　　　　　　　　　　B. 枸橼酸钠　　　　　　　　C. 华法林

D. 链激酶　　　　　　　　　E. 组织型纤溶酶原激活剂

11. 口服液体铁剂的正确方法是（　　　）

A. 饭前服　　　　　　　　　B. 服前测心率　　　　　　　C. 吸管吸入

D. 茶水送服　　　　　　　　E. 服后不宜立即饮水

12. 中分子右旋糖酐的主要作用是（　　　）

A. 渗透性利尿　　　　　　　B. 改善微循环　　　　　　　C. 抑制血小板聚集

D. 扩充血容量　　　　　　　E. 抑制红细胞聚集

13. 对血浆中纤溶酶原几乎无作用，而对血栓中已经与纤维蛋白结合的纤溶酶原有选择性激活作用的药物是（　　　）

A. 肝素　　　　　　　　　　B. 链激酶　　　　　　　　　C. 尿激酶

D. 双嘧达莫　　　　　　　　E. 组织型纤溶酶原激活物

14. 对阿司匹林过量引起的出血，治疗时最好选用（　　　）

A. 氨甲苯酸　　　　　　　　B. 维生素 K　　　　　　　　C. 垂体后叶素

D. 酚磺乙胺　　　　　　　　E. 鱼精蛋白

15. 弥散性血管内凝血早期，治疗可用（　　　）

A. 尿激酶　　　　　　　　　B. 链激酶　　　　　　　　　C. 氨甲苯酸

D. 肝素　　　　　　　　　　E. 阿司匹林

【A2 型题】

16. 患者，男，58 岁。突然发作持续性的胸骨后剧烈疼痛，发热、白细胞总计数和血清心肌酶增高，心电图有病理性 Q 波。抗凝血最好选用（　　　）

    A. 华法林   B. 肝素   C. 链激酶

    D. 双嘧达莫   E. 低分子右旋糖酐

17. 患者，女，41岁。因外伤失血过多，发生低血容性休克而入院，紧急处理补液最好用（   ）

    A. 中分子右旋糖酐   B. 小分子右旋糖酐   C. 生理盐水

    D. 5%葡萄糖   E. 低分子右旋糖酐

18. 患者，男，66岁。2年前行"人工瓣膜置换术"，术后遵医嘱服用华法林。护士建议该患者日常生活中使用电动剃须刀剃须，其主要目的是（   ）

    A. 避免损伤皮肤造成出血   B. 避免损伤皮肤引发感染性心内膜炎

    C. 避免交叉感染   D. 方便老人使用   E. 卫生环保

（牛彦辉）

第十章 抗变态反应药

结构导图

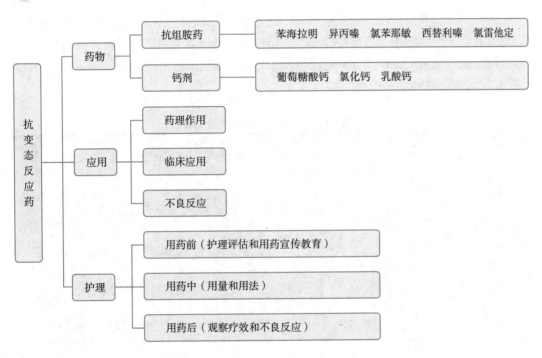

教学要求

知识目标

1. 理解组胺受体的分类、分布和效应。

2. 知道 H_1 受体阻断药的作用特点、临床应用和不良反应。

3. 掌握钙剂的临床应用和不良反应。

技能目标

1. 学会抗组胺药和钙剂的用药护理。

2. 学会观察钙剂的疗效和不良反应。

3. 分析 H_1 受体阻断药在临床应用上的区别。

情感目标
1. 体会患者的病痛和护士在用药护理过程中的责任。
2. 增强学习的兴趣和自主性。

第一节 抗组胺药

一、组胺受体的分类、分布和效应

组胺是最早发现的自身活性物质，广泛存在于人体各组织中，在体内以无活性的结合形式存在于肥大细胞和嗜碱性粒细胞的颗粒中。当机体受到理化因素刺激或发生变态反应时，这些细胞脱颗粒，导致组胺释放，通过与效应细胞上的组胺受体结合，兴奋受体而产生相应的效应（表 10-1）。

表 10-1 组胺受体的分布与效应

受体类型	分 布	效 应
H_1	支气管、胃肠道、子宫平滑肌	收缩
	皮肤血管	扩张
	心房、房室结	收缩增强、传导减慢
H_2	胃壁细胞	胃酸分泌增加
	血管	扩张
	心室、窦房结	收缩增强、心率加快
H_3	中枢与外周神经末梢	负反馈性调节组胺合成与释放

二、常用抗组胺药

抗组胺药在体内与相应组胺受体结合而起抗组胺作用。根据药物选择性不同，抗组胺药可分为 3 类，即 H_1 受体阻断药、H_2 受体阻断药和 H_3 受体阻断药。H_2 受体阻断药主要用于抗消化性溃疡，H_3 受体阻断药临床上不常用，本节仅介绍 H_1 受体阻断药。常用的 H_1 受体阻断药有第一代药物苯海拉明（diphenhydramine）、异丙嗪（promethazine）、氯苯那敏（chlorpheniramine）、曲吡那敏（tripelennamine）等，第二代药物有西替利嗪（cetirizine）、阿斯咪唑（astemizole）、特非那定（terfenadine）、左卡巴斯汀（levocabastine）、氯雷他定（loratadine）、依巴斯汀（ebastine）等。常用 H_1 受体阻断药作用特点比较见表 10-2，临床应用、不良反应和用药护理见表 10-3。

表 10-2　常用 H₁ 受体阻断药作用特点比较

	药物	抗组胺	镇静催眠	抗晕动止吐	抗胆碱	作用持续时间（h）
第一代	苯海拉明	++	+++	++	+++	4～6
	异丙嗪	+++	+++	++	+++	6～12
	氯苯那敏	+++	+	-	++	4～6
	曲吡那敏	+++	++	-	-	4～6
第二代	西替利嗪	+++	-			7～12
	左卡巴斯汀	+++	-			7
	阿司咪唑	+++				10（d）
	特非那定	+++				12～24
	氯雷他定	+++				24
	依巴斯汀	+++				24

注： +++ 强； ++ 中； + 弱； - 无。

课堂互动

　　患者，男，40 岁。出租车司机，食用小龙虾后出现皮肤瘙痒、红斑等过敏症状。请问：如何为患者选择药物？怎样对其进行用药护理？

表 10-3　常用 H₁ 受体阻断药的临床应用、不良反应及用药护理

	药物	主要应用	不良反应与用药护理
第一代	苯海拉明（苯那君）	①皮肤黏膜过敏症如荨麻疹、枯草热、过敏性鼻炎及血管神经性水肿；②昆虫咬伤（肿痒）、药疹、接触性皮炎；③防治输血反应；④晕动病、妊娠呕吐和放射病呕吐；⑤镇静、安眠，用于治疗失眠	①嗜睡、头晕、反应迟钝、注意力不集中等中枢抑制症状，服药期间不宜驾驶车船、操纵机器或从事高空作业；不宜饮酒，不宜与中枢神经抑制药合用。②口干、恶心、呕吐等，饭后服用可减轻胃肠道反应。③刺激性强，不宜皮下注射，应选择大肌群深部肌内注射。④新生儿和早产儿、孕妇及哺乳期妇女禁用，青光眼、尿潴留、前列腺增生、幽门梗阻患者及对本药物过敏者禁用；儿童不宜服用；皮试前不宜使用
	异丙嗪（非那根）	皮肤黏膜过敏症、晕动病，与哌替啶、氯丙嗪合用于人工冬眠	嗜睡、乏力、头晕、口干等，与食物或牛奶同服可减轻对胃黏膜的刺激
	氯苯那敏（扑尔敏）	皮肤黏膜过敏症，对过敏性鼻炎和上呼吸道感染引起的鼻充血有效	嗜睡、乏力、胃肠反应，与食物或牛奶同服可减轻对胃黏膜的刺激
	曲吡那敏（扑敏宁）	皮肤黏膜过敏症	嗜睡、乏力、胃肠道反应

续表

	药物	主要应用	不良反应与用药护理
第二代	西替利嗪	季节性和常年性过敏性鼻炎	不良反应少见，肾功能损害者需减量
	左卡巴斯汀	季节性结膜炎、瘙痒和荨麻疹变态反应性鼻炎	一过性局部刺激，如鼻眼刺痛和过敏性结膜炎烧酌感；12岁以下儿童不宜服用
	阿司咪唑（息斯敏）	过敏性鼻炎、过敏性结膜炎及其他过敏症状	过量或与肝药酶抑制药合用易致心律失常
	特非那定（敏迪）	过敏性鼻炎、过敏性皮肤病、荨麻疹、花粉症等	头痛、胃肠反应，过量可致心律失常，宜饭后服用
	氯雷他定	缓解过敏性鼻炎、慢性荨麻疹、瘙痒性皮肤病及其他过敏性疾病有关症状	乏力、头痛、嗜睡、口干及胃肠道不适等
	依巴斯汀	过敏性鼻炎、过敏性皮肤病、慢性荨麻疹、湿疹、皮炎	罕见心动过速、尿潴留、皮疹、水肿及肝功能异常等

第二节 钙 剂

临床常用的钙剂有葡萄糖酸钙（calcium gluconate）、氯化钙（calcium chloride）和碳酸钙（calcium carbonate）等。

考点链接

患者，女，48岁。因午后潮热、心悸等症状就诊，经诊断为围绝经期综合征。医嘱用激素替代疗法，为预防骨质疏松，同时需要补充（   ）

A. 钙剂   B. 铁剂   C. 叶酸   D. 维生素E   E. 蛋白质

解析：钙是构成骨骼和牙齿的主要成分，可用于防治骨质疏松，故答案应为A。

【作用及临床应用】

1. 抗过敏   钙离子能降低毛细血管壁的通透性，减少渗出，起到消炎、消肿、缓解过敏反应症状的作用。适用于过敏性疾病，如荨麻疹、血清病、湿疹、血管神经性水肿及渗出性红斑等。

2. 维持神经肌肉的正常兴奋性   当血钙含量降低时（成人正常为 2.25～2.75mmol/

L)，神经肌肉的兴奋性升高，表现为手足抽搐，婴幼儿可见喉痉挛或惊厥。静脉注射钙剂可迅速缓解症状。

3. 促进骨和牙的正常发育 钙是构成骨骼和牙齿的主要成分，体内缺钙可引起佝偻病或软骨病，及时补充钙盐可防治此类疾病；此外，钙剂也可用于儿童生长发育期、骨质疏松、妊娠及哺乳期妇女钙缺乏的补充治疗。同时配伍维生素 D 可促进钙的吸收。

4. 解救镁中毒 静脉注射钙剂能竞争性拮抗镁离子，用于硫酸镁过量中毒时的解救。

5. 其他 参与血液凝固过程、加强心肌收缩力、对抗氨基糖苷类抗生素引起的神经肌肉阻断作用等。

考点链接

患者，男，55 岁。因心力衰竭使用地高辛进行治疗。治疗期间的下列医嘱中，护士应对哪项提出质疑和核对（　　　）

A. 氯化钾溶液静滴　　　B. 生理盐水静滴　　　C. 5% 葡萄糖溶液静滴

D. 葡萄糖酸钙溶液静滴　　E. 乳酸钠溶液静滴

解析：钙剂可增加地高辛等强心苷类药物的毒性作用，在服用地高辛期间，忌用钙剂。故答案应为 D。

【不良反应】

钙剂刺激性强，不宜进行皮下或肌内注射，静脉注射须稀释后缓慢注射。静脉注射时有全身发热感。

【用药护理】

1. 用药前

（1）护理评估：通过询问过敏史、既往病史，确认患者有无慎用钙剂的情况，如服用地高辛治疗心衰时忌用钙剂（钙剂可增加地高辛等强心苷类药物的毒性作用）。

（2）宣传教育：告知患者多食含钙高的食物如牛奶、豆类可预防钙的缺乏，多晒太阳可促进钙的吸收；补钙期间应少吃菠菜等含草酸的食物或药物，以免影响钙的吸收。

2. 用药中

（1）静脉注射钙剂须稀释后缓慢注射，注射过快可引起心律失常甚至室颤或心脏骤停。

（2）避免药液外漏以免引起剧痛或组织坏死，若有外漏可用 0.5% 普鲁卡因注射液局部封闭。

（3）低血钙引起的轻微抽搐或惊厥可选择口服给药，但忌与四环素类药物同服，以免钙盐与四环素形成络合物而影响钙的吸收。

3. 用药后

静脉注射钙剂后应严密观察患者的感觉和反应，如有异常，立即报告医生。

同步训练

【A1 型题】

1. 组胺主要存在于（　　　）

　　A. 巨噬细胞 　　　　　　B. 嗜酸性粒细胞 　　　　C. 嗜中性粒细胞

　　D. 肥大细胞 　　　　　　E. 内皮细胞

2. H_1 受体、H_2 受体激动后均可产生的效应是（　　　）

　　A. 支气管平滑肌收缩 　　B. 胃酸分泌增加 　　　　C. 心率加快

　　D. 血管扩张 　　　　　　E. 肠蠕动增加

3. H_1 受体阻断药的最佳适应证是（　　　）

　　A. 过敏性休克 　　　　　B. 哮喘

　　C. 荨麻疹、过敏性鼻炎等皮肤黏膜变态反应

　　D. 失眠 　　　　　　　　E. 消化性溃疡

4. 胆碱抑制作用最强的是（　　　）

　　A. 异丙嗪 　　　　　　　B. 依巴斯汀 　　　　　　C. 曲吡那敏

　　D. 氯苯那敏 　　　　　　E. 西替利嗪

5. 中枢抑制作用最强的是（　　　）

　　A. 苯海拉明 　　　　　　B. 阿司咪唑 　　　　　　C. 特非那定

　　D. 氯苯那敏 　　　　　　E. 氯雷他定

6. 属于 H_1 受体阻断药最常见不良反应的是（　　　）

　　A. 烦躁、失眠 　　　　　B. 镇静、嗜睡 　　　　　C. 消化道反应

　　D. 致畸 　　　　　　　　E. 变态反应

7. H_2 受体阻断药主要用于（　　　）

　　A. 慢性荨麻疹 　　　　　B. 急性荨麻疹 　　　　　C. 过敏性皮炎

　　D. 胃、十二指肠溃疡 　　E. 呕吐

8. 使用 H_1 受体阻断药无效的是（　　　）

　　A. 枯草热 　　　　　　　B. 荨麻疹 　　　　　　　C. 过敏性鼻炎

　　D. 接触性皮炎 　　　　　E. 过敏性休克

9. 不能用于胃及十二指肠溃疡的药物是（　　　）

　　A. 特非那定 　　　　　　B. 西咪替丁 　　　　　　C. 法莫替丁

　　D. 雷尼替丁 　　　　　　E. 尼扎替丁

【A2 型题】

10. 患儿，男，2 岁。因饮食不佳伴有夜惊，且发育不良而住院，医生诊断为佝偻病，应选择的药物是（　　　）
　　　A. 氯化钾　　　　　　　　B. 氯化铵　　　　　　　　C. 葡萄糖酸钙
　　　D. 氨丁三醇　　　　　　　E. 氯化钠

11. 患者，男，41 岁。长途货车驾驶员。因局部皮肤出现片状红色突起，瘙痒难忍来诊，诊断为荨麻疹。该患者应选用下列何药治疗（　　　）
　　　A. 阿司咪唑　　　　　　　B. 西咪替丁　　　　　　　C. 法莫替丁
　　　D. 雷尼替丁　　　　　　　E. 尼扎替丁

12. 患者，男，36 岁。因惊厥发作，医嘱给予硫酸镁注射治疗，治疗后患者出现血压下降、呼吸困难、腱反射消失等硫酸镁过量中毒症状，应选用下列何种药物解救（　　　）
　　　A. 氯化钾　　　　　　　　B. 碳酸氢钠　　　　　　　C. 葡萄糖酸钙
　　　D. 葡萄糖　　　　　　　　E. 氯化钠

13. 患者，女，40 岁。因门脉高压大出血入院，医嘱输血 1000mL，静脉注射 10% 葡萄糖酸钙 10mL。补钙的目的是（　　　）
　　　A. 降低血钾　　　　　　　B. 使钾离子从细胞外向细胞内转移
　　　C. 纠正酸中毒　　　　　　D. 降低神经肌肉的应激性
　　　E. 对抗钾离子对心肌的抑制作用

（郭　允）

第十一章　消化系统药

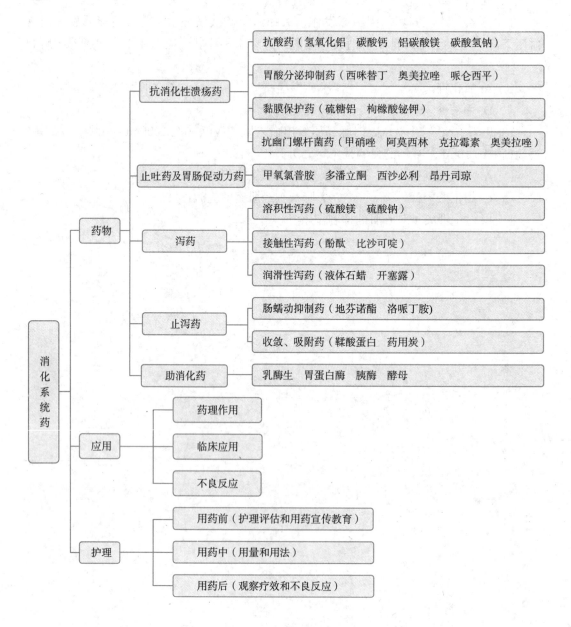

結构导图

抗酸药（氢氧化铝　碳酸钙　铝碳酸镁　碳酸氢钠）

胃酸分泌抑制药（西咪替丁　奥美拉唑　哌仑西平）

黏膜保护药（硫糖铝　枸橼酸铋钾）

抗幽门螺杆菌药（甲硝唑　阿莫西林　克拉霉素　奥美拉唑）

止吐药及胃肠促动力药　甲氧氯普胺　多潘立酮　西沙必利　昂丹司琼

溶积性泻药（硫酸镁　硫酸钠）

接触性泻药（酚酞　比沙可啶）

润滑性泻药（液体石蜡　开塞露）

肠蠕动抑制药（地芬诺酯　洛哌丁胺)

收敛、吸附药（鞣酸蛋白　药用炭）

助消化药　乳酶生　胃蛋白酶　胰酶　酵母

药理作用

临床应用

不良反应

用药前（护理评估和用药宣传教育）

用药中（用量和用法）

用药后（观察疗效和不良反应）

抗消化性溃疡药

止吐药及胃肠促动力药

泻药

止泻药

助消化药

药物

应用

护理

消化系统药

教学要求

知识目标

1. 理解氢氧化铝、西咪替丁、奥美拉唑、硫糖铝、枸橼酸铋钾、多潘立酮、硫酸镁的作用特点。

2. 知道哌仑西平、昂丹司琼、甲氧氯普胺、开塞露、地芬诺酯、药用炭、乳酶生、胃蛋白酶、胰酶、酵母的临床应用。

3. 掌握西咪替丁、奥美拉唑、硫糖铝、枸橼酸铋钾、多潘立酮、硫酸镁的临床应用和不良反应。

技能目标

1. 学会西咪替丁、奥美拉唑、多潘立酮、硫酸镁的用药护理。

2. 分析硫酸镁不同给药途径在临床应用上的区别。

情感目标

1. 体会患者的病痛和护士在用药护理过程中的责任。

2. 增强学习的兴趣和自主性。

第一节　抗消化性溃疡药

一、抗酸药

抗酸药均为弱碱性无机化合物，口服后直接中和胃酸，降低胃酸浓度和胃蛋白酶活性，从而缓解胃灼热、疼痛等症状。临床上主要用于胃酸分泌过多症、胃及十二指肠溃疡的治疗，一般常用复方制剂，可增强疗效，减少不良反应。常用抗酸药作用特点及注意事项见表 11-1。

表 11-1　常用抗酸药的作用特点及注意事项

药　物	作　用　特　点	注　意　事　项
氢氧化铝 （aluminium hydroxide）	抗酸作用较强、缓慢而持久；口服难吸收，在胃内形成凝胶，保护溃疡面	饭后 1 小时和睡前服用，长期服用可影响磷的吸收，可引起便秘，不宜与四环素类药同服
铝碳酸镁 （hydrotalcite）	抗酸作用迅速而温和，作用持久	含有铝、镁两种金属离子，可相互抵消便秘和腹泻的不良反应
三硅酸镁 （magnesium trisilicate）	抗酸作用弱、缓慢而持久；口服难吸收，可致腹泻	不宜与四环素类药同服

续表

药　物	作用特点	注意事项
碳酸钙 （calcium carbonate）	抗酸作用强、快而持久；口服难吸收	中和胃酸产生 CO_2，可引起嗳气。可引起便秘，不宜与四环素类药同服
碳酸氢钠 （sodium bicarbonate）	抗酸作用弱、较快而短暂；口服易吸收，可碱化血液和尿液	中和胃酸时产生 CO_2，可致嗳气、腹胀甚至溃疡穿孔，可致碱血症

二、胃酸分泌抑制药

本类药物通过阻断胃壁细胞上的 3 种受体（即 H_2 受体、M_1 受体、胃泌素受体）和抑制 H^+–K^+–ATP 酶的活性抑制胃酸的分泌。

（一）H_2 受体阻断药

本类药物通过阻断 H_2 受体，拮抗组胺引起的胃酸分泌。常用药物有西咪替丁（cimetidine）、雷尼替丁（ranitidine）、法莫替丁（famotidine）、尼扎替丁（nizatidine）等。

【药理作用】

药理作用为阻断 H_2 受体，抑制胃酸分泌，缓解疼痛，促进溃疡愈合。抑制胃酸分泌的强弱顺序为法莫替丁＞雷尼替丁＞尼扎替丁＞西咪替丁。

【临床应用】

主要用于：①消化性溃疡，对十二指肠溃疡疗效较好；②卓 - 艾综合征、返流性食管炎及胃酸分泌过多的治疗；③上消化道出血。

【不良反应】

1. 常见腹泻、腹胀、口苦、口干、血清氨基转移酶轻度升高，偶见严重肝炎、肝坏死。

2. 少数患者可发生可逆性中等程度的白细胞或粒细胞减少，也可出现血小板减少及导致自身免疫性贫血。

3. 中枢神经系统可见头晕、头痛、疲乏、嗜睡等。少数患者可出现不安、感觉迟钝、语言含糊不清、出汗、局部抽搐或癫痫样发作及幻觉、妄想等症状。

4. 长期大剂量使用，对内分泌系统有影响，具抗雄性激素样作用，可导致男性乳房发育、性欲减退、阳痿、精子计数减少及女性溢乳等。8 岁以下儿童禁用雷尼替丁。

（二）M₁ 受体阻断药

哌仑西平

哌仑西平（pirenzepine）能选择性阻断胃壁细胞上的 M₁ 受体，可减少胃酸及胃蛋白酶的分泌。临床主要用于胃及十二指肠溃疡。与西咪替丁合用可增强疗效。不良反应较轻，常见口干、便秘、视力模糊、头痛、精神错乱等，严重者需停药。对本药过敏者禁用，青光眼、前列腺肥大患者禁用。

（三）胃泌素受体阻断药

丙 谷 胺

丙谷胺（proglumide）结构与胃泌素相似，能竞争性阻断胃泌素受体，减少胃酸分泌，抑制胃酸及胃蛋白酶的分泌。临床主要用于胃及十二指肠溃疡的治疗，疗效不及 H_2 受体阻断药。不良反应较轻，曾报道有暂时性白细胞减少现象，现已很少应用。

（四）H^+–K^+–ATP 酶抑制药

H^+–K^+–ATP 酶抑制药又称 H^+ 泵抑制药或质子泵抑制药，通过抑制 H^+–K^+–ATP 酶而阻止胃酸的分泌。对基础胃酸分泌和促胃液素所致的胃酸分泌均有强大的抑制作用。常用药物有奥美拉唑（omeprazole）、兰索拉唑（lansoprazole）、洋托拉唑（pantoprazole）和雷贝拉唑（rabeprazole）等。

> **考点链接**
>
> 下列药物抑制胃酸分泌最强的是（　　　）
> A. 奥美拉唑　　　B. 法莫替丁　　　C. 氢氧化铝　　　D. 枸橼酸铋钾
> E. 硫糖铝
> 解析：奥美拉唑对基础胃酸及各种应激性胃酸的分泌均有强大而持久的抑制作用，抑制胃酸能力最强，故选 A。

奥美拉唑

【药理作用】

1. 抑制胃酸分泌　抑制 H^+–K^+–ATP 酶活性，减少胃壁细胞分泌 H^+，使胃壁细胞内 H^+ 不能转运到胃腔，使胃液中的酸含量显著减少。对基础胃酸及各种应激性胃酸的分泌均有强大而持久的抑制作用。

2. 促进溃疡愈合　通过抑制胃酸分泌，减少了溃疡面的刺激，增加胃黏膜血流量，从而促进胃肠黏膜生长，有利于促进溃疡愈合。

3.抑制幽门螺杆菌　作用比较弱，多与其他抗幽门螺杆菌药物合用。

 案例分析

　　患者，男，35岁。患有消化性溃疡和慢性胃炎。口服雷尼替丁每次0.15g，每日2次；硫糖铝每次1g，每日3次，饭前1小时服用。服药1周后，病情未见好转。试分析原因。

　　用药分析：硫糖铝只有在胃内酸性环境下才可聚合成胶体保护胃黏膜，而雷尼替丁抑制胃酸分泌，使硫糖铝疗效下降，因此，二者不宜配伍使用。

【临床应用】

临床主要用于胃及十二指肠溃疡、返流性食管炎、上消化道出血、卓-艾综合征等。

【不良反应】

1. 主要有头晕、恶心、呕吐、腹胀、腹痛、腹泻、口干、便秘、肢端麻木。偶有皮疹、外周神经炎、白细胞减少、血清转氨酶或胆红素升高。
2. 长期用药可致胃内细菌滋生、亚硝酸类物质含量升高，增加癌变的发生率。
3. 神经系统少见感觉异常、头晕、头痛、嗜睡、失眠及外周神经炎等。

三、黏膜保护药

硫　糖　铝

硫糖铝（sucralfate）口服后在胃内酸性环境中形成胶体，覆盖在溃疡面，从而保护胃黏膜；促进胃黏液的分泌和黏膜再生，增强黏膜的保护作用。主要用于胃及十二指肠溃疡、慢性浅表性胃炎及返流性食管炎。

不良反应轻，偶有恶心、腹泻、胃部不适、头昏、皮疹等。本药在酸性环境中起保护胃、十二指肠黏膜作用，故不宜与碱性药合用，与中和胃酸药和抑制胃酸分泌药合用使疗效降低。

枸橼酸铋钾

枸橼酸铋钾（bismuth potassium citrate）口服后在溃疡面形成铋-蛋白凝胶保护膜，覆盖在溃疡面上，防止胃酸、胃蛋白酶、食物等对溃疡面产生刺激；还可抑制胃蛋白酶活性、促进胃黏液分泌，对幽门螺杆菌也有一定抑制作用。临床主要用于胃及十二指肠溃疡、慢性胃炎等。

不良反应轻，偶有恶心、便秘、腹泻等，服药期间可使舌苔、大便黑染，停药后消失。牛奶、抗酸药可干扰其作用，不宜与四环素同服。严重肾功不全患者及孕妇禁用。

> **考点链接**
>
> 　　患者，男，22岁。因消化性溃疡给予枸橼酸铋钾＋克拉霉素＋呋喃西林三联治疗。服药期间患者出现黑便，担心病情加重，行粪便隐血试验，结果为阴性。此时应向患者解释其黑便的原因是（　　）
> 　　A. 溃疡出血　　B. 溃疡癌变　　C. 呋喃西林不良反应　　D. 克拉霉素不良反应
> 　　E. 枸橼酸铋钾不良反应
> 　　解析：枸橼酸铋钾服药期间可使舌苔、大便黑染。故答案应为E。

米索前列醇

　　米索前列醇（misoprostol）为前列腺素E的衍生物，口服吸收良好。可增强胃黏膜的屏障作用，抑制胃酸分泌，也可抑制胃蛋白酶分泌，双重保护胃黏膜。主要用于消化性溃疡、应激性溃疡及急性胃黏膜损伤性出血。尤其对阿司匹林等非甾体类抗炎药所致的消化性溃疡、胃出血疗效优。可使子宫收缩，孕妇禁用。

四、抗幽门螺杆菌药

　　幽门螺杆菌感染是消化性溃疡的主要原因，尤其是慢性胃炎与之关系更为密切。抗菌药与抗溃疡药合用可明显增加对幽门螺杆菌的清除率，促进溃疡愈合，降低复发率。治疗药物主要有甲硝唑、四环素、阿莫西林、克拉霉素、枸橼酸铋钾、奥美拉唑等。单一用药疗效差，常多药联合应用，目前推荐的三联疗法是含铋制剂或质子泵抑制剂与阿莫西林、大环内酯类、硝基咪唑类三种抗生素中的两种联合应用，如奥美拉唑＋阿莫西林＋呋喃唑酮等。

五、抗消化性溃疡药的用药护理

（一）抗酸药

　　应在饭后1小时和睡前服用。抗酸药乳剂给药前要充分摇匀，服用片剂时应嚼服。抗酸药与奶制品可形成络合物，应避免同时服用。不宜与酸性食物及饮料同服。氢氧化铝凝胶能阻碍磷的吸收，老年人长期服用应警惕骨质疏松的发生。

（二）H_2受体拮抗剂

　　1. 口服时，应在餐后即刻服用，疗程一般为4～8周。

　　2. 静脉滴注时，要注意控制速度，速度过快可引起低血压和心律失常。用药期间注意监测肝、肾功能。

　　3. 西咪替丁抑制肝药酶，可增加抗凝剂、普萘洛尔、苯妥英钠的作用，亦可降低酮康唑、四环素的吸收，联合用药应注意调整剂量。

4.此类药物有弱抗雄性激素作用，可能导致性功能紊乱，亦可出现头痛、头晕、疲倦、腹泻、皮肤潮红或皮疹等反应。如出现这些症状应及时告知医生。

5.药物可从母乳排出，哺乳期用药应停止喂奶。

（三）其他药物

1.奥美拉唑可引起头晕，特别是用药期间，应嘱咐患者避免开车或做其他必须注意力高度集中的事情。

2.枸橼酸铋钾在酸性环境中才可起作用，故应餐前服用。应向患者说明服药期间舌、粪便可被染成黑色，停药后均可消失，不必疑虑，但要与血便区分。

3.硫糖铝片在酸性条件下有效，应餐前1小时或者睡前服用，不能与碱性药物同服，不宜与胃酸分泌抑制药同服。

4.抗菌药物甲硝唑可引起恶心、呕吐等胃肠道反应，饭后服药可减轻。使用阿莫西林前应注意有无过敏反应。

第二节　消化功能调节药

一、止吐药及胃肠促动力药

甲氧氯普胺

甲氧氯普胺（metoclopramide）作用于延髓催吐化学感受区，通过阻断多巴胺受体而产生强大的中枢性镇吐作用，也可增强胃及上部肠段运动，促进胃及小肠蠕动和排空，加速胃排空。临床主要用于各种原因引起的呕吐、顽固性呃逆、胃肠功能失调所致的食欲不振、消化不良及胃胀气，也可用于返流性食管炎及胆汁返流性胃炎等。

常见不良反应有嗜睡、头晕、乏力；偶有便泌、腹泻、皮疹、溢乳及男性乳房发育等。大剂量或长期服用可出现锥体外系症状，与吩噻嗪类药物合用可加重锥体外系症状。注射给药可引起直立性低血压，用药后嘱咐患者静卧，不要立即行走。本药见光易变质，应遮光贮存。孕妇禁用。

考点链接

患者，女，55岁。因病卧床两年，近1周来感腹部胀痛、食欲减退。医生认为是胃动力不足，轻度胃瘫。应选下列何药治疗（　　）

A.硫酸镁　　B.乳果糖　　C.比沙可啶　　D.鞣酸蛋白　　E.多潘立酮

解析：多潘立酮具促胃肠动力作用，临床主要用于胃排空缓慢所致的消化不良、胃肠胀气。故答案应为E。

多潘立酮

多潘立酮（domperidone）能选择性阻断外周多巴胺受体而产生止吐和促胃肠动力作用，从而提高食管下括约肌张力，防止胃－食管返流；增强胃及肠道近段的蠕动，扩张幽门，促进胃排空及防止胆汁返流。临床主要用于胃排空缓慢所致的消化不良、胃肠胀气，也可用于各种原因引起的恶心、呕吐以及返流性食管炎、胆汁返流性胃炎等。

不良反应轻，偶有轻度腹痛、腹泻、皮疹、口干、头痛、乏力等。不宜与抗胆碱药合用，以免降低疗效。婴幼儿和孕妇慎用，对本药过敏者禁用。

西沙必利

西沙必利（cisapride）为新型胃肠动力药，通过阻断多巴胺受体及 5-HT 受体，增强胃肠排空而产生强大的止吐作用。临床主要用于返流性食管炎、功能性消化不良、胃痉挛、便秘等。

不良反应少，可有一过性腹痛、腹泻、肠鸣等。过量可引起心律失常。孕妇及对本药过敏者禁用。

昂丹司琼

昂丹司琼（ondansetron）通过抑制中枢和阻断迷走神经传入纤维的 $5-HT_3$ 受体，产生强大的止吐作用。临床主要用于放疗、化疗引起的恶心、呕吐，但对晕动病及阿扑吗啡引起的呕吐无效。

不良反应主要有头痛、疲劳、便秘或腹泻等。孕妇及对本药过敏者禁用。

二、泻药与止泻药

（一）泻药

泻药是一类促进肠蠕动，有利于肠内容物软化、变稀，肠道润滑而有利于大便排出的药物。按作用方式分为容积性泻药、接触性泻药和润滑性泻药 3 类。

1. 容积性泻药

· 硫 酸 镁

硫酸镁（magnesium sulfate）因给药途径不同，其作用亦不同。口服给药具有导泻和利胆作用，而注射给药则具有抗惊厥和降压作用。

课堂互动

硫酸镁给药途径不同，会分别产生什么样的作用？过量中毒如何进行解救？

【作用及临床应用】

1. 导泻 口服难吸收，在肠内形成高渗而阻止水分吸收，肠壁水分转向肠腔从而使肠腔容积增大，刺激肠壁，增加肠蠕动，产生导泻作用。主要用于：①急性功能性便秘；②驱虫导泻；③食物、药物中毒的清除导泻。

2. 利胆 口服高浓度硫酸镁或用导管直接注入十二指肠内，刺激肠黏膜反射性引起胆总管括约肌松弛、胆囊收缩，产生利胆作用。主要用于慢性胆囊炎、阻塞性黄疸等。

3. 抗惊厥 注射给药后，血中 Mg^{2+} 浓度升高，可抑制中枢，拮抗 Ca^{2+} 从而减少运动神经释放 ACh，导致骨骼肌松弛，产生抗惊厥作用。主要用于破伤风和子痫所致的惊厥。

4. 降压 注射给药后，Mg^{2+} 通过抑制中枢和松弛血管平滑肌，降低外周阻力，使血压下降。主要用于高血压危象、高血压脑病和妊娠高血压综合征。

5. 其他 抑制子宫平滑肌收缩，可防治早产。外用 50% 的硫酸镁溶液，可消肿止痛等。

考点链接

对诊断不明的急腹症患者禁用泻药的主要原因是（　　　）

A. 易致感染扩散　　　　B. 减少肠道蠕动　　　　C. 易致血压下降
D. 影响肠道消化吸收　　E. 易致水电解质失衡

解析：使用泻药不当易导致机体脱水，造成水电解质紊乱，故答案应为 E。

【不良反应】

1. 本药导泻同时，可刺激盆腔充血，故月经期妇女、孕妇禁用。肾功能不良或老年患者慎用，脱水症状者禁用。

2. 注射过量可致镁离子中毒，表现为中枢抑制、血压下降、呼吸困难等。一旦发生，应立即停药并静注钙盐解救。

【用药护理】

1. 用药前 通过询问过敏史、既往病史，确认患者有无慎用本类药物的情况。中枢抑制药中毒患者不宜使用硫酸镁导泻排毒，可选用硫酸钠。

2. 用药中

（1）静脉滴注时，要注意控制速度，速度过快可引起低血压。密切观察患者的反应，若患者出现恶心、面部潮红、发热等反应时，应立即减慢滴速并报告医生。

（2）口服给药时，注意补充体液，防止机体脱水。

3. 用药后

（1）观察镁离子早期中毒的表现，如恶心、面部潮红、有发热感、说话语音模糊、肌肉软弱无力、肌腱反射消失、呼吸每分钟少于 12 次、血压偏低等，若出现上述症状，应减慢或停止静滴，并报告医生。

（2）监测尿排出量，若 24 小时尿量小于 100mL 时，提示尿排泄功能受抑制，镁离子易蓄积中毒，应立即减慢滴速或停药，并报告医生。

（3）定时测血压和脉搏，为防止镁离子中毒，应备好葡萄糖酸钙注射液。

硫 酸 钠

硫酸钠（sodium sulfate）导泻作用与硫酸镁相似，但稍弱，无中枢抑制作用，适用于苯巴比妥等中枢抑制药中毒的导泻。

2. 接触性泻药

酚 酞

酚酞（phenolphthalein）口服后在肠道碱性环境中形成可溶性钠盐，刺激结肠黏膜，增强肠蠕动，产生泻下作用。作用比较温和，临床主要用于习惯性便秘。不良反应轻，偶有过敏反应及出血倾向，婴儿禁用，幼儿和孕妇慎用。

比沙可啶

比沙可啶（bisacodyl）作用与酚酞相似，口服后在肠道转化为去乙酰基代谢物而发挥导泻作用。临床主要用于便秘，也可用于腹部 X 线、内窥镜检查及腹腔术前需排空肠内容物者。本药有一定的刺激性，多次应用可有腹痛，孕妇禁用。

考点链接

便秘患者应用液体石蜡导泻的原理是（　　　）
A. 刺激肠蠕动　　　　B. 润滑肠壁，软化粪便　　　　C. 阻止肠道吸收水分
D. 使肠内形成高渗透压　　　　　　　　E. 解除肠痉挛
解析：液体石蜡口服不吸收，且能阻止水分吸收，呈现润滑肠壁、软化粪便作用，有利于粪便排出，故答案应为 B。

3. 润滑性泻药

液体石蜡

液体石蜡（liquid paraffin）为矿物油，口服不吸收，且能阻止水分吸收，呈现润滑肠壁、软化粪便作用，有利于粪便排出。临床主要用于儿童及年老、体弱者便秘，也可用于腹部及肛门术后、痔、疝、高血压等患者便秘。长期服用可阻碍脂溶性维生素及

钙、磷的吸收，应及时补充。

开 塞 露

开塞露（enema glycerine）是由甘油、山梨醇或硫酸镁组成的高渗溶液，使用时将药液经肛门直接注入直肠，导泻作用迅速、安全、方便。临床主要用于轻度便秘。

需要注意的是，治疗便秘尤其是习惯性便秘，首先应从调节饮食、养成定时排便习惯着手。多吃蔬菜、水果等常能收到良好效果。

（二）止泻药

腹泻应以对因治疗为主，但剧烈而持久的腹泻，可导致脱水和电解质紊乱，应适当给予止泻药。治疗腹泻的药物有很多，如抗菌药及调节水电解质平衡的药物等，本节主要介绍作用于消化道的两类药物。

1. 肠蠕动抑制药

地芬诺酯

地芬诺酯（diphenoxylate）为人工合成的哌替啶衍生物，止泻作用类似于吗啡，但无镇痛作用。临床主要用于急、慢性功能性腹泻。大量久用有成瘾性，偶有恶心、呕吐、嗜睡等不良反应，驾驶员及高空作业者慎用。

洛哌丁胺

洛哌丁胺（loperamide）为氟哌啶醇衍生物，止泻作用强、快、持久。临床主要用于急、慢性腹泻。不良反应少，但幼儿禁用。

2. 收敛、吸附药

鞣酸蛋白

鞣酸蛋白（tannalbin）为收敛剂，口服后在肠道分解释放出鞣酸，后者能使肠黏膜表面蛋白凝固，从而减少刺激及炎性渗出，发挥收敛、止泻作用。临床用于各种腹泻。

药 用 炭

药用炭（medicinal charcoal）为不溶性粉末，颗粒小、表面积大、吸附力强，口服后能吸附肠内大量气体、毒物及细菌毒素等，可减少刺激性肠蠕动及毒物吸收。临床用于腹泻、胃肠胀气及食物中毒等。本药会降低胰蛋白酶、乳酶生的疗效，不宜同服。

三、助消化药

助消化药是一类能促进胃肠道中食物消化的药物。主要用于消化不良。

乳酶生

乳酶生（lactasinum）在肠内分解糖产生乳酸，使肠内酸度提高，抑制腐败菌生长，减少发酵和产气，同时还具收敛止泻作用，临床主要用于小儿消化不良引起的腹泻、腹气胀。禁与抗酸药、抗菌药、吸附性收敛药合用。本药为活乳酸杆菌干燥制剂，应避光、密封保存。

胃蛋白酶

胃蛋白酶（pepsin）在胃内水解蛋白质和多肽，临床主要用于胃蛋白酶缺乏引起的消化不良。常与稀盐酸组成胃酶合剂，忌与碱性药物合用。不宜与硫糖铝、含有鞣质和大黄的中成药合用；消化性溃疡患者慎用。一般于饭前或饭时服用。

胰 酶

胰酶（pancreatin）为多种酶的混合物，临床主要用于胰腺炎、胰腺纤维化引起的消化不良。胰酶在酸性环境中易被破坏，故常制成肠溶制剂，服用时不可嚼碎，不可与酸性药物同服。与等量碳酸氢钠同服可增强疗效。

酵 母

酵母（yeast）为酵母菌的干燥菌体，富含 B 族维生素、盐酸、叶酸等成分。临床主要用于 B 族维生素缺乏及消化不良的辅助治疗。服用剂量过大可引起腹泻。

同步训练

【A1 型题】

1. 雷尼替丁抑制胃酸分泌的机制是（ ）
   A. 阻断 M 受体   B. 保护胃黏膜   C. 阻断 H_1 受体
   D. 促进 PGE_2 合成   E. 阻断 H_2 受体
2. 硫糖铝抗消化道溃疡的机制是（ ）
   A. 抑制胃酸分泌   B. 中和胃酸   C. 抑制 H^+-K^+-ATP 酶
   D. 保护溃疡黏膜   E. 阻断 H_1 受体
3. 对氢氧化铝的叙述错误的是（ ）
   A. 抗胃酸作用较强，生效较慢
   B. 久用可引起便秘
   C. 与三硅酸镁合用作用增强
   D. 口服后生成的 $AlCl_3$ 具有收敛作用
   E. 不影响四环素、铁制剂的吸收

4. 属于质子泵抑制药的是（   ）

    A. 雷尼替丁   B. 奥美拉唑   C. 枸橼酸铋钾

    D. 法莫替丁   E. 硫糖铝

5. 多潘立酮止吐的作用机制是阻断（   ）

    A. H_1 受体   B. 胃泌素受体   C. M 胆碱受体

    D. 多巴胺受体   E. $5-HT_3$ 受体

6. 哌仑西平属于（   ）

    A. H_1 受体阻断药   B. H_2 受体阻断药   C. 解痉药

    D. M 受体阻断药   E. H^+-K^+-ATP 酶抑制药

7. 通过阻断胃泌素受体而减少胃酸分泌的是（   ）

    A. 哌仑西平   B. 西咪替丁   C. 丙谷胺

    D. 奥美拉唑   E. 硫糖铝

8. 消化性溃疡合用抗菌药的目的是（   ）

    A. 清除肠道寄生菌   B. 抗幽门螺杆菌   C. 抑制胃酸分泌

    D. 减轻溃疡病的症状   E. 保护胃黏膜

9. 乳酶生属于（   ）

    A. 酶制剂   B. 活的乳酸杆菌制剂   C. 抗酸药

    D. 平喘药   E. 解痉药

10. 下列药物中，不属于抗酸药的是（   ）

    A. 三硅酸镁   B. 硫酸镁   C. 碳酸钙

    D. 碳酸氢钠   E. 氢氧化铝

11. 硫酸镁不具有的作用是（   ）

    A. 导泻   B. 利胆   C. 抗惊厥

    D. 抗癫痫   E. 降压

12. 昂丹司琼主要用于治疗（   ）

    A. 化疗、放疗等引起的呕吐

    B. 晕动病引起的呕吐   C. 去水吗啡引起的呕吐

    D. 十二指肠溃疡   E. 胃溃疡

13. 关于消化性溃疡患者用药护理的叙述，不正确的是（   ）

    A. 氢氧化铝凝胶应在餐后 1 小时服用

    B. 服用西咪替丁应注意观察有无头晕、皮疹

    C. 硫糖铝片应在餐前 1 小时服用

    D. 奥美拉唑可引起头晕，用药时不可开车

    E. 甲硝唑应在餐前半小时服用

【A2 型题】

14. 患者，男，38 岁。近 1 周来胃部疼痛不适，以半夜为著。胃镜检查示十二指肠

后壁有直径 0.5cm×0.5cm 的溃疡，诊断为十二指肠球部活动性溃疡。为迅速缓解症状，应选用作用较强烈的抑酸药物。下列药物中作用最强的是（　　）

    A. 西咪替丁　　　　　　B. 雷尼替丁　　　　　　C. 法莫替丁

    D. 硫糖铝　　　　　　　E. 奥美拉唑

15. 患儿，男，6 岁。腹痛，脐周较重，医生诊断为蛔虫病，为促进虫体排出，应选用（　　）

    A. 液体石蜡　　　　　　B. 酚酞　　　　　　　　C. 硫酸镁

    D. 开塞露　　　　　　　E. 比沙可啶

16. 患者，男，45 岁。十二指肠球部溃疡并发幽门梗阻。医嘱中出现下列哪种药物时，护士应提出质疑（　　）

    A. 氢氧化铝凝胶　　　　B. 口服补液盐　　　　　C. 奥美拉唑

    D. 枸橼酸铋钾　　　　　E. 克拉霉素

（郭　允）

第十二章 呼吸系统药

结构导图

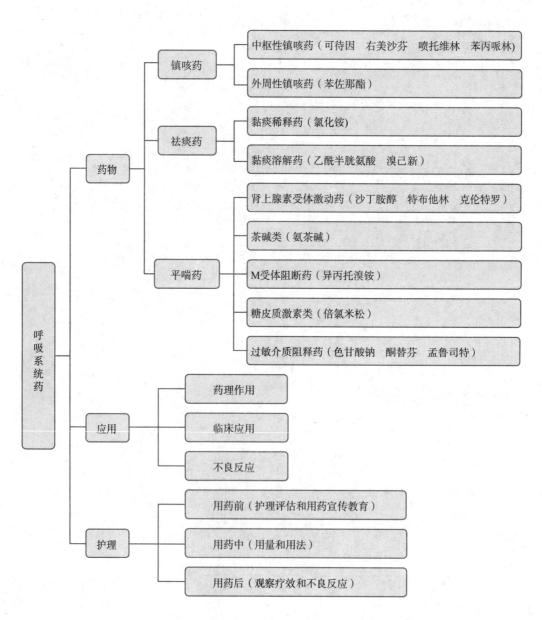

教学要求

知识目标

1. 理解可待因、右美沙芬、乙酰半胱氨酸、沙丁胺醇、氨茶碱、倍氯米松的临床作用特点。

2. 知道喷托维林、右美沙芬、氯化铵和乙酰半胱氨酸的作用特点和临床应用。

3. 掌握可待因、右美沙芬、乙酰半胱氨酸、沙丁胺醇、氨茶碱、倍氯米松的临床应用和不良反应。

技能目标

1. 学会镇咳药、祛痰药、平喘药的用药护理。

2. 学会观察镇咳药、祛痰药、平喘药的疗效和不良反应。

情感目标

1. 体会患者的病痛和护士在用药护理过程中的责任。

2. 增强学习的兴趣和自主性。

第一节　镇咳药和祛痰药

咳、痰、喘是呼吸系统疾病的常见症状。咳嗽是机体的一种保护性反射活动，有利于痰液和异物的排出。轻度的咳嗽不必用镇咳药，但剧烈咳嗽不仅增加患者痛苦、影响休息和睡眠，还会加重病情引起其他并发症，所以，在对因治疗的同时应及时给予镇咳药。但是当痰多或黏稠不易咳出时，应先以祛痰药为主。服用镇咳药应尽量选择非成瘾性药，祛痰药应注意其刺激性。

一、镇咳药

（一）中枢性镇咳药

可 待 因

可待因（codeine）属于阿片类生物碱，为麻醉性中枢镇咳药，作用与吗啡相似，但强度较弱。直接抑制延髓咳嗽中枢，用于各种原因引起的剧烈干咳，对胸膜炎干咳伴胸痛者疗效优。

本药属于麻醉性药品，久用可产生耐受性和成瘾性，过量可引起兴奋不安、儿童惊厥等。痰多者禁用。

右美沙芬

右美沙芬（dextromethorphan）属于吗啡的衍生物，为非麻醉性中枢镇咳药。作用与可待因相似，但无镇痛作用，无成瘾性。用于各种原因所致的干咳，对夜间咳嗽疗效优。

喷托维林

喷托维林（pentoxyverine）为人工合成的非成瘾性中枢镇咳药，镇咳作用为可待因的 1/3，还有局麻作用和阿托品样作用，主要用于上呼吸道感染引起的急性咳嗽、干咳、百日咳。无成瘾性。

偶有轻度头晕、恶心、口干、腹胀或便秘等不良反应。多痰者和青光眼患者禁用。

苯丙哌林

苯丙哌林（benproperine）为非成瘾性的镇咳药，具有中枢和外周双重作用。镇咳强度是可待因的 2～4 倍，可作为剧咳的首选。主要用于刺激性干咳和各种原因引起的咳嗽，作用维持时间长，且不抑制呼吸。

可有头晕、口干、皮疹、腹胀等不良反应，口服药片时不可嚼碎，须整片吞服，以免引起口腔麻木。

（二）外周性镇咳药

苯佐那酯

苯佐那酯（benzonatate）为局麻药丁卡因的衍生物，有较强的局麻作用，可抑制肺牵张感受器及阻止咳嗽反射的传入，对刺激性干咳、阵咳效果良好。

不良反应轻，可致轻度嗜睡、头晕，偶见过敏性皮炎。痰多者禁用，口服药丸不可嚼碎，以免引起口腔麻木。

二、祛痰药

（一）黏痰稀释药

氯 化 铵

氯化铵（ammonium chloride）又称恶心性祛痰药，口服可刺激胃黏膜，反射性促进呼吸道腺体分泌，使黏痰稀释易于咳出。用于急、慢性呼吸道炎症的多痰者。很少单独使用，常与镇咳药组成复方制剂。此外，还可酸化血液和尿液。

可致恶心、呕吐、胃部不适等症状，宜饭后服用，消化道溃疡及严重肝、肾功能不良者禁用。不宜与抗酸药同服。

案例分析

患者，男，35岁。因着凉后出现轻度的流鼻涕、打喷嚏症状，且频繁咳嗽伴有少量稀薄痰液。服用联邦止咳露（复方磷酸可待因口服溶液），每次10～15mL，3次/日，饭后服。

用药护理：

1. 痰多黏稠不易咳出者不宜使用。

2. 孕妇、哺乳期妇女、小儿及老年人慎用。

3. 每5mL糖浆中含磷酸可待因5mg、盐酸麻黄碱4mg、氯化铵110mg、马来酸氯苯那敏1mg。因此，可影响驾驶和机械操作能力，驾驶员和高空作业者慎用。

4. 不宜长期大量使用；勿与单胺氧化酶抑制剂合用。

5. 告诉患者尤其是青少年，不能把复方磷酸可待因口服溶液当成饮料来喝，滥用会上瘾，而且过量服用会造成内脏和神经系统损伤，或引起身体严重不良反应。

（二）黏痰溶解药

乙酰半胱氨酸

乙酰半胱氨酸（acetylcysteine）通过裂解黏痰黏蛋白中的二硫键，降低痰的黏滞度而易于咳出。适用于黏痰阻塞气道不易咳出及术后咳痰困难者。可气管内滴入或雾化吸入。

本药不宜与青霉素、头孢菌素、四环素合用。因对呼吸道有刺激性（有特殊酸臭味），可致支气管痉挛，加用异丙肾上腺素可避免之。

溴 己 新

溴己新（bromhexine）能裂解黏痰中的黏多糖，从而使痰液的黏稠度降低而易于咳出，适用于痰液黏稠不易咳出者。偶见恶心、胃部不适、转氨酶升高等不良反应。

三、镇咳祛痰药的用药护理

课堂互动

当患者咳嗽并且有黏痰时，应该怎样进行用药护理？

（一）用药前

1. 护理评估　通过询问过敏史、既往病史，确认患者有无使用镇咳祛痰药的禁忌证。如支气管哮喘患者禁用乙酰半胱氨酸；痰多患者慎用镇咳药，否则积痰排不出，易激发感染，并阻塞呼吸道，引起窒息。

2. 宣传教育　告知患者在使用镇咳祛痰药之前，应该寻找引起咳嗽、咯痰的原因，并针对病因进行治疗。

（二）用药中

1. 告知患者，连续使用可待因可产生耐受性及成瘾性，应避免长期连续使用。

2. 氯化铵口服刺激胃黏膜引起恶心、呕吐，应在饭后服用；过量或长期服用可致酸血症，故消化性溃疡、代谢性酸中毒、严重肝肾功能不全者禁用。

（三）用药后

1. 用药后观察患者痰液的性状、颜色、黏稠度和量，以便及时调整药物。

2. 乙酰半胱氨酸可引起支气管痉挛，用药后应注意观察，一旦发生，立即停药，可用硫酸沙丁胺醇缓解。

第二节　平喘药

支气管平滑肌痉挛、呼吸道分泌物增加、黏膜水肿等均会导致气道阻塞引起哮喘，多见支气管哮喘和喘息性支气管炎。平喘药系指能缓解或预防哮喘发作的药物，多以气雾吸入方式给药。常用药物主要分为肾上腺素受体激动药、茶碱类药物、M受体阻断药、糖皮质激素类药物和过敏介质阻释药5大类。

一、肾上腺素受体激动药

本类药物分为非选择性 β 受体激动药和选择性 β 受体激动药。非选择性 β 受体激动药如肾上腺素、异丙肾上腺素、麻黄碱等，因可兴奋心脏引起心动过速等不良反应，所以临床已很少用。应用较多的是沙丁胺醇、特布他林等选择性 β_2 受体激动药。

沙丁胺醇

沙丁胺醇（salbutamol）选择性兴奋 β_2 受体，使支气管平滑肌松弛，作用比异丙肾上腺素强。其平喘作用快速，对 β_1 受体作用弱，故对心率影响不大。本药性质稳定，可口服、注射或气雾吸入给药。适用于支气管哮喘和喘息性支气管炎的治疗。

本药一般治疗量无明显心率加快反应，大剂量可见心悸，偶见头晕、不安、手颤等，心血管功能不全，高血压及甲亢、糖尿病患者慎用。

特布他林

特布他林（terbutaline）为选择性 β_2 受体激动药，平喘作用与沙丁胺醇相近，对心脏的作用弱，临床应用、不良反应均与沙丁胺醇相似。

克仑特罗

克仑特罗（clenbuterol）为强效 β_2 受体激动药，对心血管系统影响甚微，作用是沙丁胺醇的 100 倍，可用于防治支气管哮喘及喘息型支气管炎等引起的支气管痉挛。此外，还能增强支气管纤毛运动，促进痰液的排出，适用于夜间哮喘发作者。不良反应同沙丁胺醇。

沙美特罗（salmeterol）、福莫特罗（formoterol）是长效 β_2 受体激动药，作用强大而持久，常与糖皮质激素制成复方制剂吸入给药，用于慢性哮喘及慢性阻塞性肺病的治疗。

二、茶碱类药物

氨 茶 碱

【作用及临床应用】

1.平喘作用　氨茶碱（aminophylline）能扩张支气管，对痉挛状态的支气管作用尤为明显，还能抑制肥大细胞释放组胺等过敏介质，减轻支气管黏膜的充血、水肿。适用于各种急慢性支气管哮喘及喘息性支气管炎的治疗。

2.其他作用　可增强心肌收缩力，增加心输出量，具有强心兼有微弱的利尿作用，可用于心源性哮喘和心性水肿的辅助治疗。

考点链接

患者，男，50岁。因支气管哮喘发作到某医院急诊就诊，因护士操作不当，快速静脉推注某药后，患者出现头晕、心悸、心律失常、血压剧降，此药物可能是（　　）

A.沙丁胺醇　　B.氨茶碱　　C.异丙托溴铵　　D.地塞米松　　E.色甘酸钠

解析：氨茶碱用量过大或静脉注射速度过快，可引起心悸、头痛、心律失常，严重者可引起室性心动过速，惊厥甚至心脏骤停。故答案应为B。

【不良反应】

1.口服有恶心、呕吐等胃肠道反应。

2.可兴奋中枢，会导致失眠、不安等。

3.静脉注射速度过快或过量，可出现心悸、心律失常、血压骤降、惊厥，甚至猝死。

考点链接

患者，女，55岁。因"发作性胸闷、咳嗽"就诊，诊断为支气管哮喘。医嘱给予糖皮质激素吸入治疗，下列用药指导中正确的是（　　）

A.吸入激素的主要作用是快速缓解症状　　B.如果哮喘症状缓解，即可停止用药

C.吸入激素不会有任何副作用　　　　　　D.吸入激素后要漱口

E.如果您要进行运动，可在此前预防性吸入激素

解析：长期吸入糖皮质激素易引起咽部念珠菌感染，吸入后立即漱口可减少感染发生率。故答案应为D。

【用药护理】

1.用药前

（1）护理评估：了解患者的基本情况，如呼吸、血压、心率及肝肾功能。询问有无过敏史及慎用氨茶碱的并发症。

（2）宣传教育：告知患者改变吸烟、饮酒等不良生活习惯可减少呼吸系统疾病的发生率。

2.用药中

口服氨茶碱可引起胃肠道不适，饭后服用可减少不良反应发生；服用缓释和控释制剂时不可嚼碎或掰开服用，以免影响疗效。氨茶碱注射液刺激性大，不宜肌内注射，静

脉注射浓度不宜过高、速度不宜过快。氨茶碱可引起中枢兴奋作用，应避免睡前用药，以免影响睡眠。

3. 用药后

注意监测滴速并严密监护，若有异常及时报告医生。

三、M 受体阻断药

异丙托溴铵

异丙托溴铵（ipratropine）为阿托品的衍生物，扩张支气管作用强（比阿托品强 2 倍），对心脏作用弱，平喘作用优于异丙肾上腺素，用于防治喘息性支气管炎和哮喘，尤其适用于不能耐受 β 受体激动药、心动过速及震颤者。

不良反应轻，少数患者用药后有口干、口苦感等。

四、糖皮质激素类药物

倍氯米松

倍氯米松（beclomethasone）为地塞米松的衍生物，具强大的抗炎作用，吸入后能有效控制支气管炎症，消除水肿，缓解症状，可代替全身用药。但是起效慢，一般用药 10 天左右达到最大治疗效果，故不能用于急性哮喘发作的抢救。

不良反应少，长期应用可发生咽部念珠菌感染，吸入后应立即漱口。

五、过敏介质阻释药

（一）肥大细胞膜稳定药

色甘酸钠

色甘酸钠（sodium cromoglicate）能稳定肥大细胞膜，抑制组胺等过敏性物质的释放，主要用于预防哮喘的发作，对正在发作的哮喘无效。亦可用于治疗过敏性鼻炎、季节性角膜炎等其他过敏性疾病。

不良反应少，干粉吸入时易引起刺激性呛咳、气急甚至诱发哮喘，宜与少量异丙肾上腺素同时吸入。

课堂互动

色甘酸钠是平喘药吗？如果某人对花粉过敏，那么外出游玩时应提前服用什么药物？怎样进行用药护理？

（二）H₁ 受体阻断药

酮 替 芬

酮替芬（ketotifen）为 H₁ 受体阻断药，稳定肥大细胞膜抑制过敏介质释放，用于预防支气管哮喘发作，或与氨茶碱、β₂ 受体激动药合用治疗支气管哮喘。不良反应有镇静、嗜睡、疲倦、头晕、口干等，驾驶员、高空作业者、精密机器操作者慎用。

（三）抗白三烯药

白三烯是哮喘发病中重要的炎症介质，可引起支气管收缩、黏液分泌、血管通透性增加和嗜酸性粒细胞聚集等，是引起哮喘发作的重要因素。白三烯受体拮抗剂通过阻断白三烯的上述作用而用于治疗哮喘。目前，临床常用的白三烯受体拮抗剂有孟鲁司特（zafirlukast）、扎鲁司特（zafirlukast）、普仑司特（pranlukast）等。本类药物常见不良反应有轻度头痛、咽炎、鼻炎等，停药后可恢复。

同步训练

【A1 型题】

1. 氨茶碱平喘的主要作用机制是（　　　）
   A. 促进肾上腺素释放　　　　B. 激活磷酸二酯酶　　　　C. 抑制磷酸二酯酶
   D. 激活腺苷酸环化酶　　　　E. 抑制鸟苷酸环化酶

2. 色甘酸钠预防哮喘发作的作用机制是（　　　）
   A. 稳定肥大细胞的细胞膜，抑制过敏介质释放
   B. 具有较强的抗炎作用
   C. 对抗组胺、白三烯等过敏介质
   D. 直接松弛支气管平滑肌
   E. 阻止抗原与抗体结合

3. 乙酰半胱氨酸祛痰的作用机制是（　　　）
   A. 松弛支气管平滑肌，使痰液易咯出
   B. 使痰液生成减少
   C. 增强呼吸道纤毛运动，促使痰液排出
   D. 裂解黏蛋白的二硫键，使痰液黏稠度降低而易于咯出
   E. 使呼吸道腺体分泌增加，痰液被稀释而易于咯出

4. 对支气管平滑肌 β₂ 受体有较强选择性的平喘药是（　　　）
   A. 肾上腺素　　　　　　　　B. 茶碱　　　　　　　　C. 沙丁胺醇
   D. 异丙肾上腺素　　　　　　E. 异丙托溴铵

5. 预防过敏性哮喘最好选用（　　）

　　A. 特布他林　　　　　　　B. 色甘酸钠　　　　　　　C. 氨茶碱

　　D. 沙丁胺醇　　　　　　　E. 异丙肾上腺素

6. 下列药物中，属于非成瘾性中枢性镇咳药的是（　　）

　　A. 可待因　　　　　　　　B. 乙酰半胱氨酸　　　　　C. 喷托维林

　　D. 溴己新　　　　　　　　E. 氯化铵

7. 临床上可待因主要用于（　　）

　　A. 痰多的咳嗽　　　　　　B. 长期慢性咳嗽　　　　　C. 剧烈的干咳

　　D. 支气管哮喘　　　　　　E. 头痛

8. 下列 M 受体阻断剂，常用于平喘的是（　　）

　　A. 阿托品　　　　　　　　B. 后马托品　　　　　　　C. 异丙托溴铵

　　D. 山莨菪碱　　　　　　　E. 溴丙胺太林

9. 支气管哮喘急性发作首选的药物是（　　）

　　A. 麻黄碱口服　　　　　　B. 色甘酸钠吸入　　　　　C. 沙丁胺醇吸入

　　D. 氨茶碱口服　　　　　　E. 倍氯米松吸入

10. 下列关于氨茶碱的叙述不正确的是（　　）

　　A. 为控制急性哮喘应快速静脉注射

　　B. 松弛支气管和其他平滑肌

　　C. 兴奋中枢

　　D. 兴奋心脏

　　E. 利尿作用

11. 能够裂解痰中黏多糖的药物是（　　）

　　A. 酮替芬　　　　　　　　B. 氯化铵　　　　　　　　C. 可待因

　　D. 溴己新　　　　　　　　E. 孟鲁司特

12. 孟鲁司特钠预防哮喘发作的机制为（　　）

　　A. 直接对抗组胺等过敏介质

　　B. 拮抗白三烯受体

　　C. 稳定肥大细胞膜，阻止其释放过敏介质

　　D. 具有较强的抗炎作用

　　E. 抑制磷酸二酯酶

【A2 型题】

13. 患者，男，67 岁。有支气管哮喘病史 10 年。此次因呼吸道感染诱发哮喘入院，查体：体温 38℃～39℃，两肺满布湿性啰音和哮鸣音，心率 130 次 / 分，血压 160/95mmHg，呼吸急促，面部发绀。宜选用的治疗措施是（　　）

　　A. 倍氯米松＋沙丁胺醇　　B. 倍氯米松＋氨茶碱　　　C. 麻黄碱＋氨茶碱

　　D. 曲安西龙＋肾上腺素　　E. 曲安西龙＋异丙肾上腺素

14. 患者，女，30岁。反复发作性呼吸困难、胸闷、咳嗽3年，每年春季发作，可自行缓解。此次因"呼吸困难、胸闷、喘息发作1天"入院，查体：双肺满布哮鸣音，心率88次/分，律齐，无杂音。诊断为支气管哮喘。该患者可选用的治疗药物是（　　　）

A. 抗生素类药物　　　　B. 受体激动剂　　　　C. β₂受体激动剂
D. 受体阻滞剂　　　　　E. β₂受体阻滞剂

（郭　允）

第十三章 子宫收缩和引产药

📖 结构导图

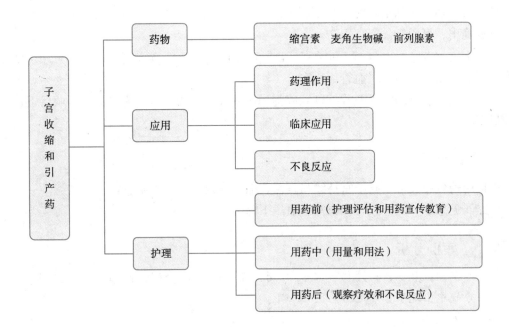

💾 教学要求

知识目标

1. 掌握缩宫素、麦角新碱的作用、应用和不良反应。

2. 知道前列腺素的作用、应用和不良反应。

技能目标

1. 学会子宫收缩和引产药的用药护理。

2. 观察子宫收缩和引产药的疗效和不良反应。

情感目标

1. 体会患者的病痛和护士在用药护理过程中的责任。

2. 增强学习的兴趣和自主性。

子宫收缩和引产药是一类选择性兴奋子宫平滑肌的药物。一般可引起子宫产生节律性或强直性收缩。子宫节律性收缩可用于催产和引产，如缩宫素（oxytocin）、前列腺素（prostaglandins）等；子宫强直性收缩则用于产后止血或产后子宫复原，如麦角生物碱等。

缩 宫 素

【作用及临床应用】

1.兴奋子宫平滑肌　缩宫素能直接兴奋子宫平滑肌，使子宫收缩加强，频率加快。

（1）小剂量（2～5U）：妊娠后期雌激素水平高，孕激素水平下降，对缩宫素的敏感性大大增强，小剂量就能加强子宫节律性收缩，收缩性质与正常分娩相似，有利于胎儿顺利娩出，可用于催产、引产。

（2）大剂量（5～10U）：对子宫、宫颈产生同等强度持续强直性收缩，可用于治疗产后出血，压迫子宫肌层血管而止血。

2.促进排乳　缩宫素能收缩乳腺腺泡周围肌上皮细胞，可经鼻腔黏膜吸收后促进乳汁排出。

【不良反应】

1.用药量过大可引起子宫持续强直性收缩，导致胎儿宫内窒息或子宫破裂。
2.偶见恶心、呕吐、心律失常、血压下降等。

 案例分析

孕妇，30岁，初产妇。妊娠40周，经检查各项指标均符合正常分娩要求，但分娩中出现了宫缩乏力。医嘱如下：

Rp：

　　5% 葡萄糖注射液：500ml

　　缩宫素注射液：3U，静脉滴注，慢！

问题：

1.为什么选用缩宫素？缩宫素的剂量是否合适？

2.为什么要控制滴速？用药时还要注意什么问题？

解析：

1.因为缩宫素具有直接兴奋子宫平滑肌，加强子宫收缩力和收缩频率的作用，可用于催产、引产，因此，选择缩宫素以增强孕妇子宫平滑肌收缩能力，利于胎儿顺利娩出；2～5U 的缩宫素能产生类似正常分娩时子宫平滑肌的收缩作用，故给予该孕妇3U 的缩宫素剂量合适。

2.由于快速滴注缩宫素会引起子宫收缩频率过快，甚至强直性收缩，导致胎儿窒息或子宫破裂，因此，需要控制缩宫素滴注速度。用药时还应注意：①

观察产妇有无恶心、呕吐、心率加快、心律失常等不良反应发生；②监测胎儿心率及观察胎儿先露或下降情况。

【用药护理】

1. 用药前

（1）了解孕产史、用药史及过敏史；详细检查产妇的血压、脉搏、体温、体重，以及子宫收缩的频率、间隔时间及持续时间、胎儿的心音与心率等。

（2）检查胎位是否正常。产道异常、胎位不正、头盆不称、前置胎盘、3次妊娠以上的孕产妇、有剖宫产史者禁用。

2. 用药中

（1）用于催产应坚持"小剂量、低浓度、循序增加、专有管理"的原则，根据胎心音变化和子宫收缩情况调节静脉滴注速度。出现宫缩频率过快及强直性收缩，应立即停药，防止胎儿窒息或子宫破裂。

（2）静滴开始时，以2～4滴/分的速度滴入，以后每15～30分钟增加2～4滴，直至宫缩与正常分娩相似，根据宫缩和胎儿情况随时调节，一般不超过30滴/分，通常为4～10滴/分。

（3）若宫缩时间延长，间歇时间在2分钟以下，收缩压约50mmHg（6.7kPa）或收缩时间持续在1.5分钟或更长时间，应停止给药；如胎儿心音减弱或心率增高至150次/分或更多，无论宫缩如何，都应立即报告医师。

（4）本品不可与去甲肾上腺素、华法林等混合使用，与肾上腺素、吗啡等合用可减弱子宫收缩作用。

麦角生物碱

麦角生物碱包括麦角新碱（ergometrine）、甲基麦角新碱（methylergometrine）和麦角胺（ergotamine）等。

【作用及临床应用】

1. 兴奋子宫 以麦角新碱对子宫平滑肌的兴奋作用最为显著，其作用迅速、强大、持久，对妊娠子宫，特别是临产时和新产后子宫最为敏感。对子宫颈与子宫体的兴奋作用无明显差别，因此，不能用于催产和引产。临床用于治疗产后子宫出血、子宫复旧不全、月经过多等。

2. 收缩血管 麦角胺能使脑血管收缩，减少脑动脉搏动幅度，可用于偏头痛的诊断和治疗，与咖啡因合用在收缩脑血管方面有协同作用。

【不良反应】

静脉给药时，可引起头痛、头晕、耳鸣、恶心、呕吐及血压升高等，偶见过敏反应，严重者出现呼吸困难、血压下降。

【用药护理】

1. 给药前应了解患者有无心、脑血管疾病，监测患者心率、血压等，禁用于催产、引产及伴有动脉硬化、冠心病者。

2. 子宫壁注射，以 0.2mg 于剖宫产时直接注射于子宫肌层。产后或流产后为了止血，以 0.2mg 注射于子宫颈左右两侧。口服，每次 0.2 ~ 0.5mg，每日 1 ~ 2 次。

3. 用药期间嘱咐患者尽量减少吸烟，戒酒。

4. 麦角生物碱可经乳汁排出，使婴儿出现麦角样毒性反应，又可抑制泌乳，哺乳期妇女不宜使用。

前列腺素

前列腺素的种类很多，作为子宫兴奋药的主要有地诺前列酮（dinoprostone）和地诺前列素（dinoprost）等。

【作用及临床应用】

1. 兴奋子宫　可直接作用于子宫平滑肌，刺激妊娠的子宫平滑肌产生类似足月临产的子宫收缩。可用于足月或过期妊娠引产，或 28 周前的宫腔内死胎及良性葡萄胎，以排除宫腔内容物。

2. 抗早孕　可使卵巢黄体溶解退化，减少黄体酮的产生和分泌，还可影响输卵管活动，阻碍受精卵着床，可用于妊娠早期人工流产。

【不良反应】

不良反应可见恶心、呕吐、腹痛等胃肠兴奋现象。少见畏寒、头痛、面部及皮肤发红、低血压、出汗等。可诱发和加重支气管哮喘。用药时应监测患者眼压、血压及眼底。禁用于青光眼患者和支气管哮喘患者。

同步训练

【A1 型题】

1. 大剂量缩宫素可用于（　　　）
　　A. 催产　　　　　　　　　B. 引产　　　　　　　　　C. 抗早孕
　　D. 产后止血　　　　　　　E. 药物流产

2. 麦角生物碱在临床上不能用于（　　　）
　　A. 治疗子宫出血　　　　　B. 催产、引产　　　　　　C. 加速产后子宫复原
　　D. 偏头痛　　　　　　　　E. 子宫复旧不全

3. 小剂量缩宫素可用于（　　　）

 A. 偏头痛   B. 引产、止血   C. 催产、引产

 D. 催产、止血   E. 产后止血

4. 产后止血最好选用（　　　）

 A. 麦角新碱   B. 小剂量缩宫素   C. 地诺前列酮

 D. 地诺前列素   E. 米非司酮

5. 前列腺素可用于（　　　）

 A. 偏头痛   B. 引产、止血   C. 抗早孕

 D. 催产、止血   E. 产后止血

（龙　怡）

第十四章 激素类药

结构导图

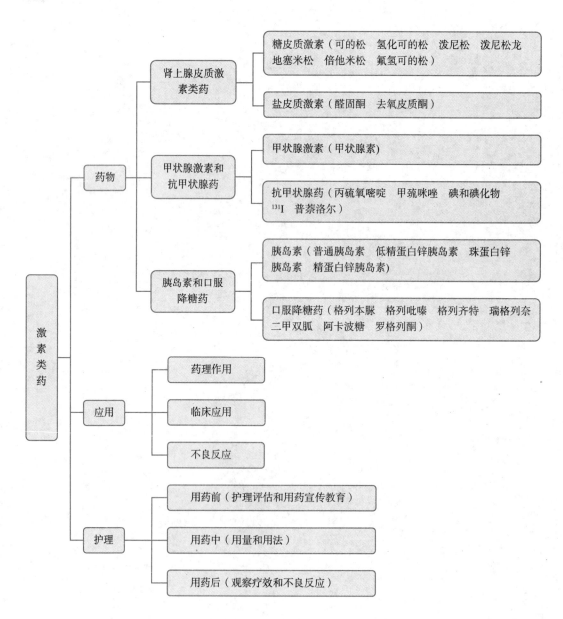

教学要求

知识目标

1. 理解糖皮质激素、胰岛素和常用口服降糖药、抗甲状腺药的作用特点。

2. 知道碘及碘化物、放射性碘、双胍类药、格列类药物、胰岛素增敏剂的临床应用和不良反应。

3. 掌握糖皮质激素、胰岛素和硫脲类药物、磺酰脲类药物的临床应用和不良反应。

技能目标

1. 具备正确使用和监护糖皮质激素、抗甲状腺药、胰岛素及口服降糖药物的能力。

2. 正确观察糖皮质激素、胰岛素和常用口服降糖药、抗甲状腺药的疗效和不良反应。

情感目标

1. 培养学生热爱生命、尊重生命的意识。

2. 体会患者的病痛和护士在用药过程中的责任。

3. 增强学习的主动性和积极性。

激素是由机体的内分泌腺或内分泌细胞合成和分泌的生物活性物质，如肾上腺皮质激素、生长激素、性激素、甲状腺激素等，激素对维持正常的生理功能和内环境的稳定发挥着重要的作用。任何一种激素增多或减少，均会导致正常生理功能和代谢活动的紊乱，甚至引起疾病。激素类药包括天然激素及其人工合成品，还包括抗激素药。

第一节　肾上腺皮质激素类药

肾上腺皮质激素是肾上腺皮质合成和分泌的甾体激素的总称，肾上腺皮质由内到外依次为网状带、束状带、球状带。网状带细胞主要合成和分泌性激素，主要为雄激素，还有少量的雌激素；束状带细胞主要合成和分泌糖皮质激素（glucocorticoide，GC），包括可的松（cortisone）、泼尼松（prednisone）等；球状带细胞主要合成和分泌盐皮质激素（mineralocorticoids），包括去氧皮质酮（desoxycortone）、醛固酮（aldosterone）。通常所指的皮质激素一般不包括性激素，临床常用的皮质激素类药物是指糖皮质激素类。

一、糖皮质激素

临床常用的糖皮质激素类药见表 14-1。

表 14-1　临床常用的糖皮质激素类药作用特点比较

类别	药物	糖代谢（比值）	水盐代谢（比值）	抗炎作用（比值）	等效剂量（mg）	半衰期（小时）
短效	可的松	0.8	0.8	0.8	25	8～12
	氢化可的松	1	1	1	20	8～12
中效	泼尼松	3.5	0.6	3.5	5	12～36
	泼尼松龙	4.0	0.6	4.0	5	12～36
长效	地塞米松	30	0	30	0.75	36～54
	倍他米松	30～35	0	25～35	0.6	36～54
外用	氟氢可的松		125	12		
	氟氢松			40		

注：比值为与氢化可的松比较的相对强度。

【药理作用】

生理剂量的糖皮质激素主要调节三大物质（糖、蛋白质和脂肪）的代谢。超生理剂量时则产生抗炎、抗休克等强大而广泛的药理作用。

1. 对代谢的影响

（1）对糖代谢的影响：糖皮质激素通过促进糖原的异生、抑制机体组织对葡萄糖的利用而升高血糖，故名糖皮质激素。

（2）对蛋白质代谢的影响：糖皮质激素能促进蛋白质分解，抑制其合成，因此长期大剂量应用糖皮质激素会导致皮肤变薄、生长缓慢、肌肉和淋巴组织萎缩、创伤难以愈合等。

（3）对脂肪代谢的影响：糖皮质激素能激活四肢皮下的酯酶，加速四肢皮下脂肪分解，升高胆固醇；促进脂肪重新分布于面部、颈部、上胸部、腹部、背部及臀部，形成满月面和向心性肥胖。

（4）对水盐代谢的影响：糖皮质激素对水盐代谢影响较小，长期应用时有较弱的盐皮质激素作用，保钠排钾，可到 Na^+、水潴留；还可致低钙血症，长期应用可致骨质脱钙。

2. 抗炎作用　糖皮质激素的抗炎作用强大且无特异性，对各种原因如物理、化学、免疫、感染等引起的炎症均有效。其抗炎作用主要表现为：①在炎症初期，抑制白细胞黏附、游走、渗出，同时抑制白细胞和巨噬细胞的活化，减少细胞因子的合成，降低毛细血管通透性，减轻渗出和水肿，从而改善红、肿、热、痛的症状；②在炎症后期，通过抑制毛细血管和纤维母细胞的增生，延缓肉芽组织的生成，从而防止粘连及瘢痕形成，减轻炎症的后遗症。

但应注意的是，糖皮质激素在炎症早期抑制白细胞的游走、活化则降低了机体的非特异性免疫，使机体的抵抗力降低，可致感染扩散；在炎症后期由于抑制肉芽组织生成又会导致伤口愈合延迟。

3. 抗免疫作用　糖皮质激素对免疫应答的许多环节均有抑制作用。表现为：①在免疫应答的感应阶段，抑制巨噬细胞对抗原的摄取和处理。②在免疫应答的反应阶段，抑制淋巴细胞的增殖、分化，并促使淋巴细胞移行血管外，使血液中淋巴细胞暂时性减少。小剂量糖皮质激素能抑制细胞免疫，大剂量则抑制体液免疫，使抗体生成减少。③在免疫应答的效应阶段，抑制补体参与反应。

4. 抗毒作用　糖皮质激素能明显提高机体对细菌内毒素的耐受能力，减轻内毒素对机体细胞的损伤作用，缓解毒血症状。但糖皮质激素不能中和、破坏内毒素，更对外毒素无效。

5. 抗休克作用　糖皮质激素的抗休克作用是药物综合作用的结果。①糖皮质激素能降低血管对某些缩血管活性物质的敏感性，从而扩张痉挛收缩的血管，改善微循环；②糖皮质激素能减少心肌抑制因子（MDF）的形成，加强心肌收缩力；③糖皮质激素具有抗炎、抗毒、免疫抑制等药理作用。因此，大剂量的糖皮质激素广泛用于各种严重休克，特别是中毒性休克的治疗。

6. 对血液及造血系统作用　糖皮质激素能刺激骨髓的造血机能，表现为：①红细胞、血红蛋白增多；②中性白细胞增多，但却抑制其游走和吞噬作用；③大剂量的糖皮质激素也能使血小板数量增加、纤维蛋白原浓度升高，因而缩短凝血时间。但血液中淋巴细胞、嗜碱性粒细胞和嗜酸性粒细胞数量减少。

7. 其他作用

（1）对中枢神经系统的作用：糖皮质激素可提高中枢神经系统兴奋性，出现欣快、激动、失眠等反应，偶可诱发精神失常，大剂量可致儿童惊厥或癫痫发作。

（2）对消化系统的作用：糖皮质激素能促进胃酸和胃蛋白酶分泌，提高食欲，促进消化，但长期超生理剂量应用可诱发或加重溃疡病。

（3）对体温的影响：糖皮质激素能减少内源性致热源的释放并降低体温调节中枢对其敏感性，因而使体温降低。

（4）对骨骼系统的影响：糖皮质激素能促进骨中胶原和骨基质的分解，抑制成骨细胞的活力，致使骨质形成障碍，此外，糖皮质激素还可促进钙自尿中的排出致低钙血症，因此，长期大剂量应用糖皮质激素可出现骨质疏松，尤以脊椎骨为甚，故常致腰背痛甚至发生压缩性骨折。

【临床应用】

1. 替代疗法　用于自身糖皮质激素产生功能障碍的患者，如急或慢性肾上腺皮质功能不全症、脑垂体前叶功能减退症和肾上腺次全切除术后的补充治疗。

2. 严重感染　主要用于中毒性感染尤其伴休克者，如暴发型流行性脑脊髓膜炎、重症伤寒、中毒性菌痢、猩红热、败血症等，利用其强大的抗炎、抗毒、抗休克等作用缓解症状，帮助患者度过危险期。但由于该类药物只抗炎不抗菌，且能降低机体抵抗力，故必须合用足量、有效的抗菌药物以免感染加重。因临床缺乏有效的抗病毒药，故病毒感染（如水痘、带状疱疹等）一般不用糖皮质激素，但对严重病毒感染如重度传染性肝炎、流行性腮腺炎、麻疹和乙型脑炎等，可采用突击疗法迅速缓解症状，防止并发症。

3. 防止某些炎症的后遗症　对心包炎、风湿性心瓣膜炎、脑膜炎、睾丸炎、损伤性关节炎等，应用糖皮质激素可以防止疤痕形成和组织粘连，减轻炎症后遗症。对角膜炎、虹膜炎、视网膜炎和视神经炎，应用糖皮质激素既可消炎止痛，又能防止疤痕及粘连形成。

4. 自身免疫性疾病和过敏性疾病

（1）自身免疫性疾病：对风湿热、类风湿性关节炎、肾病综合征、系统性红斑狼疮等自身免疫性疾病应用糖皮质激素可缓解症状，但不能根治。一般采用综合治疗的方法，以减轻不良反应。

（2）过敏性疾病：对荨麻疹、血清病、血管神经性水肿、过敏性鼻炎、支气管哮喘和过敏性休克等过敏性疾病，应首选肾上腺素受体激动药和抗组胺药治疗，无效或病情严重时，可应用糖皮质激素缓解症状。

5. 预防器官移植术后的排斥反应　常与环孢素、巯嘌呤合用。

6. 抗休克　大剂量的糖皮质激素适用于各种休克：①感染中毒性休克，早期突击使用大剂量糖皮质激素效果最好，但要配合足量有效的抗菌药；②过敏性休克，首选肾上腺素，效果不佳时可选用糖皮质激素，对严重病例可以合用；③心源性休克和低血容量性休克，需结合病因治疗。

7. 血液系统疾病　糖皮质激素对急性淋巴细胞性白血病疗效较好；也可用于再生障碍性贫血、粒细胞减少症、血小板减少症和过敏性紫癜的治疗。可明显缓解症状，但停药后易复发。

8. 局部用药　对牛皮癣、湿疹、接触性皮炎等皮肤病，局部用药有效，但对天疱疮和剥脱性皮炎等严重疾病则需全身用药；在局麻药中加入糖皮质激素做局部封闭治疗肩周炎、关节劳损等，可以消炎止痛。

【不良反应】

1. 长期超生理剂量应用引起的不良反应

（1）类肾上腺皮质功能亢进症（库欣综合征）：表现为满月脸、水牛背、向心性肥胖、局部多毛、痤疮、皮肤变薄、高血压、糖尿、骨质疏松等（图14-1）。一般不需特殊处理，停药后可自行消失。

（2）加重或诱发感染：长期应用可诱发感染或使体内潜在病灶扩散，加重或出现新的感染，特别是原有疾病已使抵抗力降低者（如肾病综合征、结核病等）更易发生。

（3）诱发或加重溃疡病：糖皮质激素可使胃酸、胃蛋白酶等损伤胃黏膜的因素增加，胃黏液等保护胃黏膜的因素减少，故可诱发或加重消化性溃疡。此类溃疡一般较表浅，但出血或穿孔发生率高。

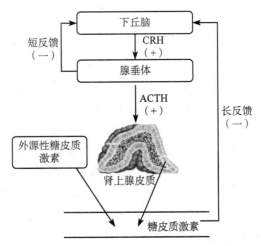

图 14-1 下丘脑 – 垂体 – 肾上腺皮质调节系统示意图

（4）心血管系统并发症：长期用药可致高血压和动脉粥样硬化。

（5）神经系统症状：偶可诱发精神失常或癫痫，大剂量可致儿童惊厥。

（6）骨骼系统症状：长期用药可致骨质疏松，多见于儿童、老人和绝经妇女，严重者可引起自发性骨折，甚至发生股骨颈坏死。

（7）肌肉萎缩、创口愈合延迟：糖皮质激素促进蛋白质分解，抑制其合成，故可致肌肉萎缩、创口愈合延迟。

（8）对生长发育的影响：因负氮平衡且抑制生长激素的分泌，故可致儿童生长迟缓。孕妇偶可致畸。

2. 停药反应

（1）药源性肾上腺皮质功能不全：长期应用超生理剂量的糖皮质激素，通过负反馈机制使垂体分泌促皮质激素（ACTH）减少，导致肾上腺皮质萎缩和功能不全（图 14-1）。如撤药太快或停药后遇到感染、创伤、手术、出血等严重应激情况，可出现恶心、呕吐、乏力、低血压，甚至休克等表现，称为肾上腺危象。因此，长期用药应缓慢停药，并在停药前给予一定量的 ACTH 促进皮质功能恢复。皮质功能完全恢复需 6~9 个月，因此，在停药后的半年内如遇应激状态（创伤、感染、手术等）应给予足量糖皮质激素。

（2）反跳现象：长期用药后若症状未完全控制、突然停药或减量太快，致使原有疾病复发或加重，称为反跳现象。常需加大剂量再行治疗，因此，长期用药应待症状缓解后再逐渐减量、停药。

【禁忌证】

肾上腺皮质功能亢进症、严重高血压、糖尿病、抗菌药物不能控制的感染、活动性结核病、活动性消化性溃疡、精神病、癫痫、骨折、骨质疏松症、手术和创伤修复期、角膜溃疡、孕妇禁用。当适应证与禁忌证并存时，应充分权衡利弊，慎重决定。

【用法及疗程】

1. 大剂量突击疗法 短期内给予大剂量的糖皮质激素，如氢化可的松首次剂量 200～300mg 静脉滴注，1 日量可达 1g 以上，甚至可用每次 1g，每日 4～6 次的超大剂量。但疗程一般不超过 3 天。常用于抢救危重患者，如严重中毒性感染及各种休克。

2. 一般剂量长期疗法 常选用泼尼松口服，每次 10～20mg，每日 3 次，症状控制后，逐渐减药，直至最小维持量。糖皮质激素的分泌具有生理节律性，每日上午 8～10 时为分泌高峰，此时给药对肾上腺皮质的负反馈抑制作用最小，利用该节律，维持量的给药方法主要有两种：①每日晨给法，每晨 7～8 时给药 1 次，选择短效类药物；②隔日疗法，将两日的总药量在隔日早晨 7～8 时一次给予，常选择中效制剂如泼尼松等。常用于自身免疫性疾病或某些血液病的治疗。

考点链接

患者，男，58 岁。因患肾病综合征使用强的松治疗，每次 20mg，每日 3 次，见症状已控制，于是自行将强的松减至 10mg/d，现感到全身不适、肌肉无力、头昏眼花。该患者最可能是（　　　）

A. 反跳现象　　　B. 类肾上腺皮质功能亢进症　　　C. 肾上腺皮质功能不全

D. 低血糖　　　E. 低血压

解析：患者自行减药后，导致反跳现象，症状加重，故答案为 A。

3. 小剂量替代疗法 可的松每日 12.5～25mg 或氢化可的松 10～20mg，用于肾上腺皮质功能不全症、垂体前叶功能减退症及肾上腺皮质次全切除术后，以补充自身分泌量的不足。

4. 局部用药 常用于治疗皮肤病和眼部疾病。

【用药护理】

1. 用药前

（1）护理评估：①了解既往病史，确认患者是否患有高血压、糖尿病、动脉粥样硬化、胃及十二指肠溃疡、结核病、骨质疏松，有无精神病或癫痫病史，是否处于妊娠期；②了解患者的基本情况，测定患者的血压、心率、体液出入量、血糖、血钾的基础水平。

（2）健康教育：①告知患者糖皮质激素有其明确的禁忌证和适应证，不可滥用，长期用药时不可擅自停药或减药；②告知患者在长期用药时要采取措施尽量避免感染，减少意外碰撞；③长期用药时让患者采用低盐、低糖、高蛋白饮食并多食含钾丰富的水果和蔬菜；④向患者解释向心性肥胖等库欣综合征是常见的症状，告知患者症状在停药后会逐渐消失，以免患者恐慌或擅自停药。

考点链接

　　患者，女，36岁。注射青霉素后出现过敏性休克，立即肌内注射肾上腺素，病情仍严重，拟加用糖皮质激素治疗，宜采用的给药方法是（　　）

A. 一般剂量长程疗法　　　　B. 大剂量突击疗法　　　　C. 隔日疗法

D. 小剂量替代疗法　　　　E. 以上都不是

解析：大剂量糖皮质激素用于抗休克，故答案应为B。

2. 用药中

（1）用药方法：①口服用药宜餐时给药，以减轻胃肠道症状；②肌内注射宜选用臀大肌做深部注射，并经常更换注射位置，以免发生肌肉萎缩；③静滴氢化可的松注射液（醇型）时应以25倍的5%葡萄糖注射液或生理盐水充分稀释至0.2mg/mL，因其含有50%乙醇，注射后注意观察患者是否有乙醇所致的反应。

（2）药物的相互作用：①与非选择性甾体抗炎药合用，可使消化性溃疡发生率增高；②与强心苷合用，可致强心苷中毒；③与降糖药合用，可致降糖效果减弱；④与排钾利尿药合用，可致血钾降低更甚；⑤与口服避孕药合用，可使糖皮质激素作用时间延长。

 案例分析

　　患者，女，5岁。因经常流鼻血1个月就诊，查体发现患者四肢有散在的斑点或瘀斑，经询问无外伤史。实验室检查示血小板减少。诊断：特发性血小板减少性紫癜。治疗：泼尼松每日30mg，分3次口服。

分析：

1. 该患者用药的依据是什么？

2. 如何进行用药护理？

解析：

1. 糖皮质激素可刺激骨髓造血，升高血小板，故可用于特发性血小板减少性紫癜的治疗。

2. 用药护理

（1）宜采用低盐、低糖、高蛋白饮食，并多食含钾丰富的水果和蔬菜。

（2）因抵抗力降低，因此要注意采取措施防止感染。

（3）告知患者及家属库欣综合征的症状在停药后会逐渐消失，以免患者恐慌。不可擅自停药或减药，以免出现反跳现象。

3. 用药后

（1）观察患者病情的变化，判断症状是否改善；监测患者的血压、心率、体重、体液出入量、血糖、血钾等是否正常。

（2）密切观察药物的不良反应：①注意有无胃部疼痛、有无柏油样便，可加服硫糖铝、铋制剂等胃黏膜保护剂，必要时减药或停药并对症处理；②注意有无腰背痛及其他部位骨痛，长期用药可加服维生素 D 和钙片预防骨质疏松；③在停药后半年内如遇到感染、创伤、大失血或手术等应激情况时，应提醒医生补充足量的糖皮质激素。

二、盐皮质激素

盐皮质激素主要包括醛固酮和去氧皮质酮。在维持机体正常的水、盐代谢方面发挥着重要作用，能促进肾远曲小管和集合管对钠、水的重吸收和钾的排出，呈现出保钠排钾的作用。临床常与糖皮质激素类药物合用，治疗慢性肾上腺皮质功能减退症。

第二节　甲状腺激素和抗甲状腺药

一、甲状腺激素

甲状腺激素由甲状腺上皮细胞合成和分泌，是维持机体正常代谢和生长发育必需的生物活性物质，包括三碘甲状腺原氨酸（triiodothyronine，T_3）和四碘甲状腺原氨酸（thyroxinine，T_4，甲状腺素）。药用甲状腺素为人工合成品。T_4 脱碘可以转化为 T_3，T_3 的生物学活性比 T_4 大 5 倍。

甲状腺激素的合成过程包括碘的摄取和氧化、酪氨酸的碘化、碘化酪氨酸的缩合，以及 T_3、T_4 的释放（图 14-2）。甲状腺素分泌过多或过少均可导致相应疾病。

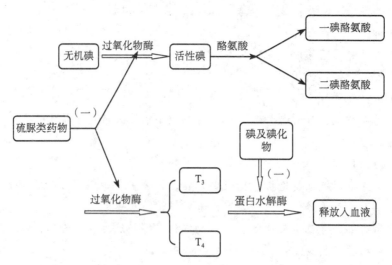

图 14-2　甲状腺素的合成过程及抗甲状腺药作用部位示意图

【药理作用】

1. 维持正常生长发育 适量的甲状腺激素能促进蛋白质的合成、骨骼生长及中枢神经系统的发育。若婴幼儿时期甲状腺素分泌不足，则可引起呆小病，表现为身材矮小、智力低下；成人甲状腺功能不全时，可致黏液性水肿。

2. 促进代谢 甲状腺激素能促进物质氧化分解，提高基础代谢率，使产热增多，故甲亢时出现多食善饥、消瘦、怕热、多汗等症状。

3. 维持神经系统的兴奋性 甲状腺素维持中枢神经与交感神经的兴奋性，提高机体对儿茶酚胺的敏感性，故甲状腺功能亢进时，患者常烦躁易怒、多疑、失眠、震颤、腱反射亢进等；心血管系统出现心率加快、心排出量增加及血压升高等症状。

【临床应用】

1. 呆小病 治疗越早越好。尽早诊治，可使发育正常；诊治过晚，躯体可发育正常，但智力仍将低下。

2. 黏液性水肿 一般从小剂量开始，逐渐增大用量至足量，症状控制后改为维持量。一般病情口服甲状腺素片，昏迷者立即静注大剂量 T_3，清醒后改为口服。

3. 单纯性甲状腺肿 碘缺乏所致者应主要补碘；但对于原因不明者，给予适量甲状腺激素可补充体内甲状腺激素的不足并抑制促甲状腺素（TSH）的过多分泌，缓解甲状腺代偿性肥大所致的压迫症状。

【不良反应】

过量使用则出现甲状腺功能亢进症状，表现为怕热、多汗、心悸、震颤、烦躁、易怒等。心脏病患者可致心绞痛甚至心肌梗死，一旦出现应立即停药并对症处理。孕妇、哺乳期妇女慎用。高血压、冠心病、快速型心律失常患者禁用。

二、抗甲状腺药

抗甲状腺药是指用于治疗甲状腺功能亢进症的药物。甲亢是由于甲状腺激素分泌过多导致的一组代谢紊乱性临床综合征。甲亢的治疗主要包括手术治疗和药物治疗，治疗甲亢的药物主要包括硫脲类、碘及碘化物、放射性碘及 β 受体阻断药四类。

（一）硫脲类

本类药物是目前最常用的抗甲状腺药，主要包括硫氧嘧啶类如甲硫氧嘧啶（methylthiouracil）、丙硫氧嘧啶（propylthiouracil）和咪唑类如甲巯咪唑（thiamazole，他巴唑）、卡比马唑（carbimazole，甲亢平）等。

【药理作用】

1. 抑制甲状腺激素的生物合成 硫脲类药物能抑制甲状腺内的过氧化物酶，阻止酪氨酸的碘化与偶联，从而抑制甲状腺激素的生物合成，对已合成的甲状腺激素无影响，须待体内贮存的甲状腺激素耗竭后才能充分显效，故起效慢，一般 2～3 周改善症状，1～3 个月使基础代谢率恢复正常。

2. 抑制 T_4 转化为 T_3　T_3 的生物学活性比 T_4 大 5 倍，丙硫氧嘧啶能抑制 T_4 脱碘转化为 T_3，故在重症甲亢及甲状腺危象时能迅速控制血清中 T_3 的水平。

3. 免疫抑制作用　研究认为，甲亢的发病与异常的免疫反应有关，故硫脲类药物还有一定的对因治疗作用。

【临床应用】

1. 甲亢的内科治疗　适用于轻症无需手术、不宜手术或放射性碘治疗者。先给予大剂量的药物，产生最大抑制作用，如丙基硫氧嘧啶，开始剂量为 300～600mg/d，待基础代谢率接近正常时减量至维持量，维持量为 25～100mg/d，疗程 1～2 年。长期规律用药可使 40%～70% 的患者经内科治疗后不再复发。

2. 甲亢的术前准备　术前先服用硫脲类药物，使甲状腺功能接近正常水平，以防止手术患者在麻醉和术后发生并发症及甲状腺危象。手术前两周加服碘剂，使腺体组织变韧、血管退化，以利于手术。

3. 控制甲状腺危象　精神刺激、感染、手术等诱因可使大量甲状腺激素迅速释放入血，导致病情突然加重，出现高热、虚脱、心力衰竭、电解质紊乱等，称为甲状腺危象。主要的治疗措施是应用大剂量的碘剂和采取综合措施。大剂量硫脲类药物是重要的辅助治疗药，以快速控制症状并抑制 T_4 转化为 T_3。

【不良反应】

1. 过敏反应　常见皮疹、药热、瘙痒等过敏反应，不需停药，可自行消失。

2. 粒细胞缺乏症　是本类药物最严重的不良反应，发生率约为 0.3%～0.6%，常于用药后 2～3 个月发生，故用药期间应定期检查血象。

3. 胃肠道症状　表现为恶心、呕吐、腹痛、腹泻等症状，餐时服药可减轻。

4. 其他　长期应用可致肝损害、代偿性甲状腺腺体增生等。结节性甲状腺肿或合并甲状腺癌患者禁用。

（二）碘和碘化物

不同剂量的碘（iodine）和碘化物（iodide），可对甲状腺产生不同的作用。

【药理作用】

1. 小剂量的碘及碘化物　碘是合成甲状腺激素的原料，常用含 1/10 万～1/ 万的碘化钠或碘化钾的加碘盐补充生理剂量的碘，促进甲状腺素的合成，用于预防和治疗单纯性甲状腺肿。

2. 大剂量的碘及碘化物　①通过抑制甲状腺球蛋白水解酶，减少甲状腺激素的释放而呈现抗甲状腺的作用；②拮抗 TSH 刺激腺体增生的作用，使腺体组织变韧、血管退化，利于进行手术及减少出血；③大剂量的碘和碘化物还能抑制甲状腺激素的合成。本类药物抗甲状腺作用快而强，用药 1~2 天起效，10~15 天达最大效应，但作用不持久。

【临床应用】

大剂量碘及碘化物主要用于：

1. 甲亢术前准备 一般于术前两周服用复方碘溶液，使腺体缩小变韧而利于手术。

2. 控制甲状腺危象 将碘化物或复方碘溶液加入 10% 葡萄糖液中静滴，同时配合大剂量硫脲类药物及其他综合治疗措施。危象控制后及时停用碘剂。

【不良反应】

1. 碘过敏反应 表现为发热、皮疹、血管神经性水肿，严重者可致喉头水肿而引起窒息，常在用药后立即或几个小时后发生。必要时采取抗过敏措施。碘过敏者禁用。

2. 慢性碘中毒 表现为口腔和咽喉烧灼感、唾液分泌增多、鼻炎、结膜炎等黏膜刺激症状。

3. 甲状腺功能紊乱 长期服用一方面可致甲状腺功能低下或甲状腺肿，另一方面可诱发甲亢，故不用于甲亢的内科治疗。

4. 碘能通过胎盘和进入乳汁引起新生儿或婴儿甲状腺肿，故孕妇及哺乳期妇女禁用。

（三）放射性碘

临床常用的放射性碘（radioiodine）是 ^{131}I，$t_{1/2}$ 是 8 天。被甲状腺组织摄取的 ^{131}I，发出的 β 射线（占 99%），射程约 2mm，其损伤作用仅限于甲状腺组织内，出现类似手术的效果。适用于不宜手术、硫脲类药物无效或过敏及手术后复发者。^{131}I 还可产生少量的 γ 射线（占 1%），可穿透组织而不引起损伤，能在体表测得，用于甲状腺摄碘功能的测定。

（四）β 受体阻断药

普萘洛尔、阿替洛尔等 β 受体阻断药主要通过以下机制发挥抗甲状腺作用：①阻断 $β_1$ 受体，缓解甲亢患者心率加快、焦虑等交感神经活性过强的症状；②抑制甲状腺激素的分泌；③抑制外周组织 T_4 转化为 T_3。

临床主要作为甲亢及甲状腺危象的辅助治疗药，常与硫脲类药物合用。也可用于甲亢的术前准备，于术前两周加用 β 受体阻断药可控制症状并避免腺体组织增生、充血。

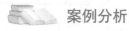 **案例分析**

患者，女，21岁。4个月前诊断为甲状腺功能亢进症，用丙基硫氧嘧啶治疗后，症状缓解，但患者经常"感冒"，反复出现咽痛、发热等症状。

分析：

1. 患者经常"感冒"与应用丙基硫氧嘧啶治疗有无关系？

2. 如何进行用药护理？

解析：

1. 丙基硫氧嘧啶最主要的不良反应是引起粒细胞减少症，使患者易于感染，因此二者之间有一定关系。

2. 用药护理：应用硫脲类药物治疗甲亢时应注意检查血象，白细胞 < $3×10^9$/L 或粒细胞 < $1.5×10^9$/L 时应予停药并警惕发热、咽痛等症状。

【用药护理】

1. 用药前

（1）护理评估：①了解患者既往病史：有无结节性甲状腺肿或甲状腺癌；有无家族性甲状腺疾病及居住地的土壤水质是否缺碘等；有无感染征象；有无碘过敏史；是否妊娠或处于哺乳期。②了解患者的 T_3、T_4 水平。③了解患者的一般情况：安静状态下测定血压、心率、基础代谢率等，白细胞计数测定。

（2）健康教育：①告知患者坚持规律用药的重要性，不可自行改变剂量或间隔、不可漏服或停药；不可擅自改变碘及碘化物的用量和疗程，避免发生碘中毒。②告知患者在应用硫脲类药物期间要注意防止感染，若有低热或咽痛要及时复诊；③在用 ^{131}I 之前，告知患者避免食用一切含碘丰富的食物。④教会患者自测脉搏、称量体重的方法。脉搏减慢、体重增加是治疗有效的标志。脉搏超过 100 次 / 分钟，应告知医生。

2. 用药中

（1）用药方法：甲状腺素以清晨空腹服用为宜，治疗甲状腺功能减退症时宜从小剂量开始，逐渐加大用量至维持量；硫脲类药物宜从大剂量开始，控制症状后改为维持量。碘和碘化物的刺激性较强，可用果汁、牛奶稀释后用吸管服用。

（2）甲状腺素和碘剂应避光保存。

（3）硫脲类药物与磺胺药、巴比妥类药、磺酰脲类药物合用会增强其抗甲状腺作用。

3. 用药后

（1）疗效评估：定期测定 T_3、T_4 水平；检测心率、血压、基础代谢率、甲状腺情况，以判断药物疗效。

（2）监护不良反应：①应用甲状腺素时密切观察患者血压、脉搏、心率的变化，注意有无心悸、多汗、体重减轻、手指震颤等反应，老年人及心脏疾病患者若有心绞痛发作应予停药，并酌情使用 β 受体阻断剂；②应用硫脲类药物治疗甲亢时应注意有无发热、咽痛、乏力等症状，勤查血象，若白细胞 $< 3 \times 10^9/L$ 或粒细胞 $< 1.5 \times 10^9/L$ 时应予停药；③应用碘剂注意有无发热、皮疹、血管神经性水肿、喉头水肿等，一旦发生应立即停药并大量饮水或加服食盐促其排泄。

第三节　胰岛素和口服降糖药

胰岛素和口服降糖药是用以治疗糖尿病的药物。糖尿病（DM）是由遗传和环境因素相互作用引起的以慢性血葡萄糖水平增高为特征的代谢性疾病。典型症状为"三多一少"，即多食、多饮、多尿及消瘦。糖尿病已成为严重威胁人类健康的世界性公共卫生问题，我国现有糖尿病患者约 4 千万，居世界第 2 位。

糖尿病是由于胰岛素分泌缺陷和（或）作用缺陷（胰岛素抵抗）所致。目前，将糖尿病分成 1 型糖尿病、2 型糖尿病、其他类型糖尿病和妊娠期糖尿病 4 型，最常见的是前两型。

1 型糖尿病（T1DM）：因自身免疫异常导致胰岛 β 细胞破坏，造成胰岛素分泌绝对不足，多见于青少年，对胰岛素高度敏感，必须应用胰岛素治疗。

2 型糖尿病（T2DM）：因多种因素如肥胖、年老及缺乏体力活动等，使靶器官对胰岛素的敏感性降低即产生胰岛素抵抗，多见于 40 岁以上成年人或老年人，主要治疗措施为调节饮食、适当运动及药物治疗。

一、胰岛素

胰岛素是由胰岛 β 细胞合成和分泌的一种含 A、B 两条肽链的蛋白质，药用胰岛素可由猪、牛等的胰腺提取，但对人具有抗原性；人胰岛素主要通过 DNA 重组技术人工合成或将猪胰岛素 B 链第 30 号位的丙氨酸用苏氨酸代替制得。

【体内过程】

普通胰岛素口服易被消化酶破坏，故口服无效，常注射给药，注射用具为胰岛素笔，也可采用新型给药系统胰岛素泵。普通胰岛素皮下注射后迅速在肝内代谢，$t_{1/2}$ 约为 10 分钟，但作用可维持数小时。在其制剂中加入碱性蛋白质（珠蛋白、精蛋白）可延长其作用时间，加入微量锌，可增加制剂的稳定性。按照胰岛素的维持时间可将其分为短效、中效和长效制剂。需注意的是，所有中、长效制剂均为混悬制剂，不可静脉注射。另外，胰岛素吸入制剂也已用于临床，可以极大地减轻因反复注射胰岛素给患者带来的痛苦和不便。临床常用胰岛素制剂见表 14-2。

表 14-2　临床常用胰岛素制剂特点及用法

分类	制剂	给药途径	作用时间（h）			给药时间
			开始	高峰	持续	
短效	普通胰岛素 （regular insulin）	静注	立即	0.5	2	用于急救
		皮下	0.5 ~ 1	2 ~ 4	6 ~ 8	餐前 0.5 小时，3 ~ 4 次 / 日
中效	低精蛋白锌胰岛素 （isophane insulin）	皮下	3 ~ 4	8 ~ 12	18 ~ 24	早餐前 0.5 ~ 1 小时，1 次 / 日，必要时晚餐前加 1 次
	珠蛋白锌胰岛素 （globin zinc insulin）	皮下	2 ~ 4	6 ~ 10	12 ~ 18	
长效	精蛋白锌胰岛素 （protamine zinc insulin）	皮下	3 ~ 6	16 ~ 18	24 ~ 36	早餐前或晚餐前 0.5 ~ 1 小 时，1 次 / 日

【药理作用】

1. 调节糖代谢　促进糖原的合成与贮存，抑制糖原的分解和异生，加速葡萄糖的氧化和酵解，使血糖的来源减少、去路增加而降低血糖。

2. 调节脂肪代谢　促进脂肪合成，抑制其分解，减少游离脂肪酸和酮体的生成。

3. 调节蛋白质代谢　促进蛋白质合成，抑制其分解。

4. 促进钾离子由细胞外进入细胞内，纠正细胞内缺钾或降低血钾。

【临床应用】

1. 治疗糖尿病　主要用于：①1 型糖尿病；②经饮食控制和口服降血糖药治疗效果不佳的 2 型糖尿病，尤其是 β 细胞功能明显减退者；③伴酮症酸中毒、非酮症性高渗性昏迷等并发症的糖尿病；④合并重度感染、妊娠、分娩、创伤、手术等的各型糖尿病。

2. 极化疗法　将葡萄糖、胰岛素、氯化钾组成极化液进行极化疗法，可促进钾离子内流，纠正细胞内缺钾，防止心肌梗死或其他心脏病变时的心律失常；也可降低血钾浓度，治疗高钾血症。

考点链接

　　患者，男，65 岁。诊断为 2 型糖尿病 5 个月，采用控制饮食、口服降糖药治疗糖尿病，效果不佳。注射胰岛素后出现荨麻疹、血管神经性水肿等反应。可能的原因是（　　　）

　　A. 胰岛素中毒　　B. 低血糖反应　　C. 胰岛素耐受　　D. 过敏反应

　　E. 胰岛素的局部反应。

　　解析：胰岛素刺激机体产生 IgE 等相应抗体而引发过敏反应，可表现为荨麻疹、血管神经性水肿等，故答案应为 D。

【不良反应】

1.低血糖　因胰岛素用量过大或注射后未按时进食所致，为胰岛素最常见不良反应。表现为心慌、出汗、饥饿感、手足震颤、头晕，严重者可致昏迷。

2.过敏反应　动物来源的胰岛素具有抗原性，可致过敏反应，如注射部位瘙痒、荨麻疹、血管神经性水肿等，一般轻微而短暂，偶见过敏性休克。

3.耐受性　是机体对胰岛素的敏感性降低的现象，又称胰岛素抵抗。急性胰岛素抵抗由创伤、感染、手术、情绪激动等应激状态引发，短时间内加大胰岛素用量至数百甚至几千单位；长期用药，每日胰岛素的用量达 200U 以上者认为是慢性胰岛素抵抗，可能与体内产生胰岛素抗体有关。换用其他类型制剂或高纯度胰岛素可缓解胰岛素抵抗现象。

4.局部反应　长期皮下注射，可出现皮下脂肪萎缩或皮下硬结，女性常见。

二、口服降糖药

（一）磺酰脲类

本类药物是在磺胺类基础上发展而来，第一代药物主要包括甲苯磺丁脲（tolbutamide，D860）和氯磺丙脲（chlorpropamide）。第二代药物包括格列本脲（glibenclamide，优降糖）、格列吡嗪（glipizide，美吡达）等，降糖作用明显增强。第三代药物格列齐特（gliclazide，达美康）、格列美脲（glimepiride）等除降糖外还能抑制血小板的黏附。第二、三代药物降糖作用好、低血糖等不良反应发生率低，为目前临床常用药。

【作用及临床应用】

1.促进胰岛素分泌　本类药物主要通过刺激胰岛的 β 细胞分泌胰岛素而产生降糖作用，另外，此类药物还能提高靶组织与胰岛素的结合力。主要用于胰岛功能尚存（30% 以上）的 2 型糖尿病及对胰岛素产生耐受性的患者，对胰岛功能完全丧失者无效。

2.抗利尿　氯磺丙脲、格列本脲能促进抗利尿激素（ADH）的分泌和增强其作用，产生抗利尿作用，可用于尿崩症的治疗，主要选用氯磺丙脲。

3.对凝血功能的影响　格列齐特、格列波脲等第三代药物能抑制血小板的聚集及黏附，对改善糖尿病患者的微血管病变有益。

【不良反应】

1.低血糖　本类药物较严重的不良反应是持久性低血糖，老年人及肝肾功能不全者较易发生，氯磺丙脲最易发生，故老年人不宜使用氯磺丙脲。

2.胃肠道症状　为常见的不良反应，表现为胃肠不适、恶心、呕吐、腹泻等，饭后服药可减轻。

3.其他 过敏反应，表现为荨麻疹、皮肤瘙痒等，偶见白细胞、血小板减少及溶血性贫血，故用药期间应定期检查血象。

（二）格列奈类

本类药物为非磺酰脲类促胰岛素分泌药，常用药物包括瑞格列奈（repaglinide，诺和龙）、那格列奈（nateglinide，唐力）等。

【作用及临床应用】

本类药物的降糖机制与磺酰脲类相似，其突出的优点为模拟胰岛素的生理性分泌，口服起效快，能快速有效地控制餐后高血糖，被称为"餐时血糖调节剂"。临床主要用于饮食控制效果不佳的2型糖尿病，尤其适用于糖尿病肾病患者。主要不良反应为低血糖反应，但较磺酰脲类发生率低。那格列奈诱发低血糖反应的危险性更小。

（三）双胍类

常用药物有二甲双胍（metformin，甲福明）、苯乙双胍（phenformine，苯乙福明），因后者易致乳酸性酸中毒，因此，临床常用二甲双胍。

【作用及临床应用】

本类药物通过抑制葡萄糖自肠道的吸收，增加组织对葡萄糖的无氧酵解，抑制糖原的异生，减少胰高血糖素的释放等机制而明显降低糖尿病患者血糖水平，但对正常人血糖无影响。临床主要用于饮食控制无效的轻、中度2型糖尿病患者，尤其是伴肥胖者。对胰岛素抵抗及磺酰脲类治疗失败者仍有效。

【不良反应】

常见的不良反应为胃肠道反应，表现为厌食、恶心、呕吐、腹泻等；最严重的不良反应为高乳酸血症、酮血症，常见于苯乙双胍，发生后死亡率较高。故应严格控制该类药物的使用。

（四）α-葡萄糖苷酶抑制药

临床常用的药物的有阿卡波糖（acarbose）、伏格列波糖（voglibose）、米格列醇（miglitol）等。

【作用及临床应用】

本类药物能抑制小肠中的淀粉酶、蔗糖酶等各种葡萄糖苷酶，使淀粉和蔗糖等碳水化合物分解为葡萄糖的速度减慢，葡萄糖的吸收延缓，从而降低餐后血糖。可单独或与其他降血糖药合用治疗轻、中度2型糖尿病。

案例分析

患者，男，55 岁。糖尿病史 5 年，一直采用饮食及口服降糖药治疗，1 周前患"感冒"后感疲乏无力、极度口渴。测血糖：空腹血糖 17.8mmmol/L，餐后 2 小时血糖 28.9 mmmol/L，尿糖（+++），尿酮体（+）。

诊断：2 型糖尿病合并酮症。

医嘱：①胰岛素每次 18U，3 次／日，皮下注射；②饮食调节，适当运动。

分析：

1. 2 型糖尿病为何注射胰岛素治疗？

2. 如何进行用药护理？

解析：

1. 因患者已合并酮症，需注射胰岛素迅速降低血糖。

2. 用药护理

（1）严密观察药物的不良反应：①低血糖反应；②过敏反应。

（2）严格消毒，预防感染。

（3）注意药物的相互作用：①非甾体抗炎药、普萘洛尔、双香豆素、氨茶碱、利血平等能增强胰岛素的作用；②β 受体阻断剂会掩盖低血糖反应。

【不良反应】

因降糖作用较弱，故单独使用不引起低血糖反应；因延缓糖类的分解和吸收，所以常致腹胀、排气增多等胃肠道反应。

（五）胰岛素增敏药

常用药物主要有罗格列酮（rosiglitazone）、吡格列酮（pioglitazone）、环格列酮（ciglitazone）、曲格列酮（troglitazone）等。

【作用及临床应用】

本类药物的主要作用为：①在胰岛素存在的情况下，增强靶组织对胰岛素的敏感性，改善胰岛素抵抗；②减少胰岛细胞的死亡，阻止胰岛 β 细胞的衰退；③能降低甘油三酯和低密度脂蛋白，升高高密度脂蛋白，纠正脂质代谢紊乱；④能抑制血小板的聚集和血管内皮细胞的增生，延缓糖尿病血管并发症的发生。单用或与其他降血糖药合用治疗 2 型糖尿病，尤其是伴有胰岛素抵抗的糖尿病患者。

【不良反应】

本类药物低血糖反应的发生率低。常见不良反应为嗜睡、头痛、胃肠道症状、水肿、体重增加等。需注意的是，曲格列酮有肝毒性，应控制使用。

【用药护理】

1. 用药前

（1）护理评估：①了解既往病史，有无高血压、心脏病，是否处于妊娠期或哺乳期；②了解患者的一般情况，如使用胰岛素或降糖药的类型、用量、剂型等，有无胰岛素过敏、胰岛素抵抗及皮肤缺损，有无视觉模糊、白内障、青光眼及视网膜病变等，患者的血压、心率及呼吸是否正常；③测定患者血糖、尿糖、血钾及检查心电图、肝肾功能情况。

（2）健康教育：①告知患者正确保存胰岛素的方法，应避光、冷藏保存，但不可冷冻；②教会患者正确使用胰岛素及胰岛素笔的方法；③教会患者正确选择和科学使用注射部位，并告知患者不断更换注射部位，以免发生皮下脂肪萎缩；④告知患者准确把握口服降糖药和胰岛素的用药时间；⑤教会患者及家人识别低血糖反应的前驱症状、明确潜在的低血糖因素及应急处理措施，一旦出现应立即口服糖类食物或静注 50% 的葡萄糖液。

2. 用药中

（1）用药方法：①普通胰岛素可皮下或静脉滴注；中长效胰岛素为混悬剂，只能皮下注射；所有胰岛素制剂均不可静脉推注。②抽吸胰岛素前应轻摇混匀，避免用力摇动，以免破坏药物。③使用混合胰岛素应先抽吸短效胰岛素，后抽吸长效胰岛素。④用药时间准确，普通胰岛素须在餐前 30 分钟皮下注射，中长效胰岛素须在早餐前 0.5 ~ 1 小时皮下注射。甲苯磺丁脲、格列齐特、阿卡波糖、瑞格列奈餐前服；氯磺丙脲、格列吡嗪早餐前顿服；格列本脲早餐后服；二甲双胍餐后服。⑤注射胰岛素时严格消毒，使用一次性注射器，用乙醇消毒皮肤后，待干后再注射胰岛素，以免影响胰岛素疗效。注射时进针的角度一般为 30° ~ 40°。

（2）注射部位的选择：常用的注射部位包括双上臂外侧、腹部（脐周及腰围除外）、臀部两侧和双大腿外上 1/4，其中腹部是优先选择的部位。各个部位应轮流注射。每个部位的两次注射位置间隔 1 寸左右。

（3）药物的相互作用：①胰岛素与非甾体抗炎药、双香豆素、氨茶碱、利血平等合用可增强作用；②与酒精、苯妥英钠、甲状腺素、口服避孕药、胰高血糖素等药物合用可降低胰岛素作用；③与普萘洛尔等 β 受体阻断剂合用会掩盖胰岛素的低血糖反应。

3. 用药后

（1）观察症状是否改善，检测血糖、尿糖，判断药物的控制效果。

（2）测定患者的血压、心率、血糖、尿糖、血钾、心电图及肝肾情况，及时调整用量。

（3）严密观察药物的不良反应：①低血糖反应：一旦发生，病情较轻者可饮用糖水或含化糖块，严重者可静注 50% 的葡萄糖注射液，昏迷者可反复注射直至患者清醒，对无输液条件的院外急救可肌注胰高血糖素进行救治；②过敏反应：轻者可用抗组胺药治疗，重者应用糖皮质激素治疗，也可换用无抗原性的人胰岛素；③皮下脂肪萎缩：应经常更换注射部位，或选用较纯的胰岛素制剂；④胰岛素抵抗：可适当增大胰岛素剂量，也可换用高纯度胰岛素或人胰岛素。

实践　激素类药的用药护理

【工作任务】

1.学会糖皮质激素的用药护理。

2.学会胰岛素的用药护理。

【用物及器械】

1.临床病例　与糖皮质激素、胰岛素的临床应用有关的病例若干份。

2.教学示教片

（1）糖皮质激素临床应用的教学片。

（2）胰岛素应用方法的教学片。

3.糖皮质激素及胰岛素导致不良反应的教学视频 2 份。

4.强的松片剂、地塞米松注射液、胰岛素注射液、胰岛素笔及针头、血糖仪、胰岛素泵。

【操作规范】

1.案例分析

案例 1　患者，男，20 岁。5 年前因患脚癣在上海市某知名皮肤病医院就诊，在短短的 30 多天里，医生给患者使用了 4 种激素药，分别是得宝松、甲基强的松龙、强的松、地塞米松，最后患者因并发严重病毒疹而紧急送至华山医院，经医生们奋力抢救，终于挽救了患者的生命，但这个男孩的命运却就此改变——库欣综合征、脂肪肝、发育迟缓、自发性骨折……严重困扰着患者。

试分析：

（1）在该病例中糖皮质激素的应用是否合理？

（2）发生病毒疹的原因是什么？

（3）作为护士该如何进行用药护理？

案例 2　患者，男，65 岁。有糖尿病病史 8 年，一直采用控制饮食及口服降糖药物治疗。所用药物：格列齐特缓释片 120mg，1 次 / 日；二甲双胍 500mg，3 次 / 日。血糖控制良好，但近 3 个月来，患者血糖控制欠佳，空腹血糖＞10mmol/L，无糖尿病相关慢性并发症。患者不愿接受全天胰岛素替代治疗，故在调整口服降糖药的基础上加用睡前注射一次胰岛素 8U 治疗。

试分析：

（1）磺脲类和双胍类药物的作用及临床应用。

（2）在什么情况下应用胰岛素治疗 2 型糖尿病？

案例 3　患者，女，25 岁。患 1 型糖尿病，注射胰岛素后，出现出汗、心跳加快、焦虑、震颤等症状，有人提出用普萘洛尔（β 受体阻断药）治疗。请分析是否合理？

2. 观看教学示教片

（1）糖皮质激素临床应用的教学片。

（2）胰岛素应用方法的教学片。

3. 模拟训练

（1）认识药物：认识强的松片剂、地塞米松注射液、胰岛素注射液，阅读药品包装及说明书（名称、剂型、批号、有效期、批准文号等）。

（2）训练胰岛素笔和针头的使用方法及保存方法，学习血糖仪及胰岛素泵的使用方法。

（3）分角色扮演进行糖皮质激素、胰岛素用药护理的模拟训练。

【注意事项】

1. 本实训采用小组合作学习法，组长或组内指定学生记录讨论结果。

2. 病例分析以学生分析为主，教师进行精讲点拨。

3. 集体观看教学示教片和教学视频，分小组进行讨论后，独立完成实训报告。

【分组讨论】

【汇报总结】

同步训练

【A1 型题】

1. 糖皮质激素用于严重感染时必须（　　　）
   A. 加用促皮质激素　　　B. 与足量有效的抗菌药合用　　　C. 逐渐加大剂量
   D. 用药至症状改善后 1 周，以巩固疗效　　　　　E. 逐渐减小剂量

2. 长期应用糖皮质激素时采用隔日疗法可减轻（　　　）
   A. 诱发感染的机会
   B. 类肾上腺皮质功能亢进症
   C. 骨质疏松
   D. 诱发消化性溃疡的机会
   E. 肾上腺皮质功能减退症

3. 应用糖皮质激素治疗感染性休克患者时，宜采用的给药方法是（　　　）
   A. 小剂量替代疗法　　　　B. 大剂量突击疗法　　　　C. 一般剂量长期疗法

    D. 隔日疗法   E. 任何以上方法均可

4. 生理剂量的糖皮质激素对代谢的影响不包括（　　　）

    A. 血糖降低   B. 促进蛋白质的分解   C. 降低血钾

    D. 骨质脱钙   E. 促进脂肪重新分布

5. 下列各项，不是长期大量应用糖皮质激素的不良反应的是（　　　）

    A. 浮肿   B. 高血压   C. 低血糖

    D. 低血钾   E. 骨质疏松

6. 糖皮质激素的禁忌证不包括（　　　）

    A. 活动性溃疡病   B. 癫痫   C. 糖尿病

    D. 抗菌药不能控制的感染   E. 肾上腺功能减退症

7. 肝功能不良者不宜选用的糖皮质激素是（　　　）

    A. 可的松   B. 氢化可的松   C. 泼尼松龙

    D. 地塞米松   E. 倍他米松

8. 长期应用糖皮质激素的患者，饮食应采用（　　　）

    A. 低盐，低糖，低蛋白   B. 低盐，低糖，高蛋白   C. 低盐，高糖，低蛋白

    D. 高盐，低糖，低蛋白   E. 高盐，高糖，低蛋白

9. 下列疾病，治疗时需选用糖皮质激素替代疗法的是（　　　）

    A. 治疗严重感染   B. 治疗过敏性疾病

    C. 治疗肾上腺皮质功能不全

    D. 治疗血液病   E. 抗休克

10. 对糖皮质激素抗毒作用的理解正确的是（　　　）

    A. 中和外毒素   B. 破坏外毒素   C. 破坏内毒素

    D. 提高机体对内毒素的耐受能力   E. 中和内毒素

11. 甲状腺危象的治疗应采取（　　　）

    A. 大剂量硫脲类单用   B. 单用大剂量碘   C. 大剂量碘＋硫脲类药物

    D. 小剂量碘＋硫脲类药物   E. 小剂量碘＋硫脲类药物＋糖皮质激素

12. 可迅速改善甲状腺危象症状的药物是（　　　）

    A. 硫脲类   B. 小剂量碘剂   C. 大剂量碘剂

    D. ^{131}I   E. 糖皮质激素

13. 硫脲类药物的抗甲状腺作用是由于（　　　）

    A. 抑制甲状腺对碘的摄取

    B. 抑制过氧化物酶的活性，使碘离子不能氧化

    C. 抑制甲状腺激素释放

    D. 加速甲状腺素的破坏   E. 抑制甲状腺球蛋白水解酶的活性

14. 胰岛素常用的给药途径是（　　　）

    A. 口服   B. 静脉注射   C. 皮下注射

    D. 肌内注射   E. 气雾吸入

15. 甲苯磺丁脲主要用于哪种糖尿病（　　）

  A. 轻中型胰岛功能尚存者   B. 幼年型   C. 糖尿病酮症酸中毒

  D. 糖尿病高渗性昏迷   E. 胰岛功能完全丧失者

16. 注射胰岛素过量引起的严重不良反应是（　　）

  A. 低血糖反应   B. 过敏反应   C. 低血钾反应

  D. 耐受性   E. 局部反应

【A2 型题】

17. 患者，女，50 岁。近期体重逐渐增加、多毛、皮肤屡发感染且经久不愈。查体：血压 160/110mmHg，满月脸，向心性肥胖，两侧下腹部紫纹。辅助检查：血浆皮质醇上午 8：00 时为 50μg/dL（正常值小于 30μg/dL），可能的原因是（　　）

  A. 糖尿病   B. 甲亢   C. 细菌感染

  D. 糖皮质激素所致类肾上腺皮质功能亢进症 E. 肥胖症

18. 患者，女，24 岁。因系统性红斑狼疮入院，使用大剂量甲基强的松龙冲击治疗。用药期间，护士应特别注意观察和预防的是（　　）

  A. 继发感染   B. 消化道出血   C. 骨质疏松

  D. 高血压   E. 骨髓抑制

【A3 型题】

（19 ~ 21 题共用题干）

患者，女，66 岁。糖尿病 10 年。医嘱：普通胰岛素 8U，餐前 30 分钟，H，t.i.d.。

19. "H" 的含义是（　　）

  A. 皮内注射   B. 皮下注射   C. 肌内注射

  D. 静脉注射   E. 静脉滴入

20. 最佳的注射部位是（　　）

  A. 腹部   B. 股外侧肌   C. 臀大肌

  D. 前臂外侧   E. 臀中、臀小肌

21. 患者出院时，护士对其进行胰岛素使用方法的健康指导，错误的内容是（　　）

  A. 不可在发炎、有瘢痕、硬结处注射   B. 注射部位要经常更换

  C. 注射时进针的角度是 30° ~ 40°   D. 注射区皮肤要消毒

  E. 进针后回抽要有回血

（严秀芹）

第十五章　维生素类及调节水、电解质和酸碱平衡药

结构导图

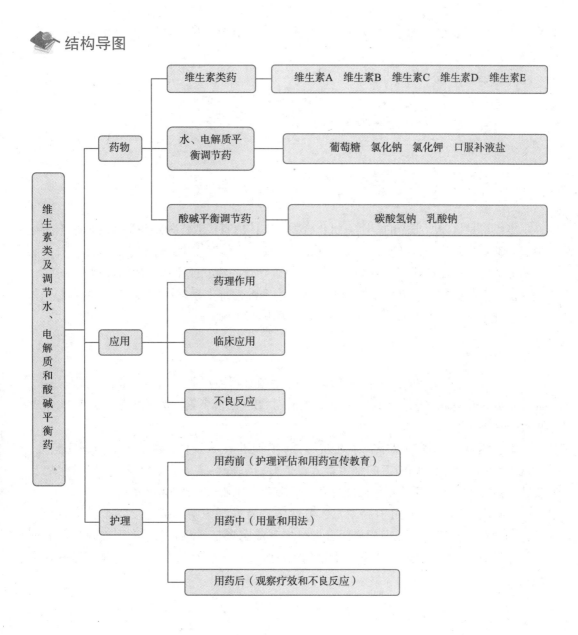

知识目标

1. 理解维生素 C、维生素 D、氯化钾、碳酸氢钠的作用特点。

2. 知道葡萄糖、氯化钠、氯化钾、口服补液盐、碳酸氢钠和乳酸钠的作用特点和临床应用。

3. 掌握维生素 A、维生素 B、维生素 C、维生素 D 和维生素 E 的临床应用和不良反应。

技能目标

1. 学会维生素类药及调节水、电解质和酸碱平衡药的用药护理。

2. 学会观察维生素类药及调节水、电解质和酸碱平衡药的疗效和不良反应。

情感目标

1. 体会患者的病痛和护士在用药护理过程中的责任。

2. 增强学习的兴趣和自主性。

第一节　维生素类药

维生素是机体所必需的一类有机化合物，在体内直接或作为某些酶（或辅基）的组成成分参与代谢过程，维持人体器官的正常功能。人体对维生素的需要量虽然不大，但又不能缺乏，否则会出现一系列因维生素缺乏导致的症状或疾病，如佝偻病、脚气病、夜盲症等。临床常用的维生素按溶解性能分为水溶性维生素（维生素 B、维生素 C）和脂溶性维生素（维生素 A、维生素 D、维生素 E）两类。

一、维生素 A

维生素 A（vitamin A）又名视黄醇，主要存在于动物肝脏、肉类、蛋类及乳制品中，尤以鱼肝油中含量丰富，胡萝卜、西红柿中含 β-胡萝卜素，为维生素 A 原，在体内可转化为维生素 A。

维生素 A 参与视网膜中视紫红质的合成，促进生长发育，维持上皮组织完整性，临床主要用于各种原因引起的维生素 A 缺乏症，如夜盲症、眼干燥症、角膜软化症及皮肤粗糙等；还可用于儿童生长发育期、妊娠期、哺乳期的补充治疗。

过量服用维生素 A 可引起中毒，急性中毒者表现为嗜睡或过度兴奋、头痛、呕吐等颅内高压症状，婴儿囟门未闭合者可出现前囟隆起；慢性中毒者则表现为食欲不振、体重减轻、皮肤干燥、皲裂、毛发枯黄、脱发，严重者出现肝功能异常甚至肝硬化症状。

课堂互动

身处大山的明明，家境贫寒，平时饮食中很少有鸡蛋、肉类、牛奶等，最近出现眼睛干涩、夜晚出现视力模糊等症状。试分析明明很可能缺乏了什么维生素？应该如何进行用药护理？

二、维生素 B

常用的 B 族维生素有维生素 B_1、维生素 B_2、维生素 B_6、维生素 B_{12} 等。

维生素 B_1

维生素 B_1（vitamin B_1）又名硫胺，广泛存在于谷类、麦麸、豆类、瘦肉、干果以及酵母中，烹饪过程中可丧失约 50%。药用者为人工合成，在酸性环境中较稳定。

维生素 B_1 作为辅酶，参与糖代谢中丙酮酸和 α 酮戊二酸的氧化脱羧反应，缺乏时糖代谢发生障碍。临床主要用于维生素 B_1 缺乏症如脚气病、心功能不全、多发性神经炎等的辅助治疗。

本药毒性低，但注射给药偶见过敏反应甚至过敏性休克，过敏性体质者慎用。应避免与碱性药物配伍，以免发生变质。

维生素 B_2

维生素 B_2（vitamin B_2）又名核酸素，来源于动物的肝、肾、肉类、鱼类、蛋黄、乳类、酵母、绿叶蔬菜及谷类，药用多为人工合成。

维生素 B_2 为辅酶的组成成分，参与糖、蛋白质及脂肪的代谢，维持正常的视觉功能和促进生长。临床主要用于维生素 B_2 缺乏症，如口角炎、舌炎、结膜炎、阴囊炎、脂溢性皮炎等。

服用维生素 B_2 后尿液呈黄绿色，可干扰尿胆原的测定。应用吩噻嗪类、三环类抗抑郁药、丙磺舒时，应适当补充维生素 B_2。服药期间避免饮酒。

维生素 B_6

维生素 B_6（vitamin B_6）又名吡多辛，广泛存在于动物肝脏、肉类、蛋黄、酵母、豆类、谷类及绿叶蔬菜中，通常以吡哆醇、吡哆醛、吡哆胺形式存在，三者可相互转化。

维生素 B_6 在红细胞内转化为具有生理活性的磷酸吡哆醛和磷酸吡哆胺，作为体内上百种酶的辅酶，广泛参与谷氨酸、色氨酸、亚油酸分别转化为 γ - 氨基丁酸、5- 羟色胺、烟酸及花生四烯酸的过程。临床常用于预防和治疗异烟肼所致的周围神经炎、脂溢性皮炎等；也可用于接受化疗或慢性肝炎患者的辅助治疗。

长期大剂量使用，可引起严重神经感觉异常，出现头痛、进行性步态不稳、手足麻木等；罕见过敏反应。肾上腺皮质激素类药、环磷酰胺、青霉素等药物可增加维生素

B_6 的排泄或拮抗其作用，合用时应注意补充。与左旋多巴合用，可影响其抗震颤作用，应避免同服。

三、维生素 C

维生素 C（vitamin C）又名抗坏血酸，广泛存在于新鲜蔬菜水果中，如西红柿、菠菜、青椒、桔、橙、柠檬、山楂及枣等。久放或遇光颜色变微黄或加深，在酸性溶液中较稳定，具有强还原性。

临床常用于防治坏血病，也可用于急慢性传染病、久病卧床、骨折伤口愈合不良、各类贫血、高胆固醇血症以及动脉粥样硬化等的辅助治疗；此外，维生素 C 还可加速药物、毒物的排泄，保护肝功能。

过量使用维生素 C 可出现胃肠道症状；并明显增加尿中草酸排泄量，甚至引起尿路草酸盐结石，故肾结石、痛风患者慎用。

课堂互动

为什么感冒期间要多吃蔬菜、水果？幼儿单靠母乳喂养可以吗？为什么？

四、维生素 D

维生素 D（vitamin D）广泛存在于鱼肝油、沙丁鱼、蛋黄、猪肝、奶油、乳汁中。维生素 D 包括维生素 D_3 和维生素 D_2，两者作用相同。人体皮肤含有维生素 D_3 的前体 7- 脱氧胆固醇，经日光或紫外线照射后，可分别转变成维生素 D_3 和 D_2。

维生素 D 本身无生理活性，需分别在肝脏和肾脏转化为 25- 羟维生素 D_2 及 1，2- 二羟维生素 D_3 才具有活性。维生素 D 的作用主要是增加血钙和血磷浓度，促进骨钙化及骨样组织的成熟。维生素 D 严重缺乏时，在婴幼儿可引起佝偻病，而成人则表现为骨软化症。临床主要用于预防佝偻病和骨软化症，也可用于低钙所致的手足搐搦症。在补充维生素 D 的同时应适当给予钙剂。

短期内超量服用或长期大量服用维生素 D 可出现中毒症状，表现为厌食、恶心、呕吐、腹痛、持续性腹泻等。

考点链接

维生素 D 缺乏性佝偻病的特征性病变的部位是（　　　）
A. 肌肉　　　B. 血液　　　C. 骨骼　　　D. 大脑　　　E. 皮肤
解析：维生素 D 的作用最终是增加血钙和血磷浓度，促进骨钙化及骨样组织的成熟。维生素 D 严重缺乏时，在婴幼儿可引起佝偻病，而成人则表现为骨软化症。故答案应为 C

五、维生素 E

维生素 E（vitamin E）又名生育酚，广泛存在于各种食物中，尤以植物油如大豆油、玉米油、棉籽油等为著。

维生素 E 具有抗氧化作用，可以提高机体免疫力、延缓衰老等；临床常用于先兆流产、习惯性流产、不育症等的辅助治疗。

维生素 E 服用过量可出现恶心、眩晕、视力模糊、腹泻、胃肠功能紊乱、低血糖及肌无力等。

第二节　调节水、电解质和酸碱平衡药

一、水、电解质平衡调节药

葡　萄　糖

葡萄糖（glucose）是机体所需能量的主要来源。在体内被氧化成二氧化碳和水，同时供给能量，或以糖原形式贮存，对肝脏有保护作用。高渗葡萄糖溶液静脉注射可提高血浆渗透压，使组织脱水并有利尿作用。

临床主要用于：①补充水分和营养，如严重腹泻、呕吐、创伤大失血等引起的大量失水，可静脉滴注 5%~10% 的葡萄糖注射液补充水分，根据病情可同时滴注适量0.9% 氯化钠注射液，以补充钠的不足；对血糖过低或胰岛素过量患者，可用其 50% 溶液静脉注射，以升高血糖，供给脑细胞足够的能量，消除昏迷。②降低眼压和颅内高压症状，如脑溢血、颅骨骨折等的脱水。③其他用途，如 5%~10% 的葡萄糖注射液可作为某些药的溶剂，此外，也可用于测定糖耐量等。

氯　化　钠

【药理作用】

1. 氯化钠（sodium chloride）的钠离子是维持细胞外液渗透压和血容量的重要成分。
2. 正常浓度的钠离子是维持组织细胞兴奋性和神经肌肉应激性的必备条件。
3. 钠离子还以碳酸氢钠的形式组成体液缓冲系统，调节体液的酸碱平衡。

【临床应用】

1. **低钠综合征**　出汗过多、剧烈吐泻、大面积烧伤、利尿过度均可导致低钠综合征，表现为身体虚弱、精神倦怠，严重时可发生肌肉阵挛，甚至昏迷死亡。可补充0.9% 氯化钠注射液，严重缺钠者可静脉滴注高渗（3%~5%）氯化钠溶液。
2. **脱水或休克**　严重脱水或出血过多又无法输血时，可输入 0.9% 氯化钠注射液，

短暂维持血容量。

3. 其他　0.9% 氯化钠注射液（生理盐水）外用冲洗眼、耳、鼻、腹腔等手术伤口；还可作为注射用药的溶剂或稀释剂。

【不良反应与用药护理】

1. 输入过量可致高钠血症，引起组织水肿，故高血压及心、脑、肾功能不全及血浆蛋白过低者慎用，肺水肿患者禁用。

2. 已有酸血症倾向者，大量应用可引起高氯性酸中毒，故宜采用含碳酸氢钠和乳酸钠的复方氯化钠注射液。

氯 化 钾

【作用及临床应用】

氯化钾（potassium chloride）中的钾离子是细胞内的主要阳离子，是维持细胞内液渗透压的主要成分，参与调节酸碱平衡，维持神经肌肉兴奋性和心肌正常功能。临床主要用于各种原因所引起的低钾血症，地高辛等强心苷类药物中毒所致的快速型心律失常。

【不良反应与用药护理】

1. 口服有较强的刺激性，应稀释或饭后服用。缓释氯化钾片是较理想的新剂型。

2. 静滴过快可致心律失常甚至心脏停搏而死亡，故滴注速度宜慢，溶液浓度一般不超过 0.3%，静滴过程中应监测患者心律和血钾。

3. 静脉滴注时注意防止药液外漏，否则可致皮下组织坏死。

4. 房室传导阻滞、肾功能严重损害、尿少或尿闭未得到改善及血钾过高者禁用。

课堂互动

为什么服用速效利尿药的患者要补充氯化钾？氯化钾过量使用会出现什么反应？

口服补液盐

口服补液盐（oral rehydration salts）用于补充 Na^+、K^+、HCO_3^-、糖和液体。该疗法称口服补液疗法，用于腹泻和呕吐引起的急性脱水和电解质紊乱，尤其对急性腹泻脱水疗效显著；也常用于静脉补液后的维持治疗。

腹泻停止，应立即停用，以免出现高钠血症。心功能不全、高钾血症、急慢性肾衰竭者禁用。

二、酸碱平衡调节药

碳酸氢钠

【作用及临床应用】

碳酸氢钠（sodium bicarbonate）口服或静脉滴注可补充机体 HCO_3^-，碱化体液或尿液，从而调节机体酸碱平衡。临床主要用于：①静脉滴注碳酸氢钠纠正代谢性酸中毒；②碱化尿液以加速巴比妥类药物中毒的排泄、防止磺胺类药物在泌尿道析出结晶及增强氨基糖苷类抗生素对泌尿系统感染的疗效；③高钾血症；④其他：中和胃酸、配制腹膜透析液或血液透析液等。

【不良反应与用药护理】

大量注射可致代谢性碱中毒引起低钾血症，出现心律失常、肌肉痉挛、疼痛、异常疲倦、虚弱等。

1. 因本药与强酸反应产生大量二氧化碳，可导致急性胃扩张，甚至引起胃破裂，因此在治疗强酸中毒时，不宜使用本药洗胃。

2. 用作抗酸药时，应于餐后 1～3 小时及睡前服用；口服本药后 1～2 小时内不宜服用其他药物。

3. 用药期间监测体液 pH 值和血钾浓度，注意防止低钾血症的发生；充血性心力衰竭、急慢性肾衰竭、缺钾患者慎用。

乳酸钠

乳酸钠（sodium lactate）进入机体后，其乳酸根在有氧条件下，经肝脏转化为碳酸氢根离子，故可用于治疗代谢性酸中毒。其作用不及碳酸氢钠迅速和稳定，现已少用。但在高钾血症及普鲁卡因胺等引起的心律失常伴有酸中毒时，以使用乳酸钠为宜。

过量可引起碱血症。休克、缺氧、肝功能不良及乳酸性酸中毒者不宜使用。

同步训练

【A1 型题】

1. 下列维生素缺乏导致夜盲症的是（　　　）

  A. 维生素 B_2　　　　　　　B. 维生素 B_6　　　　　　　C. 维生素 C

  D. 维生素 D　　　　　　　E. 维生素 A

2. 人类维生素 D 的最主要来源是（　　　）

A. 日光照射皮肤产生　　　　　B. 食入动物肝脏提供　　　　C. 食入蔬菜类提供

D. 食入水果类提供　　　　　　E. 食入蛋类提供

3. 常用于先兆流产、习惯性流产、不育症的药物是（　　　）

A. 维生素 A　　　　　　　　　B. 维生素 B_6　　　　　　　C. 维生素 C

D. 维生素 D　　　　　　　　　E. 维生素 E

4. 可用于防治脚气病、多发神经炎的药物是（　　　）

A. 维生素 A　　　　　　　　　B. 维生素 B_1　　　　　　　C. 维生素 B_{12}

D. 维生素 B_6　　　　　　　　E. 维生素 C

5. 某胎龄 35 周早产儿，出生后 32 天。冬天出生，母乳喂养。体重已由出生时 2.0kg 增至 3.0kg。现在可以添加的辅食和添加的目的是（　　　）

A. 米汤，以补充热量　　　　　B. 菜汤，以补充矿物质　　　C. 软面条，以保护消化道

D. 蛋黄，以补充铁　　　　　　E. 鱼肝油，以补充维生素 D

6. 常用于预防或治疗异烟肼所致周围神经炎的药物是（　　　）

A. 维生素 A　　　　　　　　　B. 维生素 B_1　　　　　　　C. 维生素 C

D. 维生素 B_6　　　　　　　　E. 维生素 D

7. 氯化钾是维持细胞内（　　　）的重要成分

A. 电解质　　　　　　　　　　B.pH 值　　　　　　　　　　C. 渗透压

D. 电离度　　　　　　　　　　E. 交换度

8. 下列患者中，禁用氯化钠的是（　　　）

A. 肝昏迷　　　　　　　　　　B. 哮喘　　　　　　　　　　C. 肺水肿

D. 腹泻　　　　　　　　　　　E. 肾结石

9. 不是碳酸氢钠临床应用的是（　　　）

A. 用于代谢性酸中毒　　　　　B. 治疗高钾血症　　　　　　C. 促进弱酸性药物排泄

D. 治疗低钙血症　　　　　　　E. 增强氨基糖苷类抗生素对泌尿系统感染的疗效

10. 可用于纠正酸中毒的药是（　　　）

A. 碳酸氢钠　　　　　　　　　B. 氯化铵　　　　　　　　　C. 氯化钙

D. 氯化钾　　　　　　　　　　E. 氯化钠

【A2 型题】

11. 患儿，女，5 岁。因食用生冷致腹泻、呕吐两日，就诊时表现为虚弱、倦怠、表情淡漠等，应选用的治疗药物是（　　　）

A.0.9% 氯化钠注射液静滴　B. 口服氯化钠溶液　　　　　C. 碳酸氢钠

D. 氯化铵　　　　　　　　　　E. 葡萄糖酸钙

12. 患儿，男，2 岁。因饮食不佳伴有夜惊且发育不良而住院，医生诊断为佝偻病，应选择的治疗药物是（　　　）

A. 氯化钾　　　　　　　　　　B. 氯化铵　　　　　　　　　C. 葡萄糖酸钙

D. 碳酸氢钠　　　　　　　　　E. 氯化钠

13. 患者，女，40岁。患有糖尿病，因早晨未吃饭坐车赶路后出现头昏、恶心等低血糖症状，应选用的治疗药物是（　　）

    A.50% 葡萄糖溶液静脉注射　　　　　　　　　　B. 氯化钾

    C. 碳酸氢钠　　　　　　　　D. 氯化铵　　　　　　　　E. 氯化钙

14. 患儿，男，10个月。3天前因"突然双眼上翻，面肌和四肢抽动"急诊入院，诊断为维生素 D 缺乏性手足搐搦症。该患儿出院时，护士应对家长进行健康指导最重要的内容是（　　）

    A. 指导母乳喂养

    B. 提倡进行站立锻炼

    C. 单用钙剂治疗

    D. 添加含维生素

    D 的食物并多抱患儿到户外晒太阳

    E. 处理惊厥和喉痉挛的方法

（郭　允）

第十六章　生物制品

结构导图

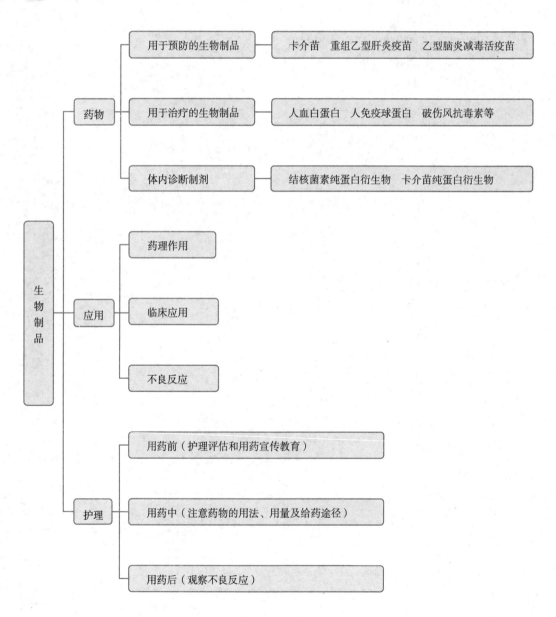

教学要求

知识目标

1. 知道生物制品的种类、保存、运输及使用注意事项。
2. 理解生物制品的作用机制。
3. 掌握常用生物制品的应用和不良反应。

技能目标

1. 学会常用生物制品的用药护理。
2. 学会正确合理执行用药方案的基本知识和基本方法。

情感目标

1. 体会接种生物制品患者的病痛。
2. 体会在生物制品用药护理过程中的责任。

第一节　概　述

生物制品是指以微生物（细菌、噬菌体、立克次体、病毒等）、细胞及各种动物或人源的组织和体液等为原料，应用现代生物技术或传统技术而制成的制品，用于人类疾病预防、治疗和诊断。生物制品不同于一般医用药品，是通过刺激机体免疫系统，在人体内主要通过体液免疫、细胞免疫或细胞介导免疫发挥作用。

一、生物制品的种类

根据生物制品的用途，可将其分为三大类，即预防用生物制品、治疗用生物制品和体内诊断试剂。

（一）预防用生物制品

预防用生物制品用于传染病的预防，包括细菌类疫苗和病毒类疫苗，国际上统称为疫苗。疫苗是针对疾病的致病原或其相关的蛋白、多糖或核酸，以单一实体或通过载体经免疫接种进入机体，诱导机体产生特异的体液和细胞免疫，从而使机体获得预防该病的免疫力。

（二）治疗用生物制品

治疗用生物制品包括各种血液制剂、重组治疗用生物技术产品、免疫制剂。按作用机制又分为以下两类。

1. 特异性治疗用生物制品　如抗毒素和特异性免疫球蛋白。临床上，将抗毒素及免疫球蛋白制品作为常规治疗用药品，需要时也可用于相关疾病的预防。

2. 非特异性治疗用生物制品 如干扰素及人血白蛋白。

（三）体内诊断试剂

体内诊断制剂可用于检测抗原、抗体或机体免疫状态，是由变态反应原或有关抗原原料制成的免疫诊断试剂，如卡介苗纯蛋白衍生物、旧结核菌素等。

二、生物制品的保存及运输

（一）保存

生物制品的保存条件将直接影响其质量。生物制品大多是由微生物或其代谢产物制成的，多具蛋白特性，而且有的制品本身就是活的微生物。因此，生物制品一般都怕热、怕光，有的还怕冷冻，最适宜的保存条件是 2℃~8℃ 的干暗处。除小儿麻痹等活疫苗及干燥制品不怕冻结外，其他生物制品一般不能在 0℃ 以下保存，否则会因冻结而造成蛋白变性，融化后发生大量溶菌或出现摇不散的絮状沉淀而影响免疫效果，甚至会加重接种后的反应。各种生物制品对热的稳定性根据其性质和质量各不相同，因此，其保存应严格按照使用说明书规定的条件保存。

（二）运输

生物制品在运输过程中，应尽量缩短运输时间，不论使用何种运输工具都应注意防止高温、暴晒和冻融。在北方寒冷地区要避免液体制品冻结，尤其要避免由于温度高低不定而引起的反复冻结和融化。

三、生物制品的不良反应

（一）生物制品发生不良反应的原因

1. 质量 质量不好的生物制品可以引起严重不良反应，如菌苗、疫苗的菌毒种不好，血清、类毒素纯度低或发生污染等，接种后都可引起人数较多的严重不良反应。

2. 使用方法 不能正确使用生物制品也是引起不良反应的重要原因之一，如接种途径错误和操作不正确（如应为皮内注射的，误为皮下注射就可能引起局部脓肿）、接种剂量过大及不能正确掌握禁忌证等都是发生不良反应的原因。

（二）生物制品发生不良反应的类型

1. 一般反应 一般反应有局部反应和全身反应，局部反应常见有红、肿、热、痛等；全身反应有发热、头疼、寒战、恶心、呕吐、腹痛、腹泻等。

2. 异常反应 异常反应有晕厥、过敏性休克、血清病（多发生在注射后 1～2 周，表现为皮疹、肌肉关节痛、全身淋巴结肿大）等。

四、生物制品使用注意事项

1. 详细询问患者病史，有过敏史（如哮喘、荨麻疹、花粉症等）的患者，易发生过敏性休克，有晕针史及癔症、癫痫患者，易发生晕厥，要特别注意。

2. 在注射动物血清制品之前，应做过敏试验，阴性者方可注射，阳性者必须进行脱敏后才可注射；反复注射间隔超过 5 天者，必须做过敏试验后才可注射。

3. 如发生不良反应，应立即皮下注射或静脉注射 0.1% 肾上腺素 0.3～0.5mL，必要时可重复注射，然后根据反应症状，给以必要的治疗。

4. 制剂若有下列情形之一者，应弃之不用：

（1）没有标签，无有效期或不清者，以及超过有效期者。

（2）安瓿有裂纹或瓶塞松动者。

（3）生物制品质量与说明书不符，如色泽、沉淀发生变化，瓶内有异物或絮状物者。

（4）未按药品说明和规定进行保存、运输的生物制品。

第二节　用于预防的生物制品

卡 介 苗[免]

【作用及临床应用】

卡介苗（bacillus calmette-guérin）是用于结核病的疫苗，由减毒活牛分枝杆菌制备而成。人体接种卡介苗后，可刺激机体产生细胞免疫应答。卡介苗主要用于出生 3 个月以内的婴儿或用 5U PPD 试验（结核菌素试验）阴性的儿童（PPD 试验后 48～72 小时局部硬结在 5mm 以下者为阴性）预防结核病。新生儿一般在出生后 24 小时内注射。

【不良反应】

接种 2 周左右出现局部红肿、浸润、化脓，并形成小溃疡，严重者宜采取适当处理措施。接种中偶可发生淋巴结炎症、类狼疮反应及瘢痕。

【用药护理】

1. 用药前

（1）护理评估：通过询问过敏史、既往病史，确认患儿有无使用卡介苗的禁忌证，如患结核、急性传染病、肾炎、心脏病者，患湿疹或其他皮肤病者，患免疫缺陷症者禁用。

（2）宣传教育：告知患儿家属，该疫苗接种后2周左右局部可出现红肿浸润，若随后化脓，形成小溃疡，可用1%龙胆紫涂抹以防感染，一般8~12周后结痂，如遇局部淋巴结肿大可用热敷处理，如已软化形成脓疱，应及时就诊。

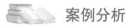 案例分析

患儿，男，3岁。需接种卡介苗，接种前护士应对患儿家长做哪些用药护理宣教？接种过程中应注意什么？

1. 用药护理宣教　告知患儿家属该疫苗接种后2周左右局部可出现红肿浸润，若随后化脓，形成小溃疡，可用1%龙胆紫涂抹以防感染，一般8~12周后结痂，如遇局部淋巴结肿大可用热敷处理，如已软化形成脓疱，应及时就诊。

2. 接种过程中的注意事项　①接种卡介苗的注射器应专用，不得用作其他注射；②卡介苗严禁皮下或肌内注射，应在上臂外侧三角肌中部略下处皮内注射；③如同时接种其他疫苗，应不在同侧注射。

2. 用药中

（1）接种卡介苗的注射器应专用，不得用作其他注射，以防止产生化脓反应。

（2）10次人用剂量卡介苗加入1mL所附稀释剂，5次人用剂量卡介苗加入0.5mL所附稀释剂，放置约1分钟，摇动使之溶解并充分混匀（疫苗溶解后必须在0.5小时内用完）。用灭菌的1mL蓝心注射器（25~26号针头）吸附摇匀的疫苗，在上臂外侧三角肌中部略下处皮内注射0.1mL。严禁皮下或肌内注射！

（3）使用时应注意避光（活菌苗用时不得日光暴晒）。

（4）与其他疫苗同时使用时应不在同侧注射。

3. 用药后　接种后观察患儿有无不适症状，无异常反应后方可离开。

A群C群脑膜炎球菌多糖疫苗[免]

【作用及临床应用】

A群C群脑膜炎球菌多糖疫苗（group A and C meningococcal polysaccharide vaccine）是用A群C群脑膜炎球菌培养液，分别提取和纯化A群C群脑膜炎球菌荚膜多糖抗原，混合后加入适宜稳定剂冻干制成。接种该疫苗后，可使机体产生体液免疫应答，用于预防A群和C群脑膜炎球菌引起的流行性脑脊髓膜炎。接种对象为2周岁以

上儿童及成人。

【不良反应】

1. 常见不良反应为注射局部疼痛和触痛，一般 2～3 天内自动消失；接种者在接种疫苗后 1～2 周内，可出现一过性发热反应，大多为轻度发热反应，一般持续 1～2 天后可自行缓解。

2. 罕见不良反应有严重发热反应、注射局部重度红肿或其他并发症、过敏性休克等。

3. 禁用于对该疫苗过敏者，患急性疾病、严重慢性疾病、慢性疾病的急性发作期和发热者以及患脑病、未控制的癫痫和其他进行性神经系统疾病者。

【用药护理】

1. 用药前

（1）护理评估：通过询问过敏史、既往病史，确认患者有无使用 A 群 C 群脑膜炎球菌多糖疫苗的禁忌证。

（2）宣传教育：①告知患者或家属，注射 A 群 C 群脑膜炎球菌多糖疫苗后可出现注射局部疼痛和一过性发热等不良反应，大多为轻度，一般持续 2～3 天后可自行缓解，不需处理。②嘱咐患者或家属，如出现发热不适，应适当休息，多喝开水，注意保暖，防止继发感染；对于中度发热反应或发热时间超过 48 小时者，可给予物理或药物方法进行对症处理。③嘱咐患者或家属，如注射局部重度红肿或出现其他并发症，可用干净的毛巾热敷，每日数次，每次 10～15 分钟，必要时就诊。④告知患者或家属，如需注射免疫球蛋白，应至少间隔 1 个月以上，以免影响免疫效果。

（3）应备有肾上腺素等药物，用于急救偶有发生的严重过敏反应。

2. 用药中

（1）A 群 C 群脑膜炎球菌多糖疫苗应在 2℃～8℃避光保存和运输。

（2）免疫程序和剂量：①按标示量加入所附溶媒复溶，摇匀立即使用；②途径：上臂外侧三角肌附着处皮下注射；③剂量：每次人用剂量为 0.5mL。

3. 用药后

（1）接受注射者在注射后应在现场观察至少 30 分钟，无异常反应后方可离开。

（2）严密防范过敏性休克：注射药物后，一旦发现过敏，立即报告医生。

脊髓灰质炎减毒活疫苗糖丸[免]
（人二倍体细胞）

脊髓灰质炎减毒活疫苗糖丸（poliomyelitis vaccine dragee candy）是用脊髓灰质炎病毒的 I、II、III 型减毒株分别接种于人二倍体细胞，经培养、收获病毒液制成。口服脊髓灰质炎减毒活疫苗糖丸后，可刺激机体产生抗脊髓灰质炎病毒的免疫力。主要用于 2 月龄以上的儿童预防脊髓灰质炎。口服后一般无不良反应。个别人有发热、恶心、呕吐、腹泻和皮疹。该疫苗只供口服，不能注射；嘱咐患儿家属该疫苗为活疫苗，应使用 37℃以下的凉开水送服，切勿用热水送服，服药后 1 小时内勿饮（食）热的食物。首次免疫从 2 月龄开始，第一年连续口服 3 次，每次间隔 4～6 周，4 岁再加强免疫 1 次，其他年龄组在需要时也可以服用；该疫苗需在 –20℃以下或 2℃～8℃避光保存和运输。

> **考点链接**
>
> 接种脊髓灰质炎疫苗时，正确的方法是（　　　）
>
> A. 初种次数为 1 次　　　B. 用热水送服　　　C. 接种方法为肌内注射
> D. 需要复种加强　　　E. 接种对象是新生儿
>
> 解析：脊髓灰质炎减毒活疫苗糖丸需用 37℃以下的凉开水送服或含服，服后 1 小时内禁饮（食）热的食物，初种年龄是 2 个月，初种次数是 3 次，间隔 4～6 周，4 岁时再加强免疫 1 次，故答案为 D。

重组乙型肝炎疫苗[免]
（CHO 细胞）

重组乙型肝炎疫苗（hepatitis B vaccine made by recombinant DNA techniques in CHO cell）是由重组 CHO 细胞表达的乙型肝炎病毒表面抗原（HBsAg）经纯化，加氢氧化铝佐剂制成。接种重组乙型肝炎疫苗后，可刺激机体产生抗乙型肝炎病毒的免疫力，用于预防乙型肝炎。适用于乙型肝炎易感者，尤其下列人员：①新生儿，特别是母亲 HBsAg、HBeAg 阳性者；②从事医疗工作的医护人员及接触血液的试验人员。注射时应充分摇匀，于上臂三角肌肌内注射。基础免疫程序为 3 针，分别在第 0 个月、第 1 个月、第 6 个月接种。新生儿第 1 针在出生后 24 小时内注射，嘱咐患儿家属在 1 个月及 6 个月后注射第 2、3 针。

麻腮风联合减毒活疫苗[免]

麻腮风联合减毒活疫苗（measles mumps and rubella combined vaccine, live）是由麻疹病毒减毒株和腮腺炎病毒减毒株分别接种原代鸡胚细胞，风疹病毒减毒株接种人二倍体细胞，经培养、收获病毒液，按比例混合配制，加入适宜稳定剂冻干制成。接种该疫苗后，可刺激机体产生抗麻疹病毒、腮腺炎病毒和风疹病毒的免疫力，用于预防麻疹、腮腺炎和风疹。年龄为 8 个月以上的麻疹、腮腺炎和风疹易感者。用药时按标示量加灭菌注射用水，待疫苗完全溶解并摇匀后，于上臂外侧三角肌附着处皮下注射 0.5mL，注意开启疫苗瓶和注射时，切勿使用消毒剂接触疫苗。

乙型脑炎减毒活疫苗[免]

乙型脑炎减毒活疫苗（Japanese encephalitis vaccine, live）是将流行性乙型脑炎病毒减毒株接种地鼠肾细胞，经培养、收获病毒液，加入适宜稳定剂冻干制成。免疫接种该疫苗后，可刺激机体产生抗乙型脑炎病毒的免疫力，用于 8 个月以上健康儿童及由非疫区进入疫区的儿童和成人预防流行性乙型脑炎。注意开启疫苗瓶和注射时，切勿使用消毒剂接触疫苗；用药时按标示量加入疫苗稀释剂，待完全溶解后，于上臂外侧三角肌附着处皮下注射 0.5mL；8 月龄儿童首次注射 0.5mL，于 2 岁时再注射 0.5mL，以后不再免疫。

人用狂犬病疫苗
（vero 细胞）

人用狂犬病疫苗（vero 细胞）[rabies vaccine（vero cell）for human use] 是用狂犬病病毒固定毒，接种 vero 细胞，经培养、收获、浓缩、灭活病毒、纯化后，加入适宜稳定剂制成。接种人用狂犬病疫苗后，可刺激机体产生抗狂犬病病毒的免疫力，用于预防狂犬病。凡被狂犬或其他疯动物咬伤、抓伤时，不分年龄、性别均应立即处理局部伤口（用清水或肥皂水反复冲洗后，再用碘酊或酒精消毒数次），并及时按暴露后免疫程序注射本疫苗；凡有接触狂犬病病毒危险的人员，按暴露前免疫程序预防接种。使用前将疫苗振摇成均匀混悬液，于上臂三角肌肌内注射，幼儿可在大腿前外侧区肌内注射，禁止臀部注射。嘱咐患者注射该疫苗后忌饮酒、浓茶等刺激性食物和剧烈运动。

流感全病毒灭活疫苗

流感全病毒灭活疫苗 [influenza vaccine（whole virion），inactivated] 是用 WHO 所推荐的甲型和乙型流行性感冒病毒株分别接种鸡胚，经培养、收获病毒液、灭活病毒、浓缩、纯化后制成。接种该疫苗后，可刺激机体产生抗流行性感冒病毒的免疫力，用于预防流行性感冒病毒引起的流行性感冒。接种对象为 12 岁以上儿童、成人及老年人。用法用量：上臂外侧三角肌处肌内注射，每次注射 1 剂。

其他疫苗的用法及注意事项见表 16-1。

表 16-1　其他疫苗的用法及注意事项

药名	临床应用	用法	注意事项
百白破疫苗[免]（diphtheria, tetanus and pertussis combined vaccine absorbed. 吸附百日咳白喉破伤风联合疫苗）	预防百日咳、白喉、破伤风三种疾病	接种对象为 3 月龄至 6 周岁的儿童。肌内注射于臀部外上或上臂外三角肌。一般 3～5 月龄内完成三针免疫，每针间隔 4～6 周，18～24 个月可加强注射第 4 针。每次注射 0.5mL	中枢神经系统疾病如脑病、癫痫等，或有既往病史者禁用；发热、急性疾病和慢性疾病的急性发作期应暂缓注射。注射局部有红肿、疼痛、发痒或红斑、疲倦、头疼等反应，一般不必处理。硬结可自行吸收。每次应更换一侧注射

续表

药名	临床应用	用法	注意事项
甲肝疫苗（hepatitis a vaccines）	预防甲型肝炎	上臂外侧三角肌附着处皮下注射；灭活疫苗：1~18岁每剂0.5mL，19岁及以上每剂1.0mL；基础免疫为1年剂量，在基础免疫之后6~12个月进行一次加强免疫，以确保长时间维持抗体滴度	禁用于病毒性肝炎、发热、心脏病、肾脏病、活动性结核病、重度高血压及免疫缺陷和正在应用肾上腺皮质激素等免疫抑制剂的患者。注射疫苗后可能出现局部疼痛、红肿，全身性反应包括头痛、疲劳、发热、恶心和食欲下降，一般72小时内自行缓解。偶有皮疹出现，不需特殊处理，必要时可对症治疗

儿童免费预防接种疫苗程序见表 16-2。

表 16-2 儿童免费预防接种疫苗程序表

疫苗	接种对象月（年）龄	接种剂次	接种部位	接种途径	接种剂量/剂次	备注
乙肝疫苗	0、1、6月龄	3	上臂三角肌	肌内注射	酵母苗5μg/0.5mL	出生后24小时内接种第1剂次，第1、2剂次，第2、3剂次间隔均≥28天
卡介苗	出生时	1	上臂三角肌中部略下处	皮内注射	0.1mL	
脊灰疫苗	2、3、4月龄，4周岁	4		口服	1粒	首次免疫从2月龄开始，第一年连续口服3次，每次间隔4~6周，4岁再加强免疫1次
百白破	3、4、5月龄，18~24月龄	4	上臂外侧三角肌	肌内注射	0.5mL	一般3~5个月龄完成三针免疫，每针间隔4~6周，18~24个月可加强注射第4针
白破疫苗	6周岁	1	上臂三角肌	肌内注射	0.5mL	
麻风疫苗（麻疹）	8月龄	1	上臂外侧三角肌下缘附着处	皮下注射	0.5mL	
麻腮风疫苗（麻腮疫苗、麻疹疫苗）	18~24月龄	1	上臂外侧三角肌下缘附着处	皮下注射	0.5mL	

续表

疫苗	接种对象 月（年）龄	接种 剂次	接种部位	接种 途径	接种剂量 /剂次	备注
乙脑减毒 活疫苗	8月龄，2周岁	2	上臂外侧三角 肌下缘附着处	皮下注射	0.5mL	8月龄儿童首次注射 0.5mL，于2岁时再注射 0.5mL，以后不再免疫
A群流脑 疫苗	6～18月龄	2	上臂外侧三角 肌附着处	皮下注射	30μg/0.5mL	第1、2剂次间隔3个月
A+C流脑 疫苗	3周岁，6周岁	2	上臂外侧三角 肌附着处	皮下注射	100μg/0.5mL	2剂次间隔≥3年；第1 剂次与A群流脑疫苗第2 剂次间隔≥12个月

第三节 用于治疗的生物制品

破伤风抗毒素

【作用及临床应用】

破伤风抗毒素（tetanus antitoxin）是由破伤风类毒素免疫马所得血浆制得的抗毒素球蛋白制剂，用于预防和治疗破伤风。已出现破伤风或其可疑症状时，应在进行外科处理及其他疗法的同时，及时使用抗毒素治疗。开放性外伤（特别是创口深、污染严重者）有感染破伤风的危险时，应及时进行预防。

【不良反应】

1. 过敏性休克 可在注射中或注射后数分钟至数十分钟内突然发生。患者突然表现沉郁或烦躁、脸色苍白或潮红、胸闷或气喘、出冷汗、恶心或腹痛、脉搏细速、血压下降、重者神志昏迷虚脱，如不及时抢救可迅速死亡。治疗的关键是迅速缓解呼吸道阻塞和循环衰竭，并首选肌内注射肾上腺素，同时根据病情辅以输液、吸氧，使用升压药维持血压，并使用抗过敏药物等。

2. 血清病 主要症状为荨麻疹、发热、淋巴结肿大、局部浮肿，偶有蛋白尿、呕吐、关节痛，注射部位可出现红斑、瘙痒及水肿。一般在注射后7～14天发病，称为延缓型。亦有在注射后2～4天发病者，称为加速型。可使用钙剂或抗组胺药物等对症治疗，必要时应用肾上腺皮质激素。

3. 发热反应 一般出现于注射后1小时至几小时，少数在5～6小时发生，以中等热度偏多，亦可见高热。退热较快，大多注射当天即可退去。

【用药护理】

1. 用药前

（1）护理评估：询问过敏史、既往病史，凡本人及其直系亲属曾有支气管哮喘、枯草热、湿疹或血管神经性水肿等病史，或对某种物质过敏，或本人过去曾注射马血清制剂者，均须特别提防过敏反应的发生。

（2）宣传教育：告知患者，该制剂注射后可出现发热反应，一般不需特殊处理，大多注射当天即可退去。但如出现荨麻疹、淋巴结肿大、呕吐、关节痛，注射部位红斑、瘙痒及水肿等，应及时就诊。

2. 用药中

（1）每次注射须保存详细记录，包括姓名、性别、年龄、住址、注射次数、上次注射后的反应情况、本次过敏试验结果及注射后反应情况、所用抗毒素的生产单位名称及批号等。

（2）注射器及注射部位应严格消毒，同时注射疫苗时，注射器须分开。

（3）安瓿打开后应一次用完，如剩余均应废弃。

（4）注射抗毒素前必须先做过敏试验，阴性者方可给药，阳性者必须使用脱敏注射法。

①过敏试验　用氯化钠注射液将抗毒素稀释 20 倍（0.1mL 抗毒素加 1.9mL 氯化钠注射液），在前掌侧皮内注射 0.1mL，观察 30 分钟。注射部位无明显反应或皮丘小于 1cm、红晕小于 2cm，同时无其他不适反应，即为阴性，可在严密观察下注射抗毒素。如注射部位出现皮丘 ≥ 1cm、红肿 ≥ 2cm，特别是形似伪足或有痒感者，为阳性反应，必须用脱敏法进行注射。如注射局部皮丘 ≥ 1.5cm，并伴有全身症状，如荨麻疹、鼻咽刺痒、喷嚏等，则为强阳性反应，应避免使用抗毒素。如必须使用时，则应采用脱敏注射，并做好抢救准备，一旦发生过敏性休克，立即抢救。

②脱敏注射法　在一般情况下，可用氯化钠注射液将抗毒素稀释 10 倍，分小量数次皮下注射，每次注射后观察 30 分钟。第 1 次可注射 10 倍稀释的抗毒素 0.2mL，观察无紫绀、气喘或显著呼吸短促、脉搏加速时，即可注射第 2 次 0.4mL，如仍无反应则可注射第 3 次 0.8mL，如仍无反应即可将抗毒素全量作缓慢皮下或肌内注射。

③无过敏史者或过敏反应阴性者，也并非没有发生过敏性休克的可能。为慎重起见，可先注射小量于皮下进行试验，观察 30 分钟，无异常反应，再将全量注射于皮下或肌内。

3. 用药后

（1）接受注射者在注射后应在现场观察至少 30 分钟，无异常反应后方可离开。

（2）严密防范过敏性休克：注射药物后，一旦发现过敏，立即报告医生。

抗蛇毒血清

抗蛇毒血清（snake antivenins）包括抗蝮蛇毒血清、抗五步蛇毒血清、抗银环蛇毒血清及抗眼镜蛇毒血清。分别由各自的蛇毒或脱毒蛇毒免疫马所得的血浆，经胃酶消化后纯化制成的冻干蛇毒球蛋白制剂。用于相应的毒蛇咬伤者，其中抗蝮蛇毒血清，对竹叶青蛇和烙铁头蛇咬伤亦有疗效。毒蛇咬伤后，应迅速注射抗蛇毒血清，愈早愈好。可发生过敏反应，即刻表现为胸闷、气短、恶心、呕吐、腹痛、抽搐及血压下降，迟发表现为发热、皮疹及荨麻疹等。使用前应询问患者马血清制品注射史及过敏史，并做过敏试验。

抗狂犬病血清

抗狂犬病血清（rabies antivenins）由狂犬病固定毒免疫马的血浆所制成，仅用于配合狂犬病疫苗对被疯动物严重咬伤如头、脸、颈部或多部位咬伤者进行预防注射。被疯动物咬伤后注射愈早愈好，咬后 48 小时内注射，可减少发病率，但对已有狂犬病症状的患者无效。可发生过敏性休克、血清病及发热反应。同时注射人用狂犬病疫苗时，注射器械及注射部位须分开；已单独应用人用狂犬病疫苗者，如未能及时给予抗狂犬病血清，在 7 日内仍应注射。

人血白蛋白

【作用及临床应用】

人血白蛋白（human albumin）由经乙型肝炎疫苗免疫的健康人血浆提取制成，具有增加血容量和维持血浆胶体渗透压的作用。白蛋白既能结合阴离子也能结合阳离子，可以输送不同的物质，也可以将有毒物质输送到解毒器官，具有运输和解毒作用；在氮代谢障碍时，白蛋白还可作为氮源为组织提供营养。可用于失血、创伤及烧伤引起的休克，脑水肿及大脑损伤引起的颅内压增高，肝硬化或肾病引起的水肿或腹水，以及低蛋白血症的防治。

【不良反应】

偶见寒战、发热、颜面潮红、皮疹、恶心、呕吐等症状和过敏反应。快速输注可引起血管超负荷导致肺水肿。

【用药护理】

1. 用药前

护理评估：通过询问过敏史、既往病史，确认患者有无使用白蛋白的禁忌证，如急性肺水肿患者禁用。

 案例分析

患者，男，76 岁。因肝硬化腹水，医嘱给予人血白蛋白静脉输注治疗。护士应对该患者进行的用药护理措施有哪些？

用药护理：

1.用药前评估患者有无使用白蛋白的禁忌证。

2.白蛋白的稀释、注射操作，均应按严格的消毒程序进行。开瓶后暴露超过4小时不能再用。

3.冻干制剂可用5%葡萄糖注射液或灭菌注射用水溶解，稀释液体量根据需要而定。

4.静脉滴注速度每分钟不宜超过2mL，以防大量输注白蛋白时导致机体组织脱水。

5.使用本药时，应仔细观察病情，监护患者血压，防止患者的中心静脉压升高。

6.输注人血白蛋白前后都需要使用生理盐水进行冲管。

7.用药后观察患者有无不适症状或过敏反应，如有不适，立即报告医生。

2.用药中

（1）白蛋白的稀释、注射操作，均应按严格的消毒程序进行。开瓶后应一次性使用，不得分次或给第二人使用；开瓶后暴露超过4小时也不能再用。

（2）冻干制剂可用5%葡萄糖注射液或灭菌注射用水溶解，液体量根据需要而定。一般使用10%白蛋白溶液，可在15分钟内溶解完毕。欲制备20%～25%高浓度白蛋白溶液时，则溶解时间较长。

（3）静脉滴注速度每分钟不宜超过2mL，以防大量输注白蛋白时导致机体组织脱水。

（4）使用本药时，应仔细观察病情，监护患者血压，防止患者的中心静脉压升高。特别需注意有心功能不全或其他心脏疾病的患者（因过快增加血容量会导致急性循环负荷增加或导致肺水肿）。

（5）人血白蛋白不能与血管收缩药合用；不宜与含有蛋白水解酶或酒精溶剂的注射液混合使用（混合后导致蛋白沉淀）。

（6）输注人血白蛋白前后都需要使用生理盐水进行冲管。

3.用药后

观察患者有无不适症状或过敏反应，如有不适，立即报告医生。

人免疫球蛋白

人免疫球蛋白（human immunoglobulin）系由乙型肝炎疫苗免疫健康人血浆提取制成，与肌注丙种球蛋白相比，具有作用快、效果显著等优点。人免疫球蛋白经静脉注射后，能增强机体的抗感染能力和免疫调节功能。适用于：①原发性免疫球蛋白缺乏症，如X829联锁低免疫球蛋白血症，常见变异性免疫缺陷病、免疫球蛋白G亚型缺陷病等；②继发性免疫球蛋白缺陷病，如重症感染，新生儿败血症和艾滋病等；③自身免疫性疾病，如原发性血小板减少性紫癜、川崎病；④其他，如重症系统性红斑狼疮、原发和继发性抗磷脂综合征等。输注人免疫球蛋白一般无不良反应，极个别患者在输注时出现一过性头痛、心慌、恶心等不良反应，可能与输注速度过快或个体差异有关，上述反应大多轻微且常发生在输液开始 1 小时内，个别患者可在输注结束后发生上述反应，一般在 24 小时内均可自行恢复。

A 型肉毒素

A 型肉毒素（botulinum toxin type A）为一种神经肌肉阻滞剂，注入肌肉终板区后，抑制突触前运动神经释放乙酰胆碱，引起肌肉松弛性麻痹。适用于眼睑痉挛，面肌痉挛等成人患者及某些斜视，特别是急性麻痹性斜视、共同性斜视、内分泌肌病引起的斜视及无法手术矫正或手术效果不佳的 12 岁以上的斜视患者。

第四节　体内诊断试剂

结核菌素纯蛋白衍生物

【作用及临床应用】

结核菌素纯蛋白衍生物（purified protein derivative of tuberculin，TB-PPD）是由结核杆菌培养物提取的蛋白，经皮内试验对已受结核菌感染或已接种卡介苗者可引起特异性局部皮肤变态反应，为迟发型超敏反应。致敏机体注射结核菌素后，24 小时出现红晕，48 ~ 72 小时反应明显，表现为血管充血扩张、细胞渗出浸润，主要是淋巴浸润。

结核菌素纯蛋白衍生物适用于儿童、成人检查结核菌感染或是否具有免疫力。本品 5U 用于结核病的临床诊断，卡介苗接种对象的选择及卡介苗接种后机体免疫反应的监测。2U 制品用于结核病的流行病学监测。

【不良反应】

曾患过重度结核病者或过敏体质者，局部可出现水泡、浸润或溃疡，有的出现不同程度的发热，一般能自行消退或自愈。偶有严重者，可作局部消炎或退热处理。

【用药护理】

1. 用药前

护理评估：通过询问过敏史、既往病史，确认患者有无使用结核菌素纯蛋白衍生物的禁忌证，如急性传染病（如麻疹、百日咳、流行性感冒、肺炎等）、急性眼结膜炎、急性中耳炎、广泛性皮肤病者及过敏体质者禁用。

2. 用药中

（1）注射结核菌素纯蛋白衍生物的注射器及针头应当专用，不得作其他注射之用。

（2）结核菌素纯蛋白衍生物安瓿开启后，应在半小时内使用。

（3）用法用量：吸取本品 0.1mL（5U），皮内注射于前臂掌侧，于注射后 48～72 小时检查注射部位反应。测量硬结的横径及其垂直径，5U 制品反应平均直径 ≥ 5mm 为阳性反应。凡有水泡、坏死、淋巴管炎或硬结纵、横直径平均 ≥ 1.5cm 者均属强阳性反应，应详细注明。

3. 用药后

观察受种者在注射后数分钟有无头晕、心慌、脸色惨白、出冷汗等现象，甚至晕倒、失去知觉，大多为精神因素和刺激引起的血管神经性晕厥。一旦发生，应让患者平躺、头部放低、松解纽扣及腰带、保持安静，同时针刺和捏压人中、合谷、足三里穴，稍好转后可喝些开水或糖水。必要时及时通知医生处理。

卡介菌纯蛋白衍生物

卡介菌纯蛋白衍生物（purified protein derivative of BCG，BCG–PPD）是由卡介菌培养物提取的蛋白制剂，经皮内试验后，对已接种卡介苗或曾受结核菌感染者可引起特异性局部皮肤变态反应，为迟发型超敏反应。适用于卡介苗接种对象的选择及卡介苗接种后机体免疫反应的监测、结核病的临床诊断。

卡介菌纯蛋白衍生物与结核菌素纯蛋白衍生物功能一致，但免疫原性略低于结核菌素纯蛋白衍生物，对结核菌感染者注射后引起的不良反应也低于结核菌素纯蛋白衍生物，由于其抗原提取自卡介菌，更适合用于卡介苗接种后阳转考核。

同步训练

【A1 型题】

1. 可使人体产生对结核菌获得免疫力的预防措施是（　　　）
   A. 进行卡介苗接种　　　　B. 普及结核病防治知识　　　C. 及早发现并治疗患者
   D. 消毒衣物，隔离患者　　E. 加强锻炼，增强体质

2. 下列生物制品，为治疗用的是（　　　）
   A. 白喉疫苗　　　　　　　B. 乙肝疫苗　　　　　　　　C. 麻腮风联合减毒活疫苗
   D. 破伤风抗毒素　　　　　E. 卡介菌纯蛋白衍生物

3. 配制的破伤风抗毒素（规格：1500 IU × 0.75 毫升 / 瓶）皮试液皮试时的注射剂量为（　　　）
   A.60IU　　　　　　　　　B.40 IU　　　　　　　　　　C.20 IU
   D.10 IU　　　　　　　　　E.5 IU

4. 下列为预防用生物制品的是（　　　）
   A. A 型肉毒素　　　　　　B. 人血白蛋白　　　　　　　C. 麻腮风联合减毒活疫苗
   D. 破伤风抗毒素　　　　　E. 干扰素

5. 大多数生物制品最适宜的保存条件是（　　　）

    A.0℃以下干暗处　　　　　　　B.0℃以上干暗处　　　　　　C.2℃～8℃阴凉处

    D.0℃以下阴凉处　　　　　　　E.2℃～8℃干暗处

6. 新生儿出生后 0 天、1 个月、6 个月时接种的疫苗是（　　　）

    A. 卡介苗　　　　　　　　　　B. 乙肝疫苗　　　　　　　　C. 麻腮风联合减毒活疫苗

    D. 流感疫苗　　　　　　　　　E. 白喉疫苗

7. 学龄儿童复种卡介苗前，应做的特异性试验是（　　　）

    A.PPD 试验　　　　　　　　　B. 卡介苗试验　　　　　　　C. 链霉素皮试

    D. 锡克试验　　　　　　　　　E. 青霉素皮试

8. 严禁皮下或肌内注射的疫苗是（　　　）

    A. 流感全病毒灭活疫苗　　　　B. 人用狂犬病疫苗　　　　　C. 乙型脑炎减毒活疫苗

    D. 卡介苗　　　　　　　　　　E. 麻腮风联合减毒活疫苗

9. 属于被动免疫的措施是（　　　）

    A. 口服脊髓灰质炎疫苗　　　　B. 注射卡介苗　　　　　　　C. 注射人免疫球蛋白

    D. 注射麻腮风联合减毒活疫苗

    E. 注射流脑疫苗

10. 接种麻腮风联合减毒活疫苗的正确方法是（　　　）

    A. 前臂掌侧下段 ID　　　　　　　　　　　　　　B. 三角肌下缘 ID

    C. 上臂外侧三角肌下缘附着处 H　　　　　　　　D. 上臂三角肌 H

    E. 臀大肌 IM

11. 接种活疫苗时，可用作皮肤消毒的是（　　　）

    A.0.5% 碘伏　　　　　　　　　B.2% 碘酊　　　　　　　　　C.75% 乙醇

    D.90% 乙醇　　　　　　　　　E. 生理盐水

【A2 型题】

12. 患者，男，16 岁。接种乙肝疫苗一天后出现低热、食欲不振，发生上述不良反应的类型为（　　　）

    A. 异常反应　　　　　　　　　B. 一般反应　　　　　　　　C. 后遗效应

    D. 中毒反应　　　　　　　　　E. 排斥反应

13. 患者，女，56 岁。医生考虑患者可能感染结核菌，医嘱给予 5U 体内诊断试剂，此诊断试剂应为（　　　）

    A. 激素检测试剂　　　　　　　B. 布氏菌纯蛋白衍生物　　　C. 结核菌素纯蛋白衍生物

    D. 自身抗体检测试剂　　　　　E. 锡克试验毒素

14. 患儿，男，4 岁。在接种麻腮风联合减毒活疫苗前，护士应特别注意向家长询问患儿的哪项近况（　　　）

    A. 大便情况　　　　　　　　　B. 发热情况　　　　　　　　C. 小便情况

    D. 饮食情况　　　　　　　　　E. 睡眠情况

15.患儿，男，8岁。跌倒时右手掌撑地，少量出血。当时除手掌擦伤外右腕剧痛，逐渐肿胀，活动障碍，诊断为桡骨下端骨折。骨折部位行石膏固定，并给予患儿破伤风抗毒素注射治疗，皮试（＋）。对于其破伤风抗毒素注射的最佳方法是（　　　）

    A. 停止注射，改换其他药物

    B. 将药液分 2 次肌内注射，每次间隔 20 分钟

    C. 将药液分 4 次肌内注射，每次间隔 20 分钟

    D. 将药液稀释，分 2 次肌内注射，小剂量并逐渐增加，每次间隔 20 分钟

    E. 将药液稀释，分 4 次肌内注射，小剂量并逐渐增加，每次间隔 20 分钟

【A3 型题】

（16～18 题共用题干）

小儿，女，3 个月。母亲带其去儿童保健门诊接种百白破混合制剂。

16. 接种前，护士应询问的内容不包括（　　　）

    A. 家族史　　　　　　B. 疾病史　　　　　　C. 过敏史

    D. 目前健康状况　　　E. 接种史

17. 接种结束后，错误的健康指导是（　　　）

    A. 可以立即回家　　　B. 多饮水　　　　　　C. 多休息

    D. 饮食不需忌口　　　E. 观察接种后反应

18. 接种后，小儿出现烦躁不安、面色苍白、四肢湿冷、脉搏细速等症状。该小儿最可能发生了（　　　）

    A. 低血钙　　　　　　B. 过敏性休克　　　　C. 全身反应

    D. 全身感染　　　　　E. 低血糖

（袁海玲）

同步训练参考答案

第一章 药物应用护理概论

【**A1** 型题】

1.E	2.A	3.C	4.E	5.A	6.C	7.B	8.C	9.C	10.C
11.E	12.C	13.A	14.C	15.E	16.D	17.D	18.B		

【**A2** 型题】

19.A	20.D	21.A	22.D	23.D	24.B	25.C	26.A

【**A3** 型题】

27.B 28.C

第二章 抗感染药

【**A1** 型题】

1.C	2.B	3.B	4.C	5.B	6.E	7.E	8.D	9.D	10.B
11.D	12.D	13.A	14.B	15.B	16.A	17.B	18.C	19.E	20.E
21.A	22.C	23.E	24.C	25.C	26.B	27.C	28.D	29.C	30.C
31.A	32.B	33.D	34.A	35.B	36.C	37.D	38.D	39.B	40.E
41.E									

【**A2** 型题】

42.D	43.C	44.D	45.A	46.E	47.A	48.C	49.E	50.C	51.E
52.D	53.A	54.B	55.B	56.C	57.A	58.E			

第三章 抗恶性肿瘤药

【**A1** 型题】

1.E	2.D	3.E	4.B	5.C	6.E	7.A	8.C	9.D	10.B

【**A2** 型题】

11.D	12.B	13.E	14.D	15.C	16.A	17.A

第四章　传出神经系统药

【A1 型题】

1.B	2.C	3.D	4.E	5.B	6.A	7.B	8.B	9.D	10.C
11.D	12.C	13.C	14.D	15.C	16.C	17.D	18.E	19.A	20.A
21.A	22.C	23.D	24.A	25.A	26.C	27.C	28.C		

【A2 型题】

29.A　30.A　31.C　32.C　33.C

第五章　局部麻醉药

【A1 型题】

1.C　2.A　3.E　4.A　5.E

第六章　中枢神经系统药

【A1 型题】

1.E	2.E	3.B	4.A	5.B	6.D	7.A	8.C	9.C	10.B
11.A	12.A	13.A							

【A2 型题】

14.C　15.C　16.C　17.B　18.A

【A3 型题】

19.B　20.C

第七章　利尿药和脱水药

【A1 型题】

1.D	2.C	3.B	4.A	5.B	6.A	7.B	8.B	9.E	10.D

【A2 型题】

11.E

第八章　心血管系统药

【A1 型题】

1.E	2.C	3.D	4.B	5.D	6.C	7.E	8.D	9.D	10.E
11.A	12.B	13.C	14.D	15.A	16.B	17.A	18.E	19.E	20.A

【A2 型题】

21.A　22.E　23.E　24.B　25.A　26.C　27.E

第九章　血液和造血系统药

【**A1** 型题】

1.C　2.B　3.D　4.C　5.A　6.A　7.B　8.B　9.D　10.B
11.C　12.D　13.E　14.B　15.D

【**A2** 型题】

16.C　17.A　18.A

第十章　抗变态反应药

【**A1** 型题】

1.D　2.D　3.C　4.A　5.A　6.B　7.D　8.E　9.A

【**A2** 型题】

10.C　11.A　12.C　13.D

第十一章　消化系统药

【**A1** 型题】

1.E　2.D　3.E　4.B　5.D　6.D　7.C　8.B　9.B　10.B
11.D　12.A　13.E

【**A2** 型题】

14.E　15.C　16.B

第十二章　呼吸系统药

【**A1** 型题】

1.C　2.A　3.D　4.C　5.B　6.B　7.C　8.C　9.C　10.A
11.D　12.B

【**A2** 型题】

13.B　14.C

第十三章　子宫收缩和引产药

【**A1** 型题】

1.D　2.B　3.C　4.A　5.C

第十四章　激素类药

【**A1** 型题】

1.B　2.E　3.B　4.A　5.C　6.E　7.A　8.B　9.C　10.D
11.C　12.C　13.B　14.C　15.A　16.A

【A2 型题】

17.D   18.A

【A3 型题】

19.B   20.A   21.E

第十五章　维生素类及调节水、电解质和酸碱平衡药

【A1 型题】

1.E   2.A   3.E   4.B   5.E   6.D   7.C   8.C   9.D   10.A

【A2 型题】

11.A   12.C   13.A   14.D

第十六章　生物制品

【A1 型题】

1.A   2.D   3.C   4.C   5.C   6.B   7.A   8.D   9.C   10.C

11.C

【A2 型题】

12.B   13.C   14.B   15.E

【A3 型题】

16.A   17.A   18.B

主要参考书目

［1］邹浩军.药物应用护理.北京：中国医药科技出版社，2014.

［2］牛彦辉，符秀华.药物应用护理.第2版.西安：第四军医大学出版社，2014.

［3］杨宝峰.药理学.第8版.北京：人民卫生出版社，2013.

［4］邹浩军，刘尚智.药物应用护理.北京：中国中医药出版社，2013.

［5］石少婷.护理药物学.北京：中国医药科技出版社，2013.

［6］谭安雄.药理学.第2版.北京：人民卫生出版社，2013.

［7］徐红.护理药理学.第2版.北京：人民卫生出版社，2012.

［8］胡鹏飞，覃隶莲.药物学基础.北京：科学出版社，2012.

［9］陈新谦，金有豫，汤光.新编药物学.第17版.北京：人民卫生出版社，2011.

［10］弥曼.药理学.第2版.北京：人民卫生出版社，2011.

［11］潘玉华.药理学.北京：军事医学科学出版社，2011.

［12］张彩霞.药理学基础.郑州：河南科学技术出版社，2011.

［13］符秀华，叶宝华.药物应用护理.北京：科学出版社，2011.

［14］国家药典委员会.临床用药须知（化学药和生物制品卷）.北京：中国医药科技出版社，2010.

［15］卫生部合理用药专家委员会.中国医师药师临床用药指南.重庆：重庆出版社，2009.

［16］符秀华.药物应用护理.南京：东南大学出版社，2009.

［17］杨解人，宋建国，黄正明.护理药理学.北京；军事医学科学出版社，2009.

［18］姚宏.药物应用护理.第2版.北京：人民卫生出版社，2008.

［19］肖顺贞.护理药理学.北京：北京大学医学出版社，2008.